SNAP DIAGNOSIS

あれだ！

即答トレーニング
皮膚病理診断

常深 祐一郎
東京女子医科大学皮膚科講師

秀潤社

序文

　Visual Dermatology 誌で病理組織の連載の話があったとき、頭に浮かんだのが皮膚科専門医試験の口頭試問でした。口頭試問では写真を見せられて、即座の回答を求められます。じっくり考えている暇はありません。ここで問われているのは、普段どのくらい組織を自分で見ているかということです。ここに口頭試問の意義があります。皮疹もそうですが、熟練した人の診断過程は「暗黙知」です。見た瞬間にすぐに「あれだ！」と思いつくことです。そこには理由を考える過程は含まれていません。答えを思いついた後でそれに合致する所見を拾い上げているのです（もちろん同時に合致しない所見がないかも確認します）。つまり理由は後付けなのです。この「暗黙知」に対する言葉は「形式知」だそうです。これは電気製品の取扱説明書などが好例です。全てが明確に言語化されています。専門書の多くはこの「形式知」で述べられています（解説書ですから当然です）。何事もはじめは文字の解説を読みながら1つ1つ覚えていくことから始まります。しかし繰り返し同じものをみていますと、そのうちみればすぐに分かるようになります。逆にその理由を聞かれても理由を言葉で説明する方が苦労することを経験します。いちいち理由なんて考えていないからです。すなわちこの段階で「暗黙知」になっているのです。これを診断に当てはめると snap diagnosis となります。単純なようにみえて経験がものをいいます。

　Visual Dermatology 誌の連載では、「即答組織診断」と称して病理組織の写真を呈示し、さっと答えをあげてもらおうという企画にしました。基本的な病理組織については「暗黙知」ができるくらいになっているか確認してくださいという意図です。この連載ですが、はやいもので5年が過ぎ、60回を数えました。若手の先生から以前のものもみてみたいという声も頂くようになりましたので、このあたりで一度まとめて書籍にすることになりました。2009年4月号特集「皮膚科新入医局員研修マニュアル」で責任編集を担当した際に書いた病理組織の記載方法を第1章とし、第2章に「即答組織診断」2008年1月号～2012年12月号までの連載に少し手直しをし、並べ直したものを収録しました。また、同じく連載しております「Your Diagnosis?」の出題を題材にして7問を書籍版用として新作して追加しました。呈示された組織をみて、答えをさっと上げてください。そしてページをめくって正解を確認し、解説の内容を確認してください。本書はこれから専門医試験を受験しようというあたりの若手の先生を対象として設定しています。これは解説書でも教科書でもありません、確認のためのチェックリストです。さあ、暗黙知できるか、知識の確認開始です！

平成 25 年 1 月
常深　祐一郎

あれだ!
即答トレーニング
皮膚病理診断　目次

5	**1章　ここが押さえどころ！** 　　　皮膚病理組織記載法ポイントチェック
17	**2章　即答 組織診断！**
18	「即答 組織診断！」の使い方
19	Q&A　1〜67
153	即答 組織診断！解答一覧
155	索引
159	初出一覧

本書に記載されている内容は，出版時の最新情報に基づくとともに，臨床例をもとに正確かつ普遍化すべく，著者，編者，監修者，編集委員ならびに出版社それぞれが最善の努力をしております．しかし，本書の記載内容によりトラブルや損害，不測の事故等が生じた場合，著者，編者，監修者，編集委員ならびに出版社は，その責を負いかねます．
また，本書に記載されている医薬品や機器等の使用にあたっては，常に最新の各々の添付文書や取り扱い説明書を参照のうえ，適応や使用方法等をご確認ください．

株式会社 学研メディカル秀潤社

1章

ここが押さえどころ!
皮膚病理組織記載法
ポイントチェック

皮膚病理に慣れよう

　皮膚科では生検や手術をして組織を採取した際には，**必ず自分の目で病理組織を見ます**．病理のレポートを読むだけでは不十分です．皮膚病理は臨床もあわせてはじめて診断できるということも多く，臨床像や経過を知っている臨床医が総合的に判断するのが望ましいのです．

　病理組織をみるには，顕微鏡をのぞいて観察しますが，ただ見るだけではなく，**文章で記載する習慣をつけてください**．臨床像も同じですが，皮膚科は数値ではなく目でみた所見を記録しなければならないことが多く，この文字に変換する作業が大切になります．

　記載することには2つの意味があると思います．ひとつは，他の人に伝えるということです．病理記載を読んだ人が，同じ所見を想像でき，診断を考え出せるように記載するべきです．

　もうひとつは，自分がきちんと所見を拾っていくためです．文字にするためには，おのずとしっかりと観察します．すると見落としが少なくなるのです．また，自分の書いた文章を読み返すと，足りない部分やおかしな部分に気づき，もう一度よく観察しなおすことができます．

　ですから，病理組織を見るときには，必ず文章で記載する習慣をつけてください．できれば，これを**先輩医師に添削してもらう**とよいです．このプロセスをくり返すと，皮膚病理を観る力は飛躍的に伸びます．これは私自身が研修医の頃にやっていたことですが，ここで築いた基礎が現在とても役に立っています．ぜひお勧めします．

　本稿では，病理学用語の解説をするのではなく（代表的な病理用語については2章で述べます），まず，例題として実際の病理組織の所見を若手の先生お二人に記載してもらったものを供覧し，どこはよく書けていて，どこがよくないのかを述べたいと思います．

　次に，病理を記載するときに役に立つポイントを解説しました．このような大枠のポイントをおさえた後，個々の病理用語を勉強して肉付けしていけば，皮膚病理にスムーズに親しめると思います．

病理組織記載のポイント

ポイント 1 ｜まず全体を眺める

　顕微鏡をのぞくとき，最初からどんどん拡大をあげる人がいますが，これだと「木を見て森を見ず」になります．はじめに必ず弱拡大で全体を見渡します．

- 病変の輪郭（明瞭，不明瞭）
- 対称性（対称，非対称）
- どこに位置しているか（表皮，真皮，皮下組織）

などを観察します．次に病変全体が均一なのか，いくつかの構成要素からなるのかを確認し，均一ならどこか1カ所で拡大をあげて観察すればよいですが，いくつかの異なる性質の部分があれば，それぞれの場所で拡大をあげて観察しなくてはなりません．このような全体のオリエンテーションをつける作業をしないと，その組織の重要な部分を見落とすことになります．拡大をあげると，狭い範囲しか見えないため，離れた場所にある大切な所見に気づかなくなってしまうのです．

ポイント 2 ｜プレパラートにある所見を余すことなく記載する

　プレパラート上にある所見はすべて拾い上げて記載するつもりで臨みましょう．診断に関係ないからとか，よくわからない所見だからだとか，適当な用語が当てはめられないからとかいう理由で

見て見ぬふりはいけません．**ポイント6**にも述べますが，途中で先入観をもって，情報を取捨選択することもいけません．誤診のもとです．また，世界で初めての新知見に出会うこともあるかもしれませんので，教科書に載っていない適切な用語のない所見でも，自分の言葉で記載しておきましょう．つまり，病理組織をみることは，そこにある画像の所見を，可能な限りそのまま文章に翻訳する作業であり，勝手に解釈を加えてはいけないのです．

ポイント 3 | 細胞の核や細胞質などの状態も詳細に記載する

個々の細胞の大きさ，形，細胞質の量・染色性，核の大きさ・染色性，核小体の数，核と細胞質の比率（N/C比）などを観察し，それらが整か不整か，標準であるか逸脱しているか，細胞間で均一であるか，不揃いであるかなども記載します．単に「異型な腫瘍細胞が増殖している」などとする記載はよくないです．

ポイント 4 | 専門用語を活用する

病理組織学には共通言語としての用語があります．これをうまく使うと読みやすい記載になります（ただし，p.14の解説2-1④で述べる「異型細胞」の例のように，用語に頼りすぎの記載はよくありません→**ポイント5**）．用語については，本書の2章でよく用いられるものをとりあげていますし，さらに学びたい方には病理組織の入門書の最初の総論を読むことをお勧めします．総論のところには，用語が図を用いて解説されてわかりやすく書かれています．皮膚病理に限らず総論はつい飛ばしてしまいがちですが，まず最初に（よくわからなくてもよいので）総論全体に目を通してください．そして皮膚病理に少し親しんだ後，もう一度読むことをお勧めします．はじめは理解しにくかった用語も，少したってから読み直すと，生きた知識として頭に入ります．さらにかなり慣れたころ，再び読んでも，総論に書かれたことには新たな発見があるものです．

ポイント 5 | 理由がわかるように表現する

たとえば，腫瘍を診断するとき，「異型細胞が増殖し」などという表現だけで済ますことは不十分です．どうして「異型」と判断したのかを述べなくてはいけません．「表皮の極性が失われ，個々の細胞の大きさも大小不同であり，核も核縁が不整で，大小不同があり，核小体が目立つ．分裂像が多数みられる．」などと，「異型」である証拠となる所見を記載するべきです．

ポイント 6 | 先入観をもたない―答えを先に書かない

弱拡大の時点で「真皮に腫瘍が存在する」などと答え（=診断）を書いてはいけません．「腫瘍」かどうかは，拡大しながら，最後までみてはじめて判断できることです．所見をみて診断を考えるのですから，診断を先に述べることは間違いです．先入観をもつと，それに合致する所見のみ見えてきて，合わない所見に目がいかなくなり，誤診のもととなります．先入観をもたず，純粋に所見だけを記載することが大切です．

ポイント 7 | 「認める」を頻用しない

「……の～を認める」という表現は使いやすいため，何度もくり返す人がいますが，読者にとっては非常にくどく感じます．きれいな文章とはいえません．これを回避するには，「……」を主語にして，「～」の部分を動詞にするのです．たとえば，「真皮上層に組織球，リンパ球を中心とした炎症細胞浸潤を認める」は，「**真皮上層に，組織球，リンパ球を中心とした炎症細胞が，浸潤している**」とします．すっきりしますよね．

以上の7点をふまえて，次のページの例題にチャレンジしてみましょう．

> **例題 1** ある病変の病理組織（図1〜4，HE染色像）があります．これらの所見を述べた研修医A先生，研修医B先生の記載について，その正誤を判定してください．また，自分だったらどう記載するか，考えてみてください．

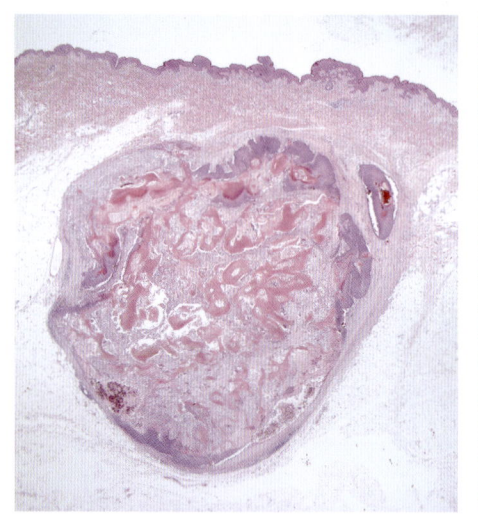

図1　　　　　　　　×12.5

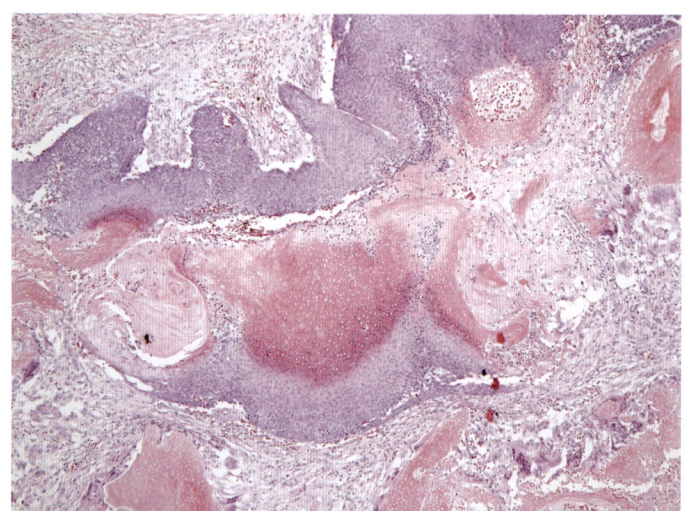

図2　　　　　　　　×100

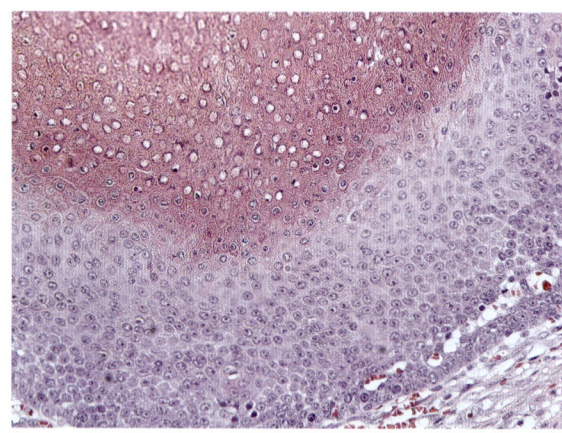

図3　　　　　　　　×400

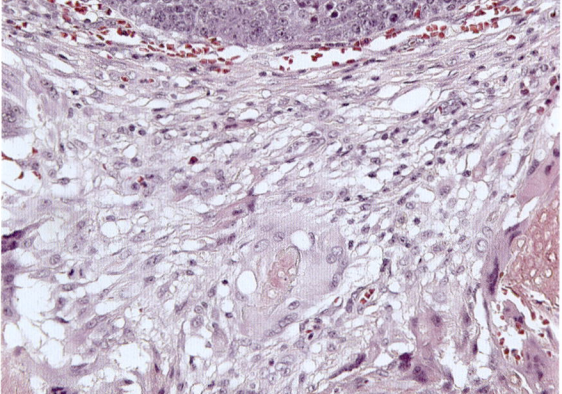

図4　　　　　　　　×400

A 先生の記載：

　弱拡大で，病変は真皮中層〜下層にある．境界は明瞭で被膜に覆われている．

　強拡大にて，腫瘤を好塩基性の細胞集塊，好酸性の細胞集塊，間質と3つに分けて所見を述べる．

　好塩基性の細胞集団の柵状の増殖を認める．個々の細胞は，細胞質成分は少なく，細胞境界は不明瞭，核小体は1〜2個，核の大きさは均一．核分裂像を認めるが，核の異形性は乏しいと考える．

　そして，好塩基性の細胞集塊に連続して，好酸性で核が濃縮〜脱落した細胞集塊を認める．細胞質は好酸性に強く染まり，細胞質境界はこちらも不明瞭．

　上記2種類の細胞集団の間は間質様であり，多核巨細胞や組織球を中心とした炎症細胞浸潤に加えて，線維成分と血管の増生を認める．

B 先生の記載：

　真皮深層から脂肪層にかけて，円形の腫瘍を認める．腫瘍の辺縁は境界明瞭で線維性の被膜に包まれている．

　腫瘍を構成する細胞は，主に2種類．一種はN/C比の高い好塩基性の細胞質を持つ細胞．もう一種はN/C比のやや低い好酸性の細胞質をもつ細胞で，一部では脱核が見られる．また，これらの移行部には中間型の細胞も存在する．

　間質にはfibroblastが散見され，多数の出血像が見られる．

添削・解答は次のページ ▶

■ポイント①〜⑦に照らしてみましょう

1. まず全体を眺める
2. プレパラートにある所見を余すことなく記載する
3. 細胞の核や細胞質などの状態も詳細に記載する
4. 専門用語を活用する
5. 理由がわかるように表現する
6. 先入観をもたない―答えを先に書かない
7. 「認める」を頻用しない

A 先生の記載：

①弱拡大で，病変は真皮中層〜下層にある．境界は明瞭で被膜に覆われている．

強拡大にて，②腫瘤を好塩基性の細胞③集塊，好酸性の細胞③集塊，間質と 3 つに分けて所見を述べる．

好塩基性の細胞③集団の④柵状の増殖を認める．個々の細胞は，⑤細胞質③成分は少なく，細胞境界は不明瞭，核小体は 1〜2 個，核の大きさは均一．核分裂像を認めるが，核の異型性は乏しいと考える．

そして，好塩基性の細胞③集塊に連続して，好酸性で核が濃縮〜脱落した細胞③集塊を認める．細胞質は好酸性に強く染まり，細胞質境界はこちらも不明瞭．

上記 2 種類の細胞③集団の間は⑥間質③様であり，多核巨細胞や組織球を中心とした炎症細胞浸潤に加えて，線維成分と血管の増生を認める．

解説 1-1：（ポイント1〜ポイント7については，p.6〜7 を参照）

① ◎ good! 弱拡大の所見から述べている．このように病変の全体の形，存在位置，境界の明瞭さなどを弱拡大で必ず把握すること．（→ポイント1）

② ◎ good! 弱拡大で全体を見渡したのち，観察するべき位置を決めて強拡大にしている（→ポイント1）．

③ × no good 「集塊」「集団」「成分」は，意図することはわかるが，用語として不適切で不要．単に「細胞」「細胞質」でよい．「間質様」も変な表現で，単に「間質」でよい．病理用語を正しく使う（→ポイント4）．

④ × no good ここでは柵状配列ではないが，書くとしても「周囲では柵状配列をとっている」がふさわしい．慣用的な病理用語を使う（→ポイント4）．

⑤ ◎ good! 強拡大にして細胞の特徴を，細胞質，核小体，核とそれぞれ詳細に述べている（→ポイント3）．

⑥ ◎ good! 間質の変化についても詳しく述べている．付随する所見もすべて記載することは大切（→ポイント2）．

B 先生の記載：

⑦真皮深層から脂肪層にかけて，円形の⑧腫瘍を認める．⑧腫瘍の辺縁は境界明瞭で線維性の被膜に包まれている．

⑧腫瘍を構成する細胞は，主に 2 種類．⑨一種は N/C 比の高い好塩基性の細胞質を持つ細胞．もう一種は N/C 比のやや低い好酸性の細胞質をもつ細胞で，一部では脱核が見られる．また，これらの移行部には中間型の細胞も存在する．

⑩間質には fibroblast が散見され，多数の出血像が見られる．

解説 1-2：

⑦ ◎ good! 弱拡大で全体を観察している（→ポイント1）．

⑧ × no good 「腫瘍」と決めつけている．腫瘍かどうかは強拡大で詳細をみないとわからないことである．先入観はもたない方がよい（→ポイント6）．

⑨ × no good 細胞質や核の形などにも触れ，個々の細胞についてもう少し詳しく記載する（→ポイント3）．

⑩ ◎ good! 間質にも言及している（ただし「fibroblast」や「出血像」は間違いだが）．病変本体以外にも所見があれば述べる（→ポイント2）．

例題❶の記載例 （青字はコメント）

（まず，弱拡大で全体をみる（図1））
病変は，境界明瞭な結節状であり，真皮内に位置し，皮下脂肪織に圧排性に突出している．

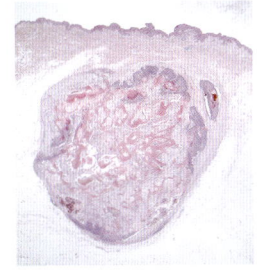

図1

（図1の弱拡大でも病変は好塩基性の部分，好酸性の部分，その間の間質からなることがわかるが，さらに100倍に拡大をあげると（図2），そのことが確認される）
病変は好塩基性の細胞胞巣と好酸性の細胞胞巣とその間の間質よりなる．

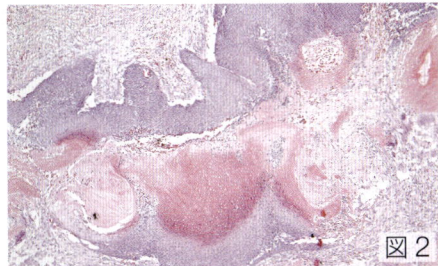

図2

（さらに400倍に拡大すると（図3），細胞胞巣の詳細がわかるようになる）
好塩基性の細胞胞巣は，好塩基性の細胞質をもち，核小体の明瞭な円形から楕円形の核をもつN/C比の高い細胞からなり，好酸性の胞巣は，好酸性に染まる細胞質をもち，核の部分が抜けて空胞化した細胞からなる．両者の間には移行像がみられる．

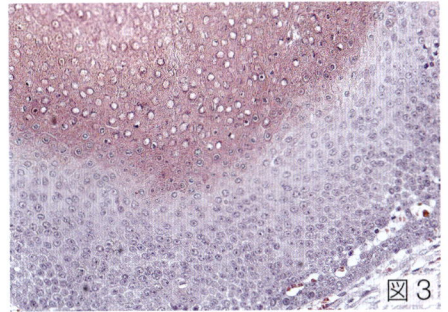

図3

（次に，周囲の間質に目を向ける（図4））
間質には，組織球が多数みられ，異物型巨細胞が散見される．リンパ球浸潤，血管拡張を伴っている．

上記の好塩基性の細胞を「好塩基性細胞」，好酸性の細胞を「陰影細胞」と呼びますが，記載中にこれらの用語を必ずしも入れる必要はありません．単に「腫瘍は好塩基性細胞と陰影細胞からなる」などと記載して，詳細な観察を怠っては本末転倒です．

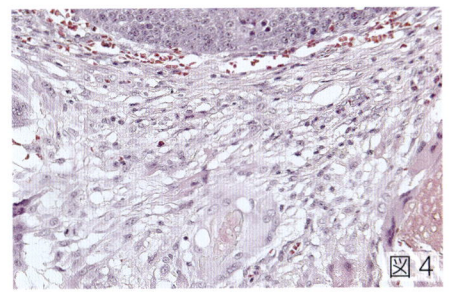

図4

診断は石灰化上皮腫です．（Q42参照）

雰囲気がつかめましたか？
それでは次のページに行き，もう1題やってみましょう。

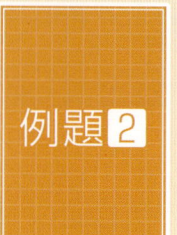

例題 2 例題❶同様，ある病変の病理組織（図5〜8，HE染色像）について，A先生・B先生の記載の正誤を判定してください．また，自分だったらどう記載するか，考えてみてください．

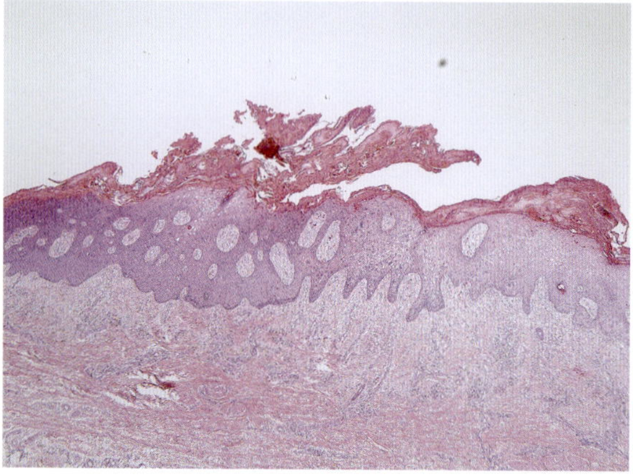

図5　×12.5

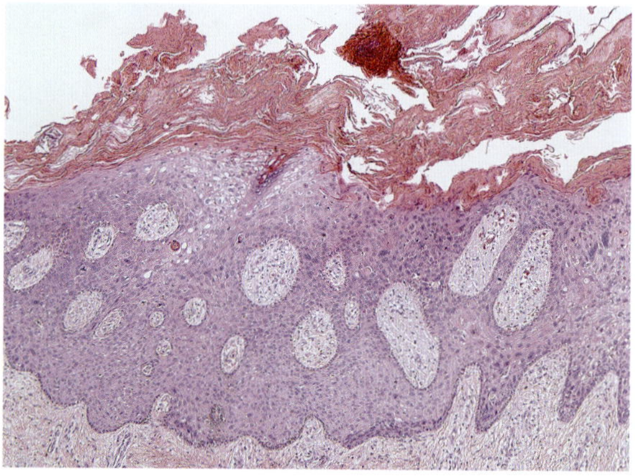

図6　×100

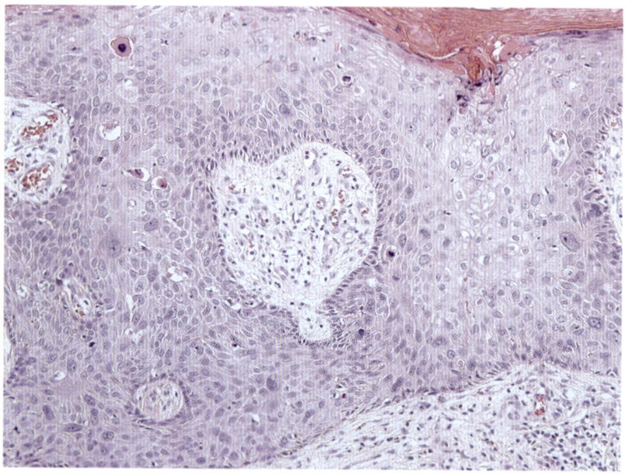

図7　×400

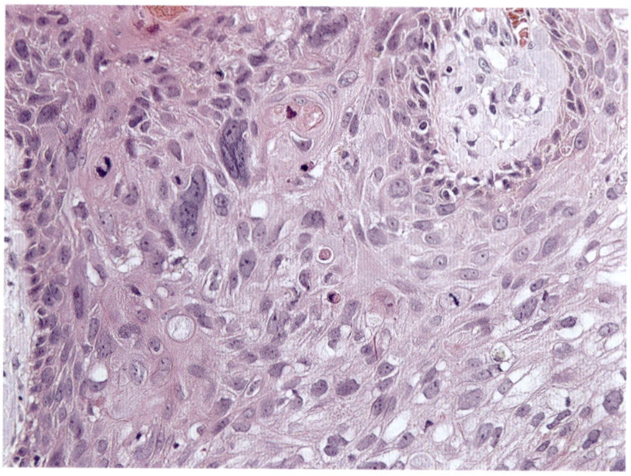

図8　×400

A 先生の記載：

　弱拡大にて表皮の肥厚が強く，真皮上層には好塩基性の色調変化を認める．病変の中心は表皮と考える．強拡大にて，表皮は，角化細胞の配列が乱れている．核はいびつな不整型のものもあり，大小不同を認める．クロマチン濃度は個々で異なり，核小体数も増加を認める．
　周囲が明るく抜けた，均一な好酸性の色調の細胞を認め，個細胞角化と考える．
　多核と考えられる核の重なった細胞を認める．
　核分裂像の増加を認める．
　基底細胞は一層保たれており，基底膜も保たれている．
　真皮上層には組織球，リンパ球を中心とした炎症細胞浸潤を認める．

B 先生の記載：

　弱拡では，角質の増生と均一な表皮肥厚，真皮乳頭の延長が見られる．真皮浅層に好塩基性の細胞が多数浸潤している．
　強拡で，parakeratosis が見られ，顆粒層の消失を伴う．有棘層では細胞間浮腫が著明に見られる部分がある．好酸性に染まる壊死した keratinocyte が散見される．基底層は保たれている．
　真皮乳頭部分は浮腫状で，浅い部分では毛細血管拡張を認める．真皮に浸潤している好塩基性の細胞はリンパ球が主体である．

添削・解答は次のページ ▶▶▶

ポイント①〜⑦に照らしてみましょう

1. まず全体を眺める
2. プレパラートにある所見を余すことなく記載する
3. 細胞の核や細胞質などの状態も詳細に記載する
4. 専門用語を活用する
5. 理由がわかるように表現する
6. 先入観をもたない―答えを先に書かない
7. 「認める」を頻用しない

A 先生の記載：

　①弱拡大にて表皮の肥厚が強く，真皮上層には②好塩基性の色調変化を③認める．病変の中心は表皮と考える．強拡大にて，④表皮は，角化細胞の配列が乱れている．核はいびつな不整型のものもあり，大小不同を③認める．クロマチン濃度は個々で異なり，核小体数も増加を③認める．

　周囲が明るく抜けた，均一好酸性の色調の細胞を③認め，個細胞角化と考える．

　多核と考えられる核の重なった細胞を③認める．

　核分裂像の増加を③認める．

　基底細胞は一層保たれており，基底膜も保たれている．

　真皮上層には組織球，リンパ球を中心とした炎症細胞浸潤を③認める．

解説 2-1：

① ◎ （good!）　弱拡大で全体を観察している（→ポイント1）．
② × （no good）　「好塩基性の色調変化」は用語としておかしい．「多数の細胞浸潤」の方がよい（→ポイント4）．
③ × （no good）　「認める」が多すぎる．所見を書く際に「認める」はできるだけ避けること（→ポイント7）．
④ ◎ （good!）　単に「異型細胞」などとせず，細胞の異型性がわかるように詳細に記載をしようと意識している（→ポイント5）．

B 先生の記載：

　⑤弱拡では，角質の増生と均一な表皮肥厚，真皮乳頭の延長が見られる．真皮浅層に好塩基性の細胞が多数浸潤している．

　⑥強拡で，parakeratosis が見られ，顆粒層の消失を伴う．有棘層では細胞間浮腫が著明に見られる部分がある．好酸性に染まる壊死した keratinocyte が散見される．基底層は保たれている．

　真皮乳頭部分は浮腫状で，浅い部分では毛細血管拡張を認める．真皮に浸潤している好塩基性の細胞はリンパ球が主体である．

解説 2-2：

⑤ ◎ （good!）　弱拡大で全体を観察している（→ポイント1）．
⑥ × （no good）　表皮の細胞の構築や，個々の細胞の所見をしっかりみれば，異型があることがわかるはず．（→ポイント3）．
⑦ × （no good）　ちなみに B 先生の診断は「尋常性乾癬」であったが，異型性を見落としたため「尋常性乾癬」という先入観に引っ張られた記載となっている（→ポイント6）．

例題 2 の記載例 （青字はコメント）

（弱拡大で全体をみわたし，病変の主座の見当をつける（図5））

過角化を伴って，表皮が不規則に肥厚しており，真皮上層には細胞浸潤がみられる．

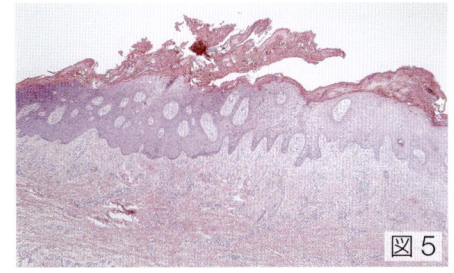

図5

（拡大をあげて表皮の構造を観察する（図6））

表皮の（基底層，有棘層，顆粒層という）極性は失われ，表皮全層にわたり配列が乱れている．

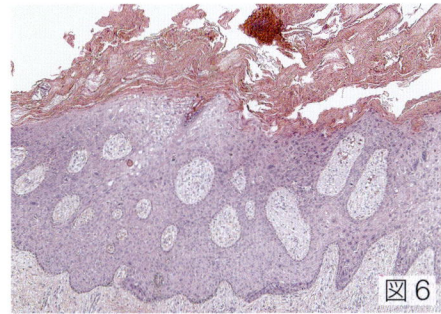

図6

（さらに拡大して，個々の細胞を観察する（図7，8））

細胞の大きさには大小不同があり，巨大な細胞も混在する．核の大きさも不同であり，核小体が目立ち，不整な形のものが多い．巨大な核や，多核のものもある．核が濃縮し，好酸性の細胞質となった個細胞角化や，核分裂像も散見される．
（このように，「異型」であることの所見も詳しく述べる）

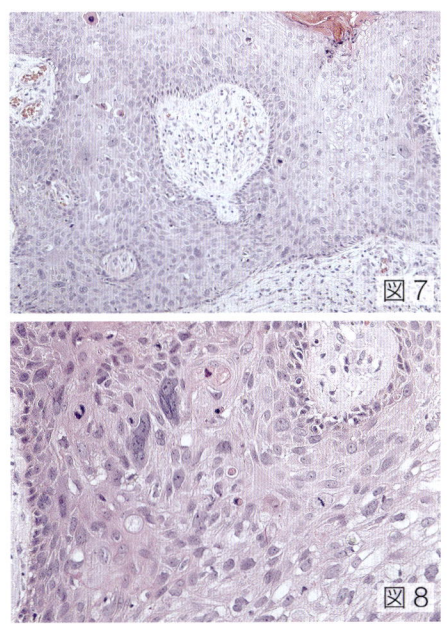

図7

図8

診断はBowen病です．（Q25参照）

2章

即答 組織診断!

「即答 組織診断!」の使い方

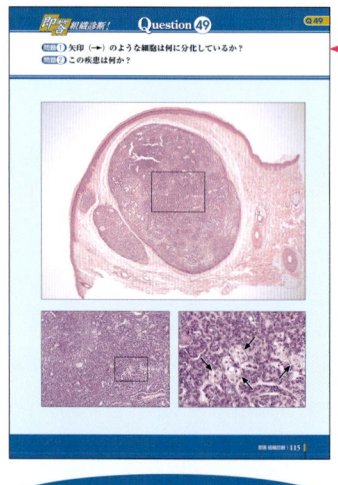

Question

①まず，**Question** の組織像をみて，診断を考えてください．
②ぱっと思い浮かぶものはありますか？ あればページをめくって **Answer** に行ってください．
③思い浮かばなければ，30秒ほど考えてから，**Answer** に行ってください．

> 鑑別が何個も出てくるようなものや，意見の分かれるもの，組織だけからは診断のできないようなものは出題していません．あくまでも，見て，ぱっと診断の思い浮かぶもの（思いつかないといけないもの）を選んでいますので，わからなければあまり長考せず，Answerをみて下さい．

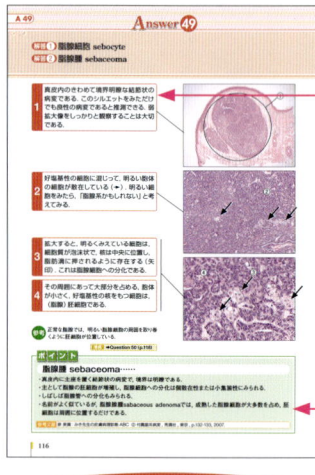

Answer

④ **Answer** では，番号順に所見を確認してください（左の例では ❶〜❹）．
番号は，基本的に弱拡大から強拡大へ，倍率を上げながら，まず目にとまるポイントとなる所見を，❶ から順番に示しています．実際の組織をみるのと同じ手順で，追っていけるように配列しました．
⑤所見を確認したあと，下の「ポイント」で，その疾患に対する知識を再確認して，次の問題に進んでください．

- 出題は，全体として表皮からだんだん深い部分に向かうように順番に配列しています．同じ部位にあるいくつかの疾患の違いも比べてみて下さい．
- 最後の問題まで行ったら，最初に戻り，同じプロセスをくり返して下さい．回を重ねるごとに知識が増えていくはずです．

18

Question ①

問題① aの部位の角層にみられる変化を何というか？

問題② bの部位の表皮にみられる変化を何というか？

問題③ このような変化を来す代表的な疾患を1つあげよ．

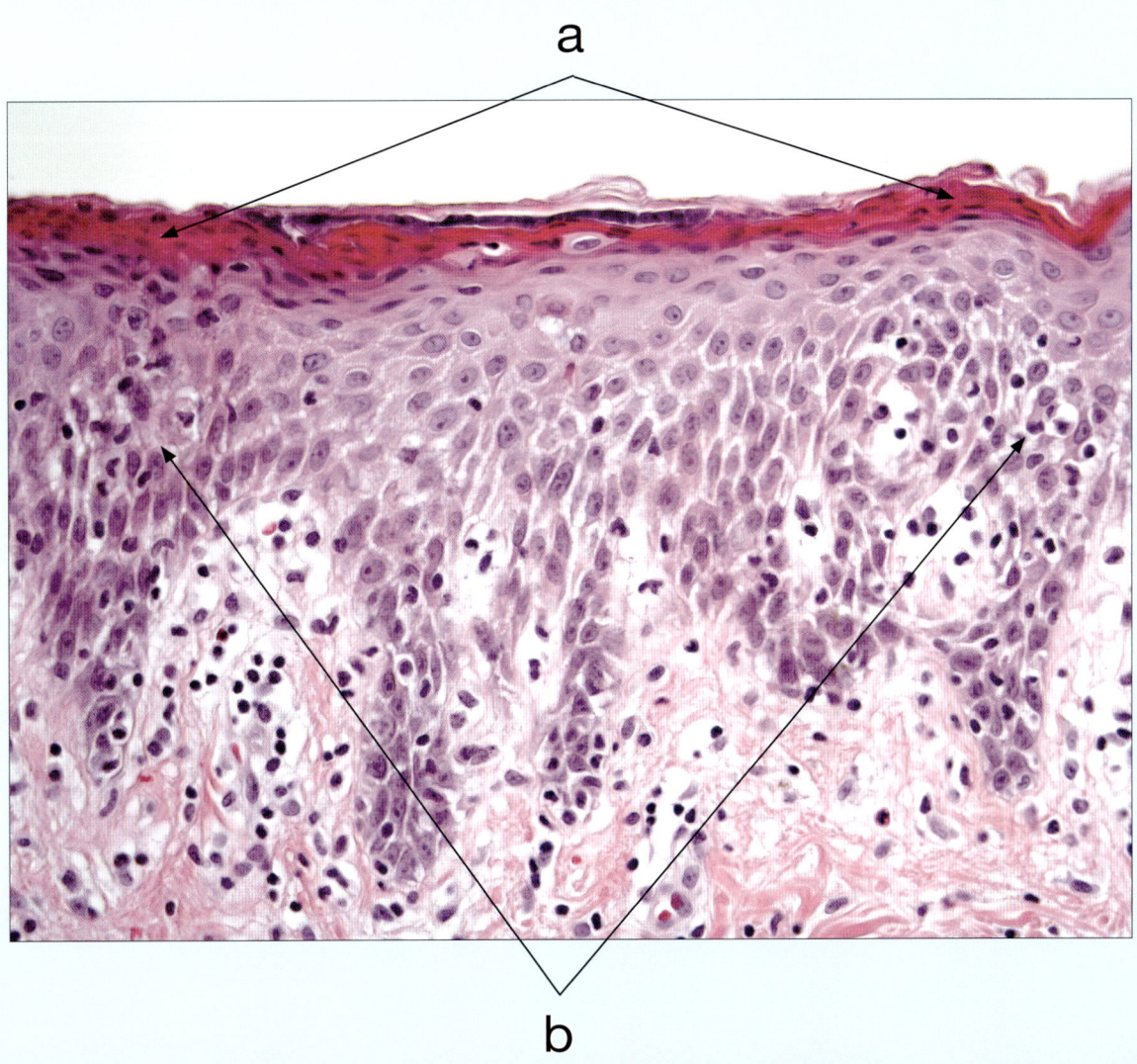

A 1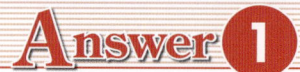

- **解答①** 錯角化（不全角化）parakeratosis
- **解答②** 海綿状態 spongiosis
- **解答③** 接触皮膚炎 contact dermatitis（などの湿疹）

ここでみられる角層の変化とは，核が残存していることと顆粒層がないことである．通常，表皮細胞は顆粒層を経て，角化する際に核を失う（正常角化 orthokeratosis）．それに対して，核を残したまま角化することを錯角化（不全角化 parakeratosis）といい，多くの場合顆粒層は消失している．

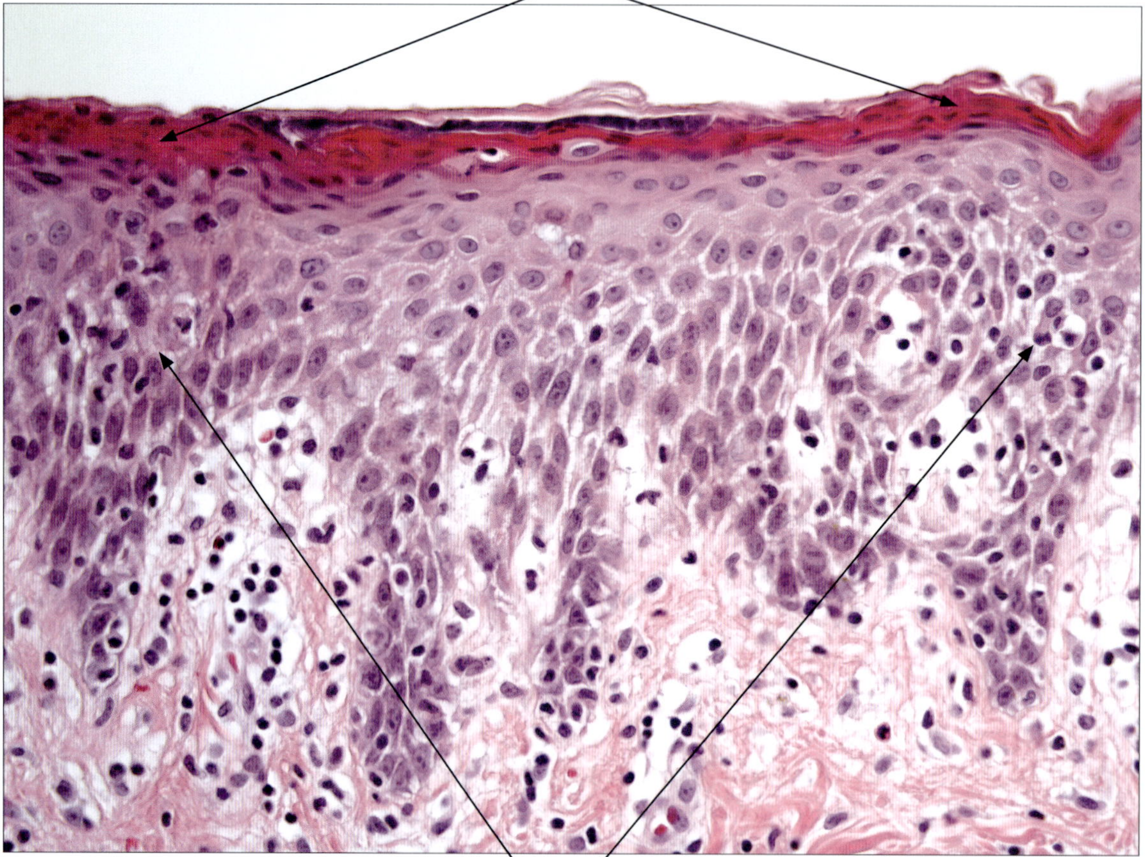

表皮細胞間に浮腫があり，細胞間橋が引きのばされたようになっている．これを海綿状態 spongiosisという．さらに進むと小水疱が形成される．多くの場合，リンパ球が表皮内に浸潤している．

ポイント

湿疹……
- 湿疹，皮膚炎に属する疾患は多数があるが，その組織の基本は海綿状態である．
- 原因，経過などにより，リンパ球の表皮内浸潤，表皮肥厚，不全角化などが加わる．

Question ②

問題① この疾患は何か？

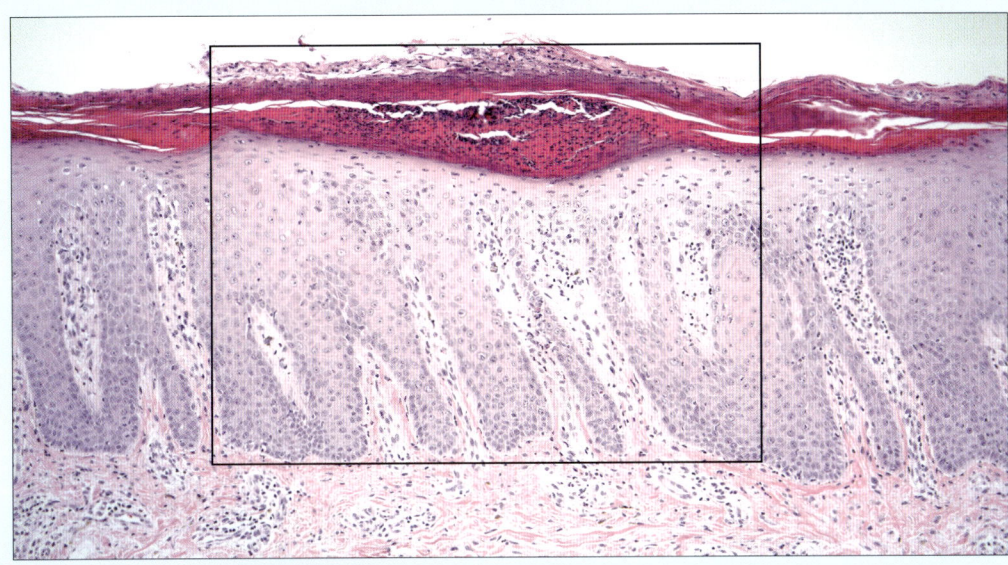

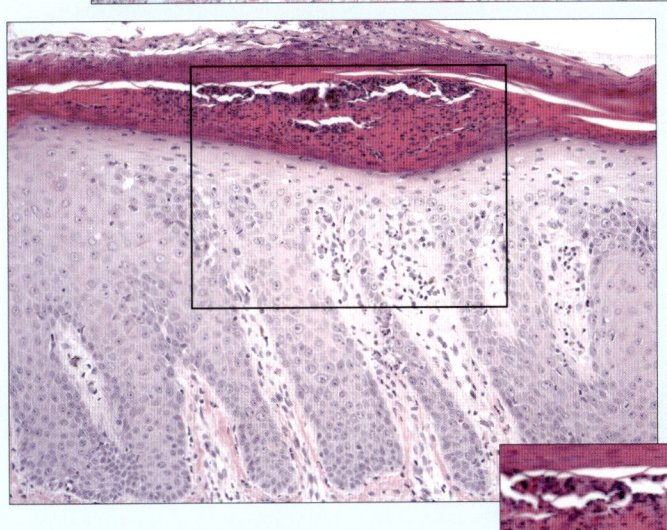

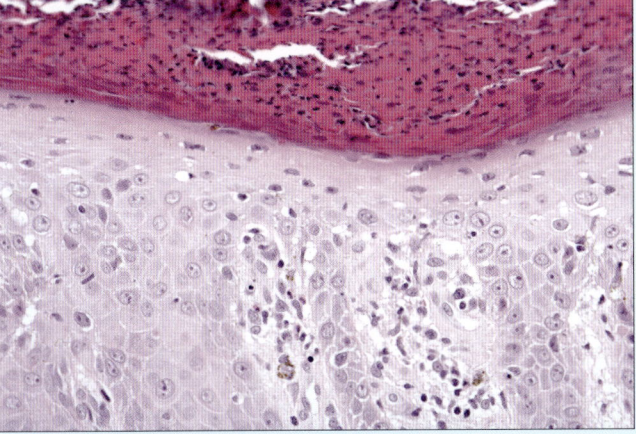

Answer 2

解答① 尋常性乾癬 psoriasis vulgaris

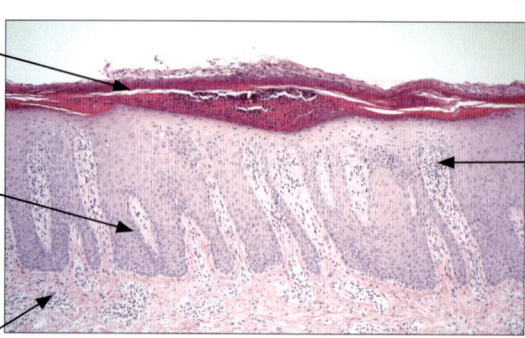

1. 過角化がみられる．
2. 表皮突起が棍棒状に規則的に延長し，表皮が厚くなっている（表皮肥厚）．
3. 真皮乳頭は上方まで伸びている．
4. 真皮には炎症細胞が浸潤している．

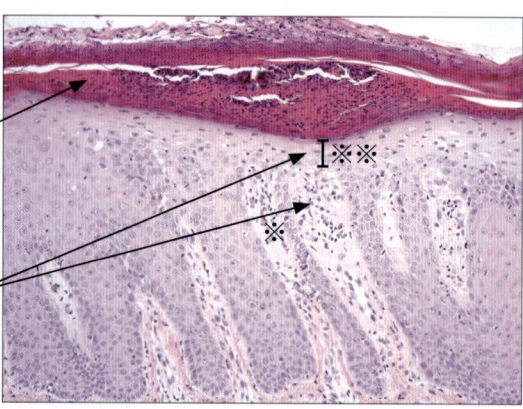

5. 角層には錯角化がみられる．
6. 真皮乳頭の伸び出し（※）に対応して，真皮乳頭上部の表皮は菲薄化している（※※）．
7. 角層内に好中球が集簇し，膿瘍を形成している．（いわゆるMunroの微小膿瘍は，もう少し小さなものを指すことが多いが，同様のものである．）

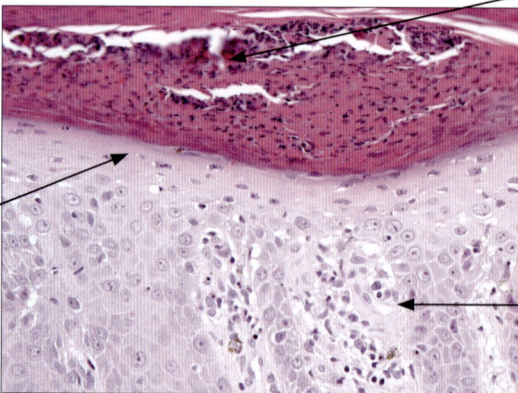

8. 顆粒層は消失している．
9. 真皮乳頭部に，血管周囲性のリンパ球を中心とした炎症細胞浸潤がある．

ポイント

尋常性乾癬……
- 炎症性角化症の代表的疾患である．
- 銀白色の厚い鱗屑を付着する，比較的境界明瞭で，浸潤を触れる，紅斑局面を形成する．個疹の大きさ，数，密度はさまざまである．
- 表皮細胞の増殖が亢進した結果，このような独特な表皮肥厚の形が形成され，また，顆粒層も作るところまでいかず核を残したまま角化するため，顆粒層は消失し，錯角化となる．

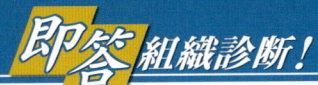

Question 3

問題① HE染色とGrocott染色を示す.
考えられる疾患は何か？

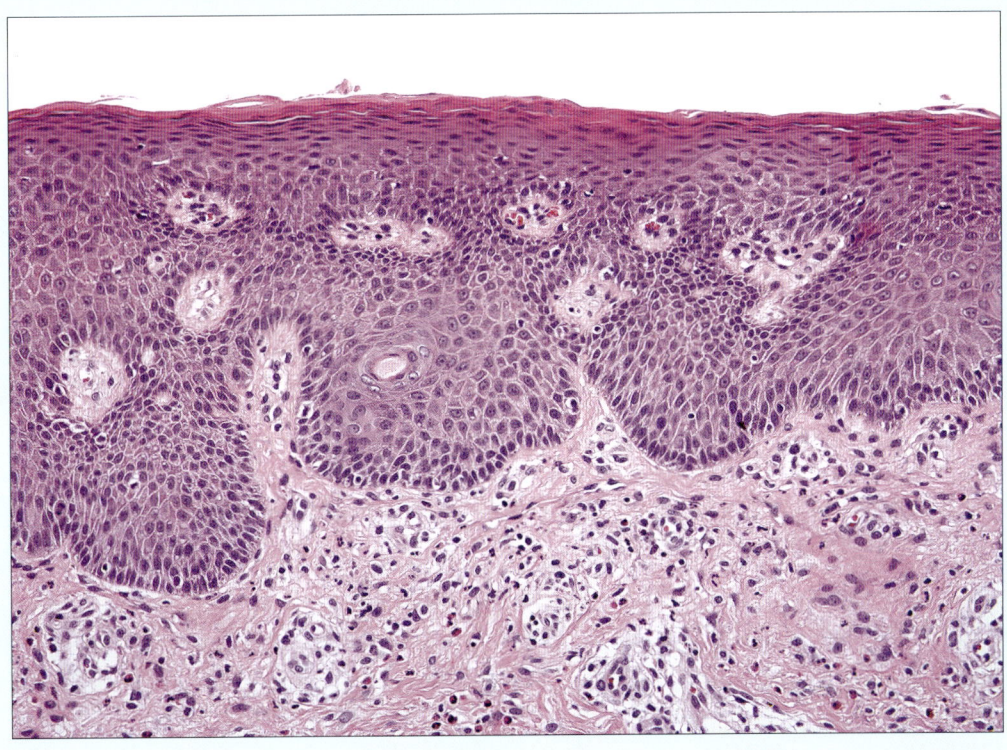

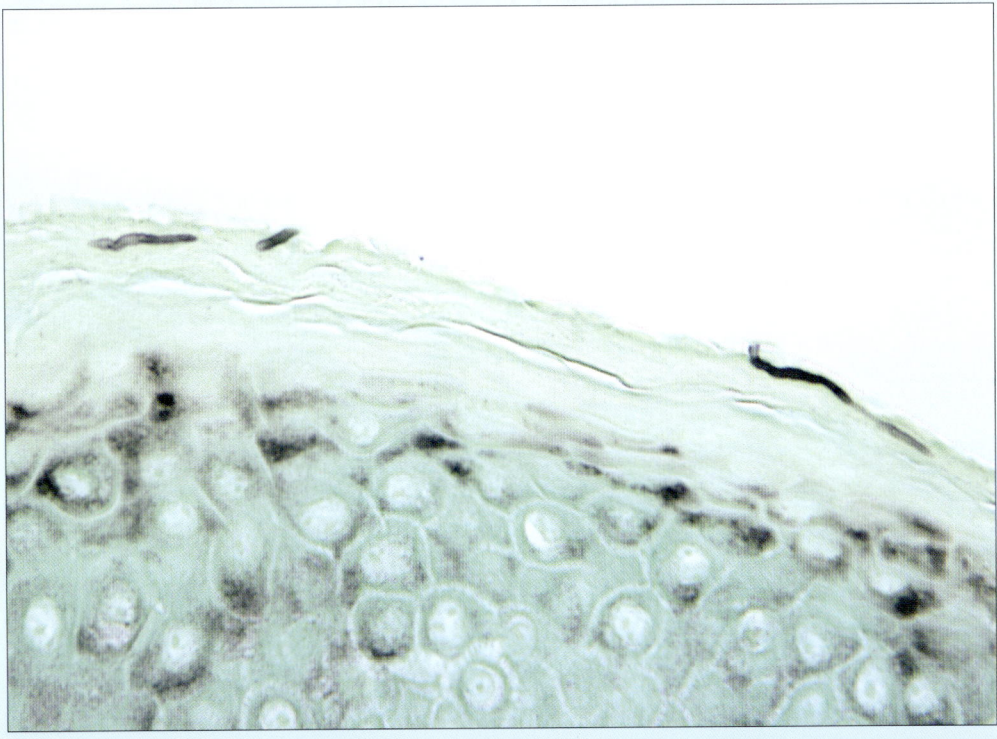

Answer 3

解答① 表在性皮膚真菌症 superficial cutaneous mycoses

1　HE染色：
角層は錯角化を伴う過角化を来たし，表皮は不規則に肥厚している．表皮内へリンパ球が浸潤がし，真皮上層には好中球，リンパ球と一部好酸球が浸潤している．

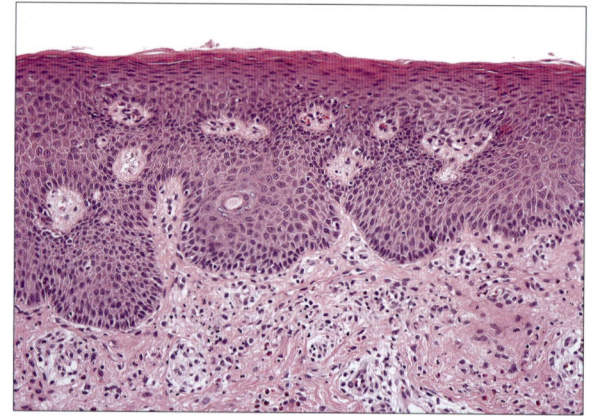

2　Grocott染色：
角層内に黒色に染まるひも状構造物がみられる．

Grocott染色で染まるのは多くの場合真菌であり，細長いので菌糸と考えられる．表在性皮膚真菌症である．ただし病理組織学的には菌種までの同定は難しい．この症例では鏡検と培養により白癬と確認された．

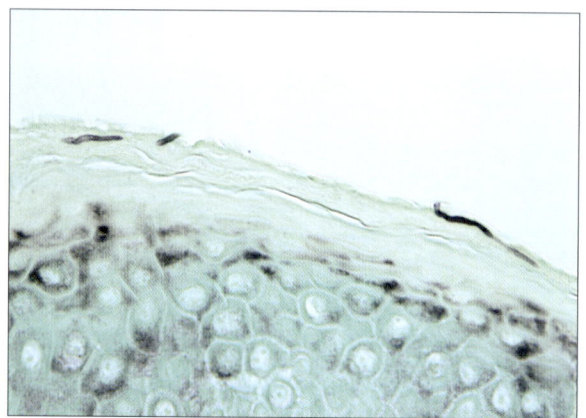

ポイント

白癬の病理組織……

- 白癬を生検することは少ないと思われるが，病理組織学的にも捉えることができる．
- 浅在性白癬の病理は幅広い組織変化をとりうるが，急性〜慢性の湿疹性変化に近い．
- 表皮は海綿状態を示し，時間とともに肥厚（psoriasiform）する．ときに表皮内に好中球浸潤がみられる．真皮は浮腫と血管周囲性のリンパ球浸潤を示し，好酸球や好中球を伴うことがある．
- HE染色では菌要素は明瞭ではないが，Grocott染色やPAS染色にて検出できる．

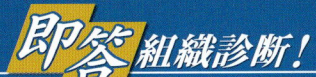 

Question 4

- 問題 ① 下の図は上の図の枠の中の拡大である．ここに多数みられる細胞は何か？
- 問題 ② このような細胞からなる上の図のようなものを何というか？
- 問題 ③ このような組織をとる疾患を1つあげよ．

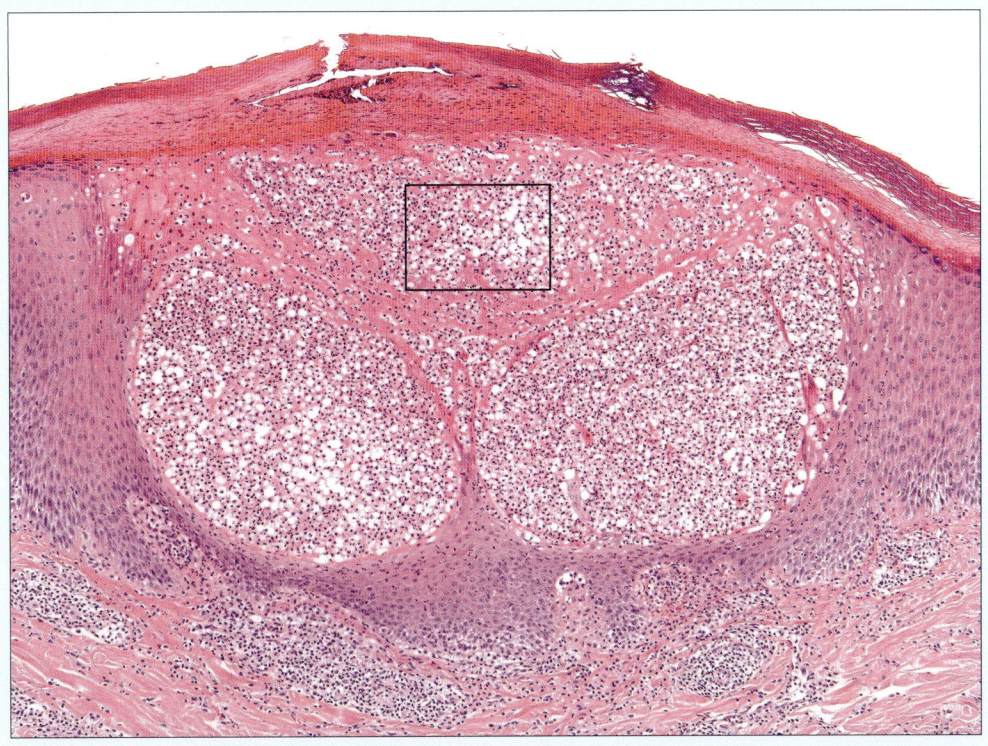

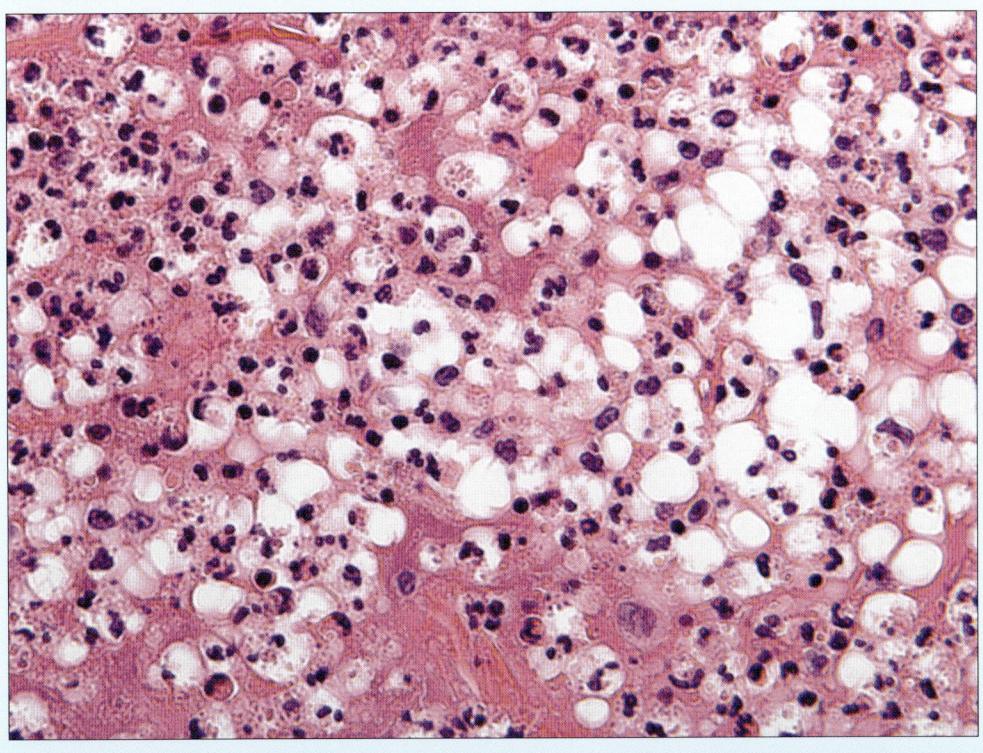

Answer 4

- **解答 ①** 好中球 neutrophil
- **解答 ②** 膿疱 pustule（表皮内膿疱，角層下膿疱でもよい）
- **解答 ③** 掌蹠膿疱症 palmoplantar pustulosis

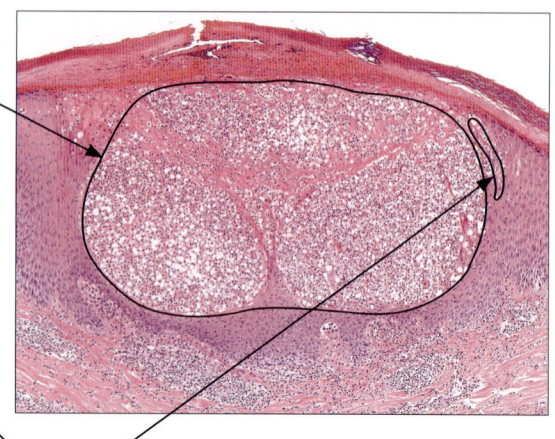

1 角層に接するように表皮内にスペースが形成され，その中に多数の細胞が集合している．

2 その細胞は，核の分葉した好中球である．ちなみに好酸球は，好酸性に染まる顆粒を持つため胞体が好酸性にみえ，核は2分葉くらいまでだが，好中球ではそれ以上のことが多い．このような表皮内の好中球の集合を膿疱という．

3 膿疱の肩の部分は，表皮細胞間に好中球が浸潤し，海綿状膿疱を形成している．

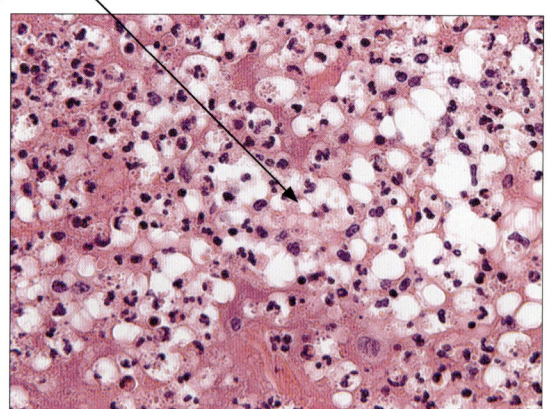

鑑別の考え方

このような大きな表皮内膿疱を形成し，肩の部分に一部海綿状膿疱を伴う（**3**参照）のが，掌蹠膿疱症の組織である．
角層下膿疱症は，同じく角層下膿疱を形成するが，海綿状膿疱を伴わないことが多い．また，臨床的に区別できる．掌蹠膿疱症は文字通り掌蹠にできるが，角層下膿疱症は間擦部（腋窩，鼠径）を中心とした体幹に生じ，ごく浅い膿疱で環状に配列する．

ポイント

膿疱……

- 表皮内での好中球の集合をいう．
- 微小膿瘍 microabscess もほぼ同義．
- 角層内，角層下，有棘層内，などと位置によって細分類できる．
- 有棘層内で海綿状態と同時に膿疱が形成されたものを海綿状膿疱と呼ぶ．表皮細胞が網目状になり，その間に好中球が多数浸潤した状態である．膿疱性乾癬のKogoj（コゴイ）の海綿状膿疱は有名で重要な所見である．
- 角層下もしくは角層内に好中球が集簇したMunroの微小膿瘍は，乾癬の際にみられる．

Question 5

問題① この疾患は何か？

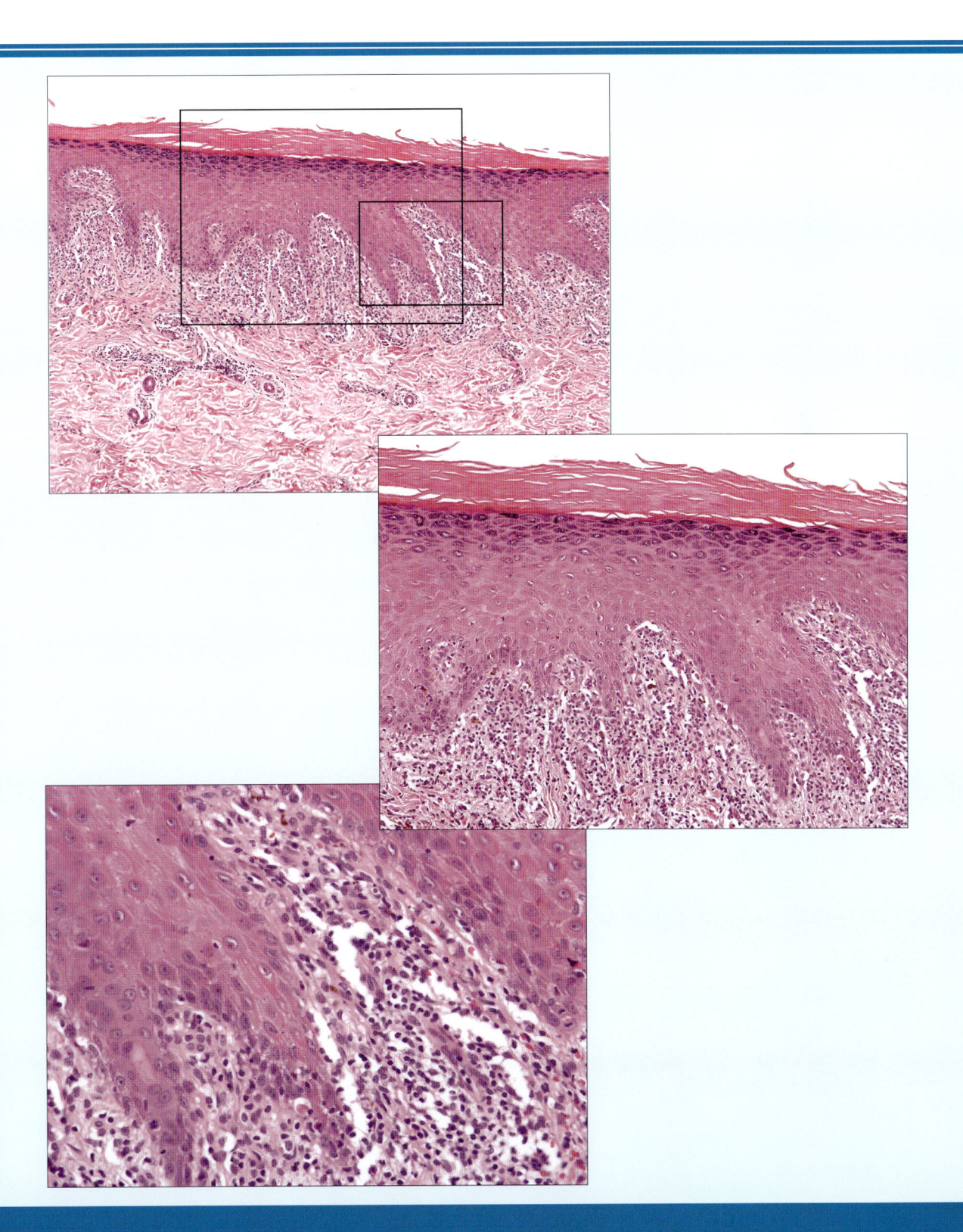

解答① 扁平苔癬 lichen planus

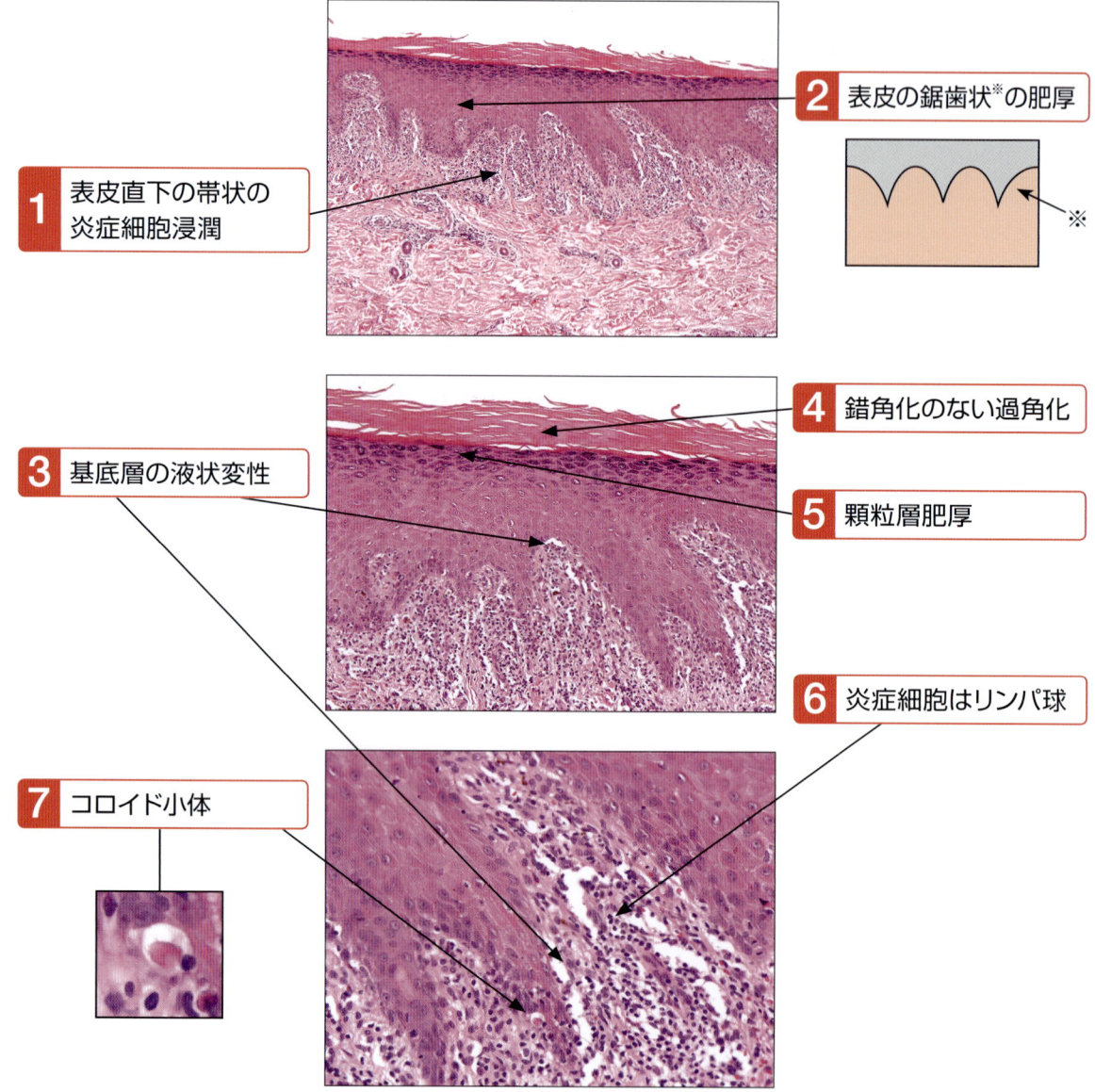

1. 表皮直下の帯状の炎症細胞浸潤
2. 表皮の鋸歯状※の肥厚
3. 基底層の液状変性
4. 錯角化のない過角化
5. 顆粒層肥厚
6. 炎症細胞はリンパ球
7. コロイド小体

ポイント

扁平苔癬……

- 真皮上層に帯状の炎症細胞浸潤があり，基底層の液状変性があることから苔癬型組織反応（＝リンパ球が表皮を攻撃する形の反応）を来す病変であることをまず捉えることが重要．扁平苔癬はその代表的疾患．
- コロイド小体は，好酸性の小塊で，リンパ球の攻撃によって変性した（アポトーシスをおこした）表皮細胞である．

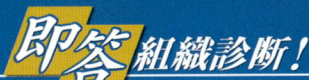

Question ❻

問題① 全体にみられるが，特に矢印（→）部で強い基底層の変化を何というか？

問題② 矢頭（▶）のような好酸性の構造物を何と呼ぶか？

問題③ 総合してこのような組織変化を何というか？

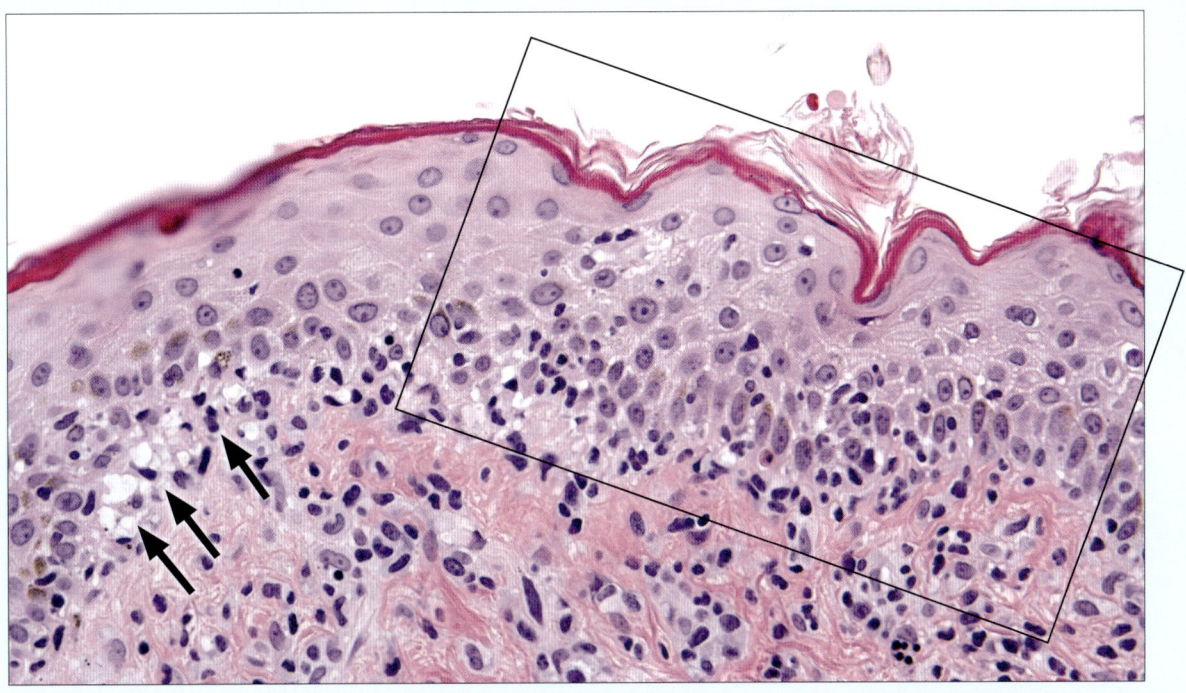

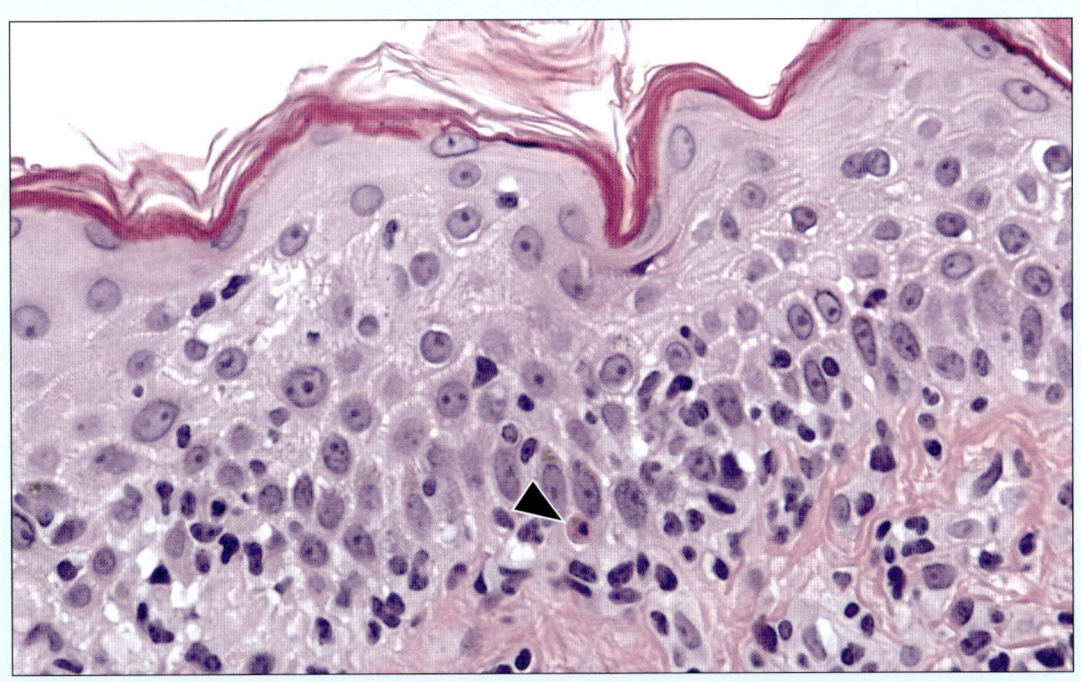

Answer 6

- **解答①** （基底層の）液状変性 liquefaction degeneration
- **解答②** Civatte 小体，コロイド小体，異常角化細胞
  Civatte body, colloid body, dyskeratotic cell
- **解答③** 苔癬型変化（反応）lichenoid reaction

1 基底層の液状変性

基底細胞が空胞化して，表皮真皮境界部が不明瞭になっている．基底層に沿って全体にみられるが，矢印（→）部で特に強い．

真皮乳頭層にリンパ球主体の細胞浸潤．基底層部，一部表皮内へも浸潤している．

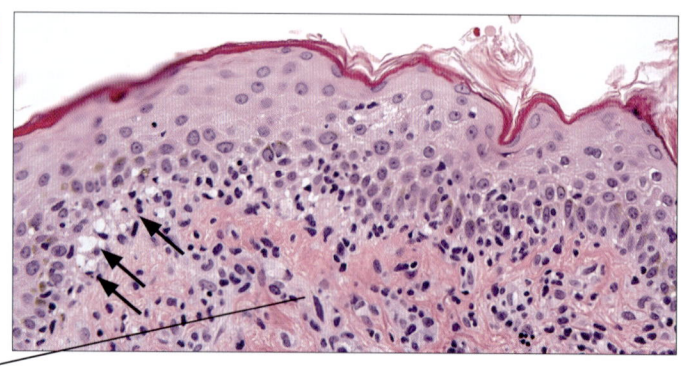

2 Civatte小体，コロイド小体，異常角化細胞（▶）

いずれも同じものをさし，表皮細胞のアポトーシスをおこした像である．

3 苔癬型変化（反応）

リンパ球が表皮を攻撃することによっておこる．真皮乳頭層に帯状にリンパ球主体の炎症細胞が浸潤し，表皮基底層部は液状変性を来した状態．表皮下層部や真皮にはCivatte小体あるいはコロイド小体と呼ばれる好酸性の小体がみられる．これは，リンパ球の攻撃によってアポトーシスをおこした角化細胞である．

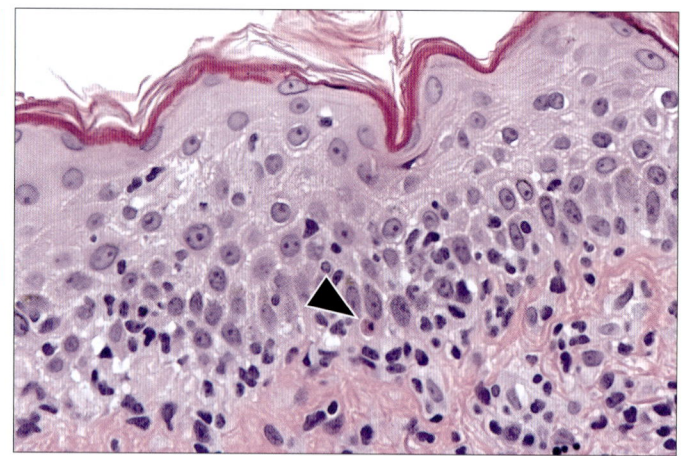

ポイント

液状変性，異常角化，苔癬型変化（反応）……

- 液状変性：基底細胞が変性を来し，空胞化し，不明瞭になった状態をいう．浮腫やリンパ球浸潤を伴うこともある．
- 異常角化：角化細胞が本来角化（アポトーシス）するべき角層に達する前に角化することで，核は濃縮し好酸性の胞体となる．
- 苔癬型変化は，多形紅斑，扁平苔癬，エリテマトーデス，皮膚筋炎，移植片対宿主病（graft versus-host disease：GVHD）などでみられる．

問題① この疾患は何か？
問題② この疾患にみられる矢印のようなものを何というか？

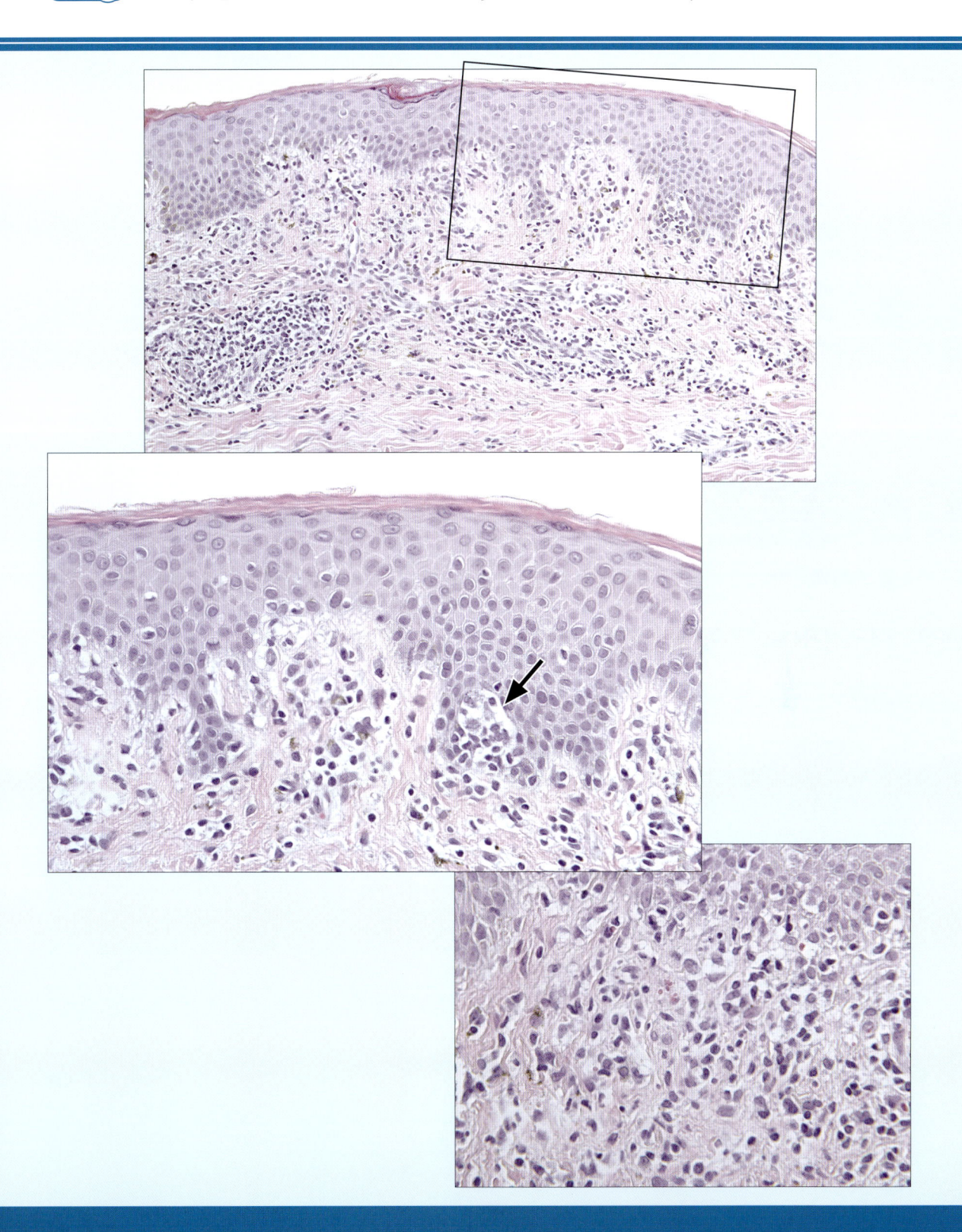

Answer 7

解答① 菌状息肉症 mycosis fungoides
解答② ポートリエ微小膿瘍 Pautrier's microabscess

1	真皮上層には帯状にリンパ球浸潤がみられる．
2	リンパ球は，表皮内にも侵入している．
3	拡大をあげると，リンパ球が表皮に浸潤している（表皮向性）のがはっきりわかる．表皮真皮境界部や表皮内に浸潤している．表皮真皮境界部では1列に並んでみられることがある．浸潤リンパ球のまわりにhaloを伴うことが多い（湿疹と異なり，海綿状態spongiosisは伴わない）．
4	表皮内に侵入した腫瘍リンパ球が，周囲に空隙を伴って胞巣状に集合している．ポートリエ微小膿瘍といわれる診断的価値のある所見である．
5	リンパ球の異型性（核のくびれ，大型の核など）は軽度であることが多く，個々の細胞の異型性よりも表皮向性や真皮での帯状の分布など全体的な組織像から診断する．またすべてのリンパ球が腫瘍細胞なのではなく，反応性のリンパ球も多数浸潤している（免疫染色をしないとはっきりと区別できないことも多い）．
参考	腫瘍リンパ球に混じって，好酸球がみられることもある．

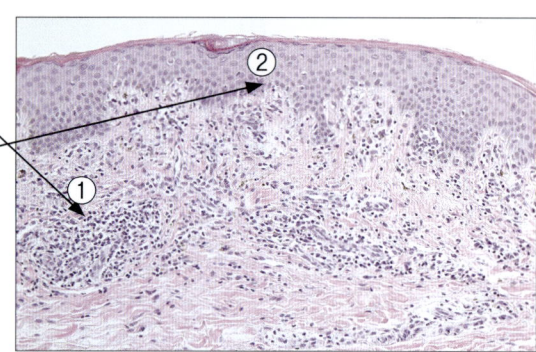
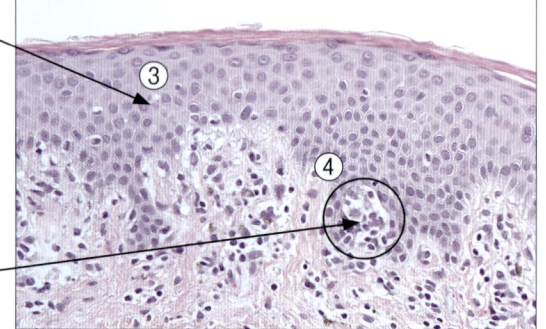
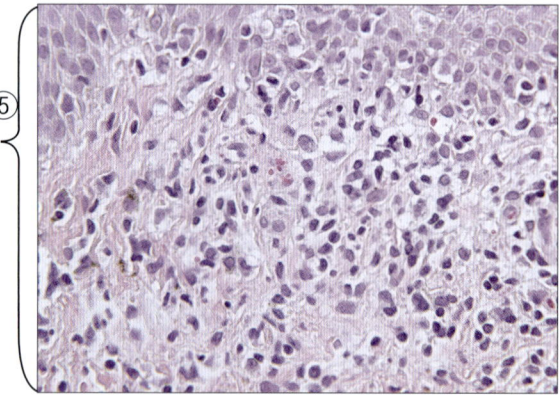

■ポイント

菌状息肉症……
- 皮膚原発の悪性リンパ腫で，比較的頻度の高い疾患である．
- 長い経過を経て進行する．
- 腫瘍細胞の表皮向性 epidermotropismが特徴である．
- 臨床的には，紅斑期，扁平浸潤期，腫瘍期と分類される．
- 病期が進むにつれ，表皮向性は弱くなり，真皮での増殖が著明となっていく．

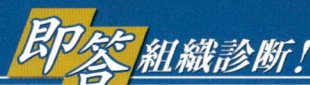

Question 8

問題① 矢印（→）のような変化を何というか？
問題② 診断は何か？

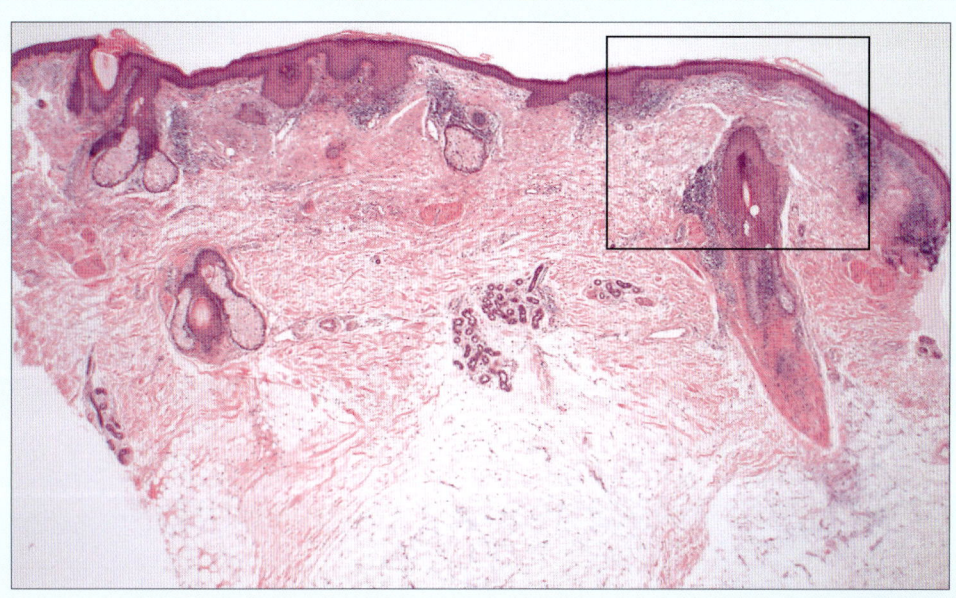

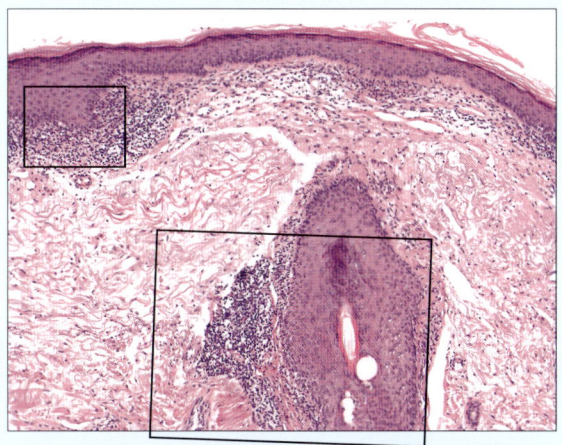

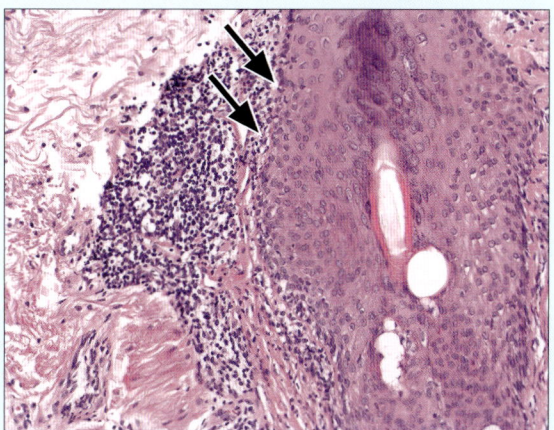

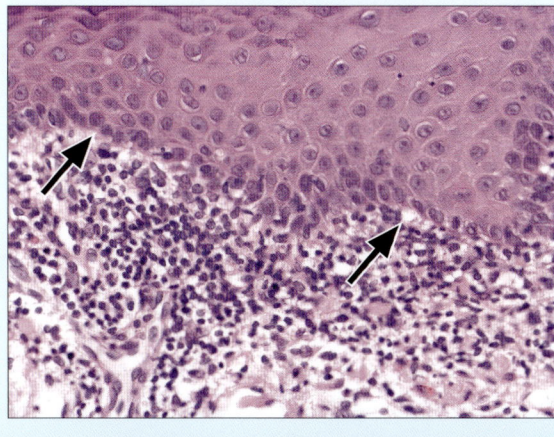

A 8　Answer 8

解答① 液状（空胞）変性 liquefaction（vacuolar）degeneration
解答② 円板状エリテマトーデス discoid lupus erythematosus

1. 表皮直下や付属器周囲に細胞浸潤がみられる．

2. 表皮直下に表皮基底層に接するように帯状に炎症細胞が分布している．

3. 毛囊上皮に接するように巣状（まとまって）に炎症細胞が分布している．かつ液状変性を生じている．毛囊の液状変性も大切な所見である．液状変性は表皮だけではない

4. 表皮基底層にも液状変性がみられる．

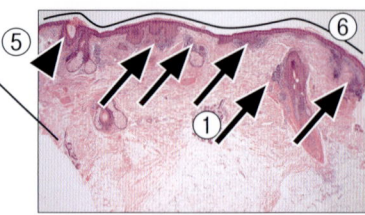
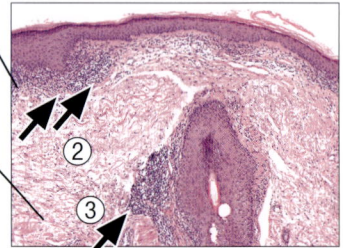
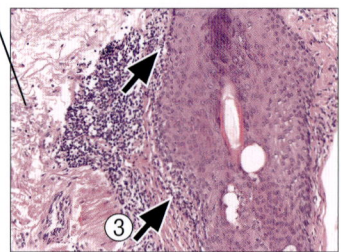
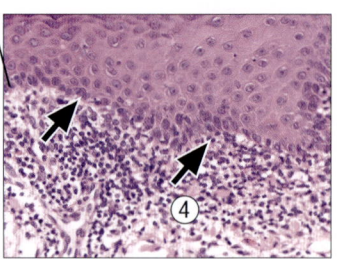

鑑別の考え方

　液状変性・空胞変性はリンパ球が表皮や付属器上皮に向かい，攻撃している像である．エリテマトーデス，皮膚筋炎，多形紅斑，固定薬疹，扁平苔癬，光沢苔癬，移植片対宿主病，急性痘瘡状苔癬状粃糠疹，苔癬型薬疹，線状苔癬などでみられる．

　この組織では付属器へも炎症細胞の浸潤がみられ巣状である．上記の中ではエリテマトーデスが該当する．そしてその炎症細胞浸潤がきわめて密であるので，なかでも円板状エリテマトーデスと判断する．

　そのほか確認事項として，⑤毛孔角栓（▶），⑥表皮萎縮などの所見も合致していることを確認する．

ポイント

円板状エリテマトーデス……

- エリテマトーデスの皮疹の一つ．
- 顔面，頭部，耳介，下口唇などの露光部に好発する．
- 白色の鱗屑を付着する萎縮性の境界明瞭な紅斑である．
- エリテマトーデスの皮疹のなかでも炎症細胞浸潤が密である．
- 付属器上皮（とくに毛囊）の液状変性も大切な所見であり，表皮に液状変性がみられなくても付属器にはみられることがあるため，丁寧に観察する．
- 凍結組織を確保しておき，IgGやIgM，C3などが表皮基底膜領域に沈着していることを，蛍光抗体直接法（lupus band test）にて確認する．

Question 9

問題① 図のような組織学的変化を何というか？
問題② このような変化を特徴とする疾患をあげよ．

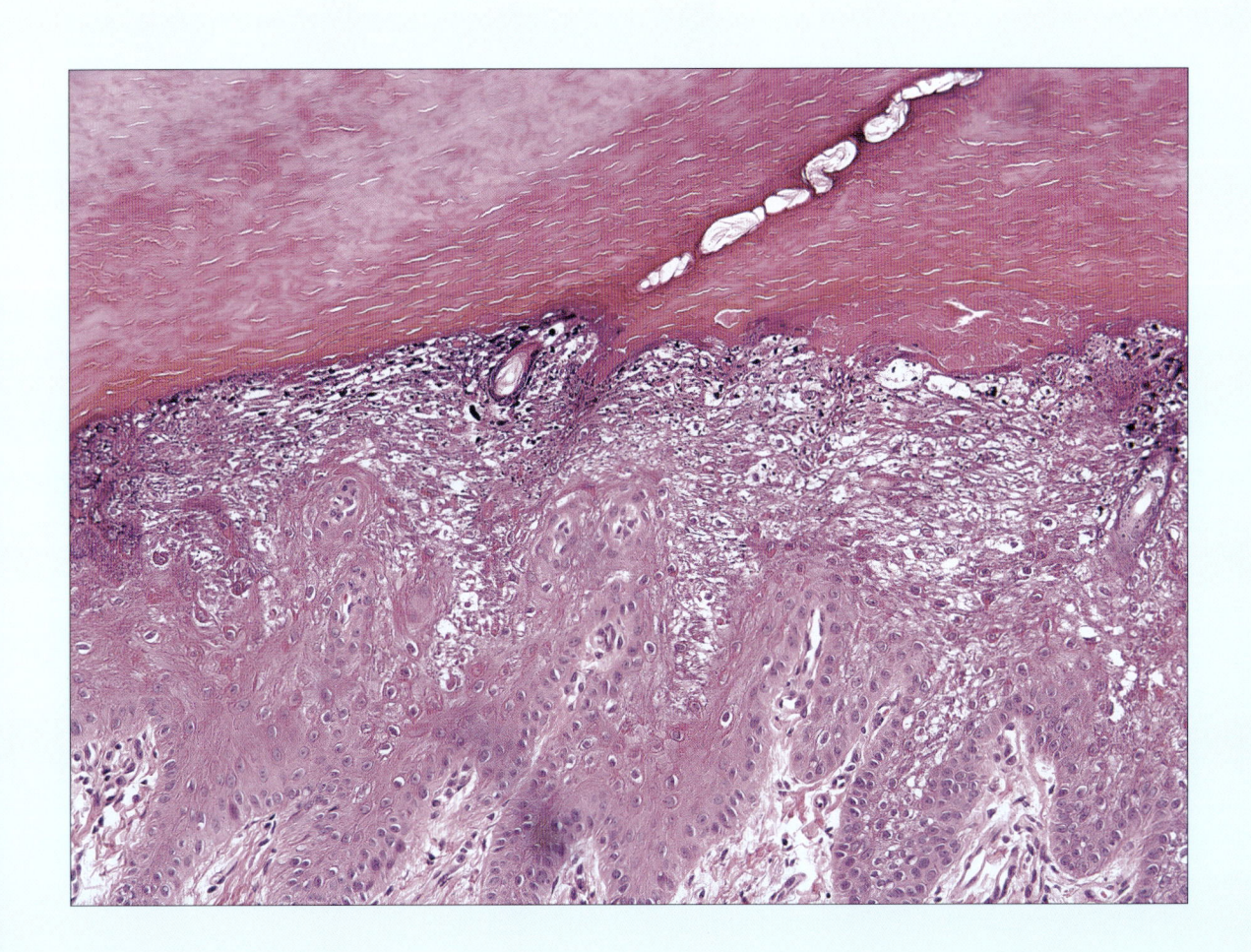

Answer 9

解答① 顆粒変性 granular degeneration
解答② Vörner 型掌蹠角化症 epidermolytic palmoplantar keratoderma（EPPK），水疱型先天性魚鱗癬様紅皮症 bullous congenital ichthyosiform erythroderma（BCIE），（一部の）表皮母斑 epidermal nevus

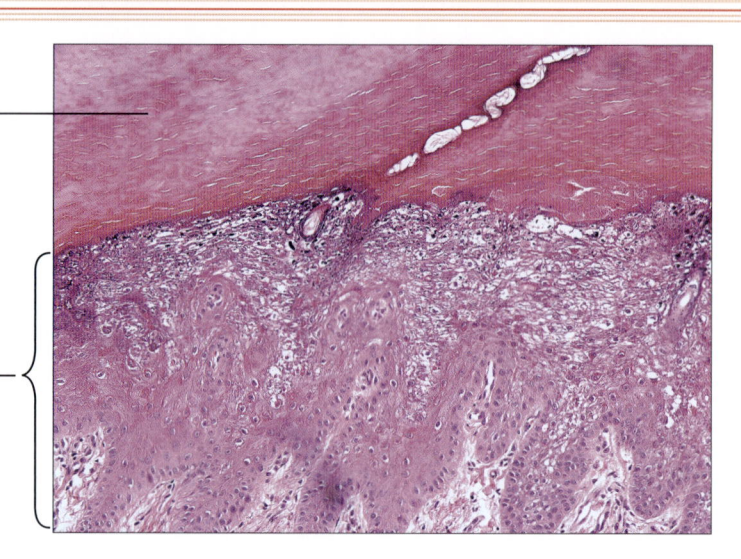

1. 角質肥厚.
2. 表皮肥厚.
3. 有棘層上層から顆粒層にかけての，
   - 表皮細胞の核周囲の空胞，細胞内浮腫
   - 粗大なケラトヒアリン顆粒

   このような像を，顆粒変性という.

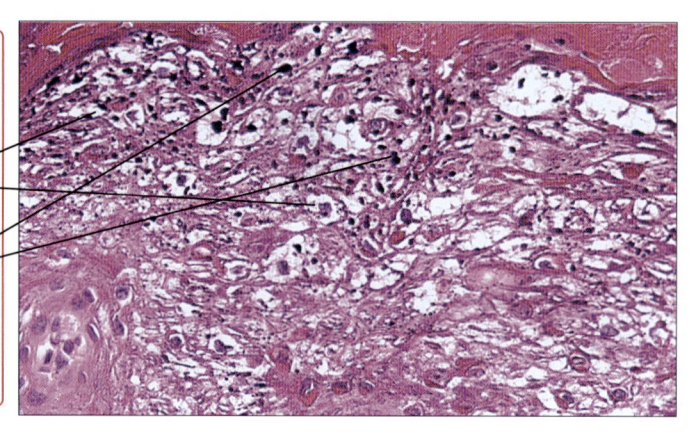

※この組織写真はVörner型掌蹠角化症の足底部の病理組織像です
（常深祐一郎，甲斐浩通：J Visual Dermatol 8: 1172, 2009）．

ポイント

顆粒変性……
- 表皮細胞のケラチン遺伝子の変異によって，正常なケラチン線維を形成できないことが原因．
- EPPKではケラチン9，BCIEではケラチン1または10である．
- epidermolytic hyperkeratosis という用語もあり，これはBCIEと同義の疾患名として使われる場合と，過角化，表皮肥厚，顆粒変性をあわせた組織学的変化をさす場合がある．

Question ⑩

問題① 矢印（→）のように多数みられる細胞を，通称何というか？

問題② この病変の診断は何か？

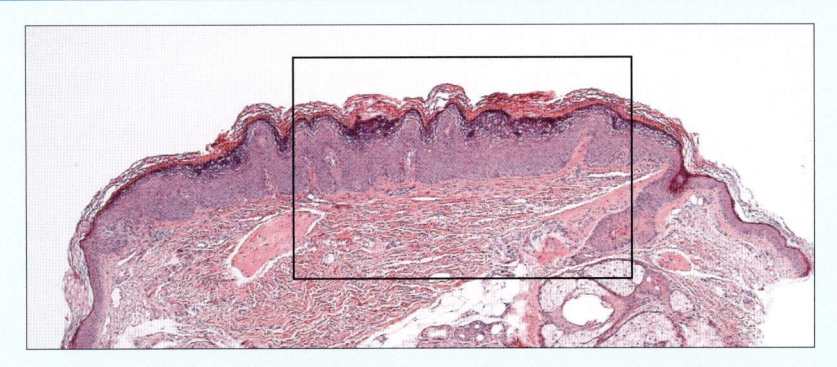

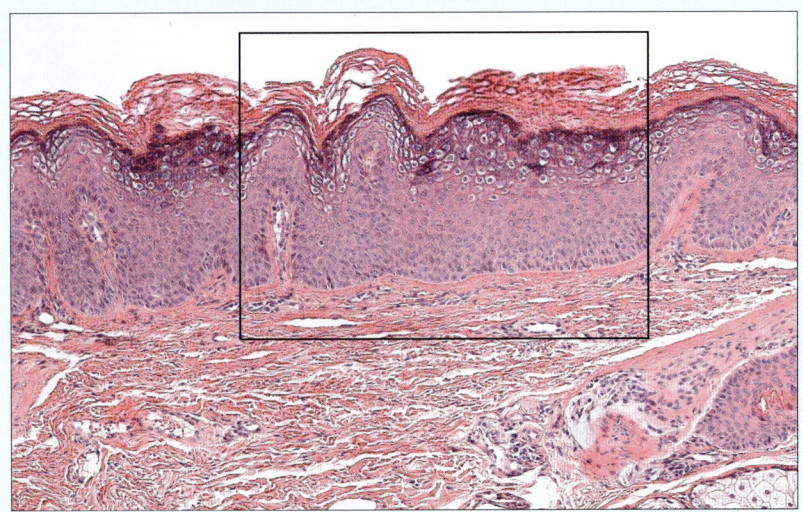

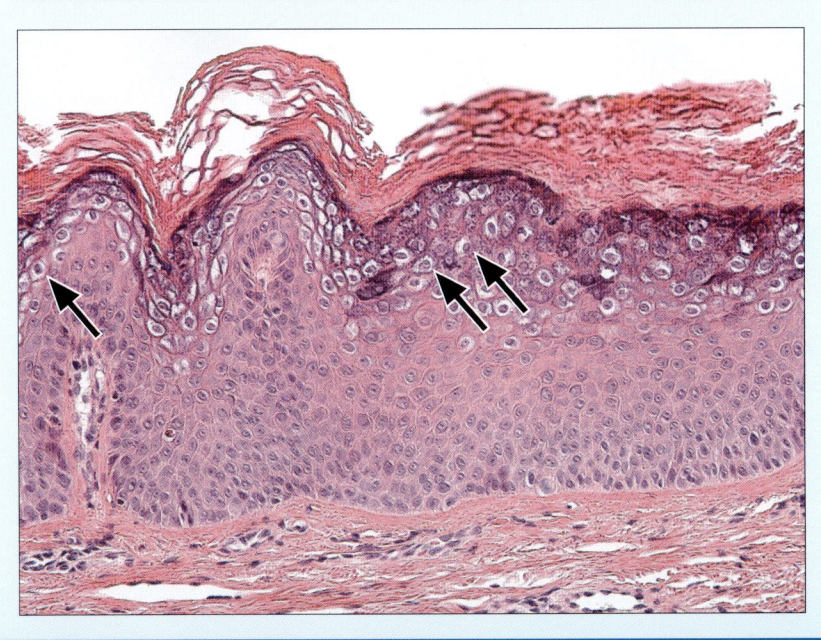

Answer 10

解答① bird's eye cell
解答② 扁平疣贅 verruca plana/flat wart

1	全体像では軽度隆起する病変.
2	その表面は平坦である.（このため臨床的に扁平隆起した丘疹を呈する.）
3	basket-woven 状（網目状）の過角化
4	表皮の肥厚.
5	乳頭腫症※は軽度.

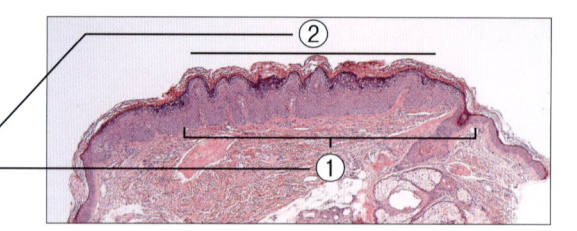

※乳頭腫症（papillomatosis）：真皮乳頭が表皮内へ突出し，表皮と真皮が凹凸をもって噛み合うように接すること．よく勘違いされているが，表皮突起が真皮内へ伸び出すことではない．尋常性疣贅では乳頭腫症が著明である．

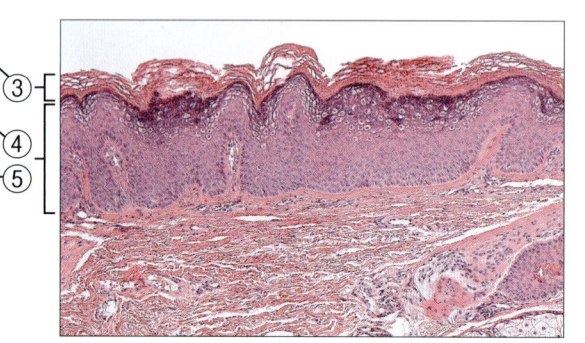

6	顆粒層の肥厚.
7	顆粒層の角化細胞の核は腫大し，周囲の細胞質に空胞化を伴う．これをbird's eye cellといい，扁平疣贅の特徴である．

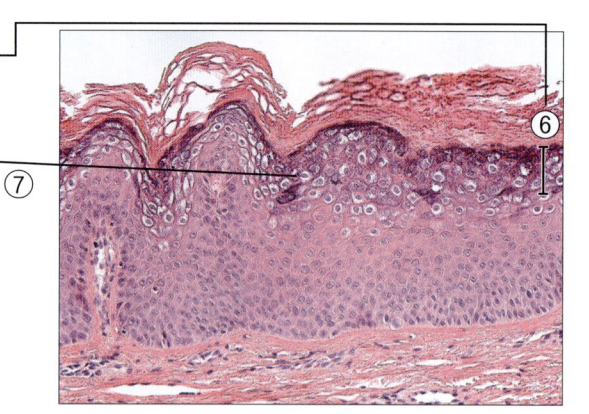

ポイント

扁平疣贅……

- ウイルス性疣贅の1つで，若年者の顔面や前腕，手背に好発する．
- 直径数mm～1cmのわずかに扁平隆起した，常色から淡紅色，紅褐色の丘疹で通常多発する．
- 掻破による自家播種のため線状に配列することがあり，特徴的である．
- ヒト乳頭腫ウイルス（human papillomavirus：HPV）-3, 10, 28 による．
- 治療は，液体窒素による凍結療法，ヨクイニン内服などさまざま．
- 免疫力が少し高まることにより，自然消褪することも多い（暗示療法があるほどである）．
- 通常自覚症状はないが，自然消褪する際は炎症を生じ瘙痒を伴う．
- 自然消褪は，感染細胞表面の腫瘍抗原を標的におこる腫瘍免疫による．

Question 11

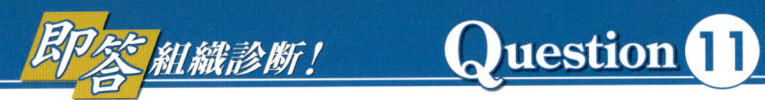

問題① この疾患は何か？

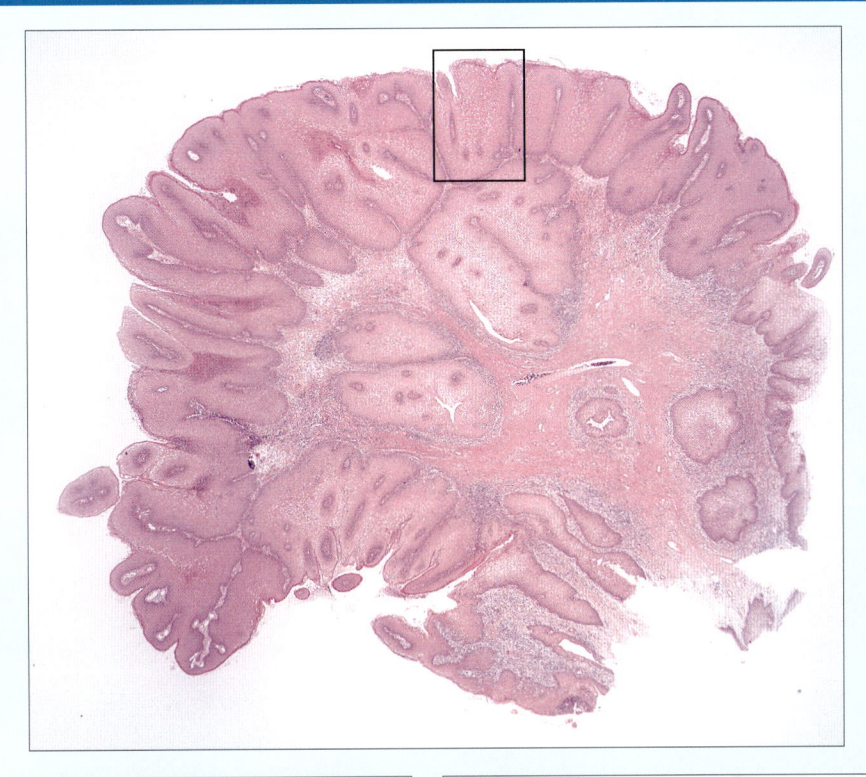

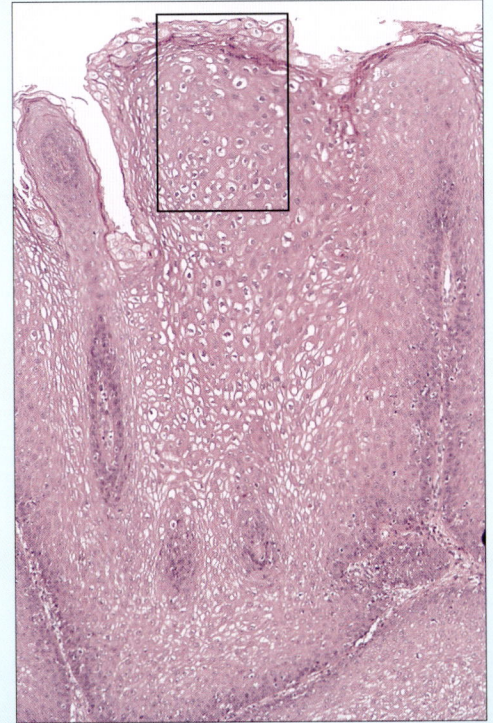

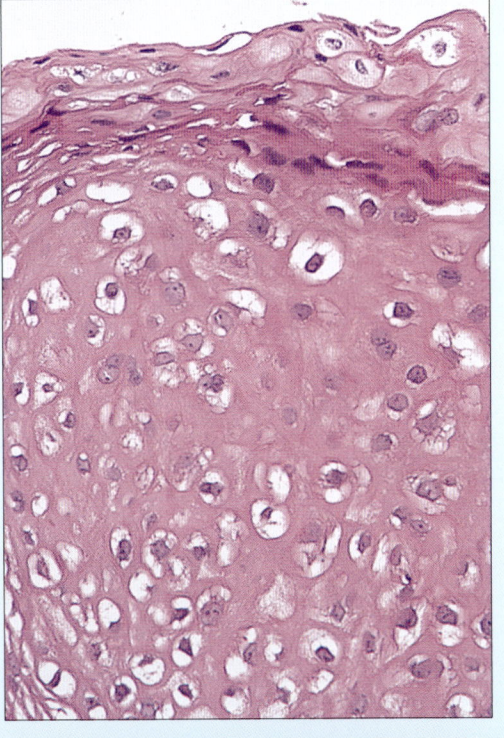

解答① 尖圭コンジローマ condyloma acuminatum

1 弱拡大でみると，上皮が著明に乳頭腫症を伴って増殖・肥厚している．

2 拡大すると上皮の上層から中層の角化細胞には白い部分が目立つ．

3 さらに拡大すると上皮細胞の細胞質が空胞化していることが分かる．いわゆるkoilocytosisの像である．細胞の配列や，個々の細胞に異形はみられない．

Koilocytosisを呈して，粘膜上皮が乳頭腫症を伴って肥厚する病変は尖圭コンジローマである．

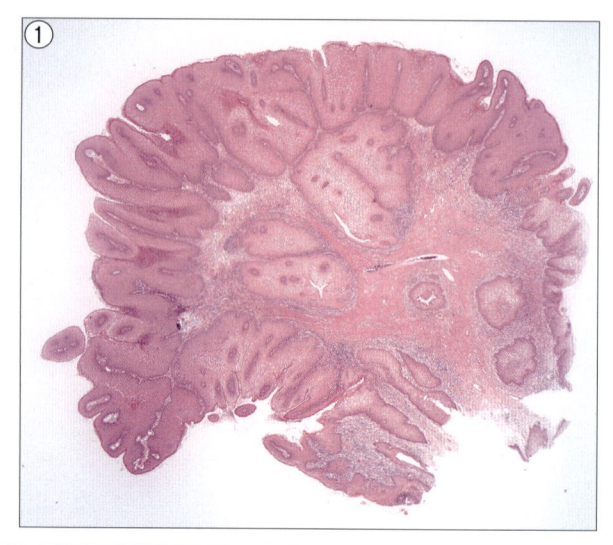

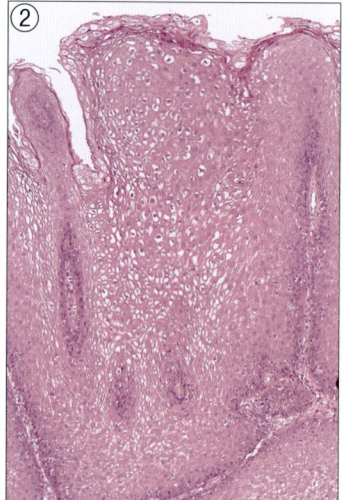

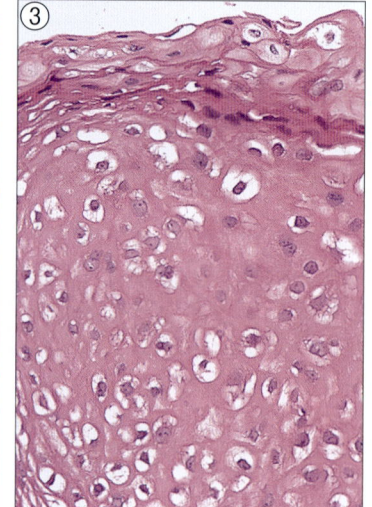

ポイント

尖圭コンジローマ……
- ヒト乳頭腫ウイルス（HPV）感染症であり，主にHPV6型と11型による．
- 通常外陰部に多発する表面乳嘴状の丘疹で，増大して鶏冠状あるいはカリフラワー状になったり，癒合して巨大な腫瘤を形成することもある．
- 病理組織学的には，乳頭腫症を伴う著明な上皮肥厚と上皮上層から中層にかけての細胞の一様なkoilocytosisが特徴である．異型性はない．

Question 12

問題① この疾患は何か？

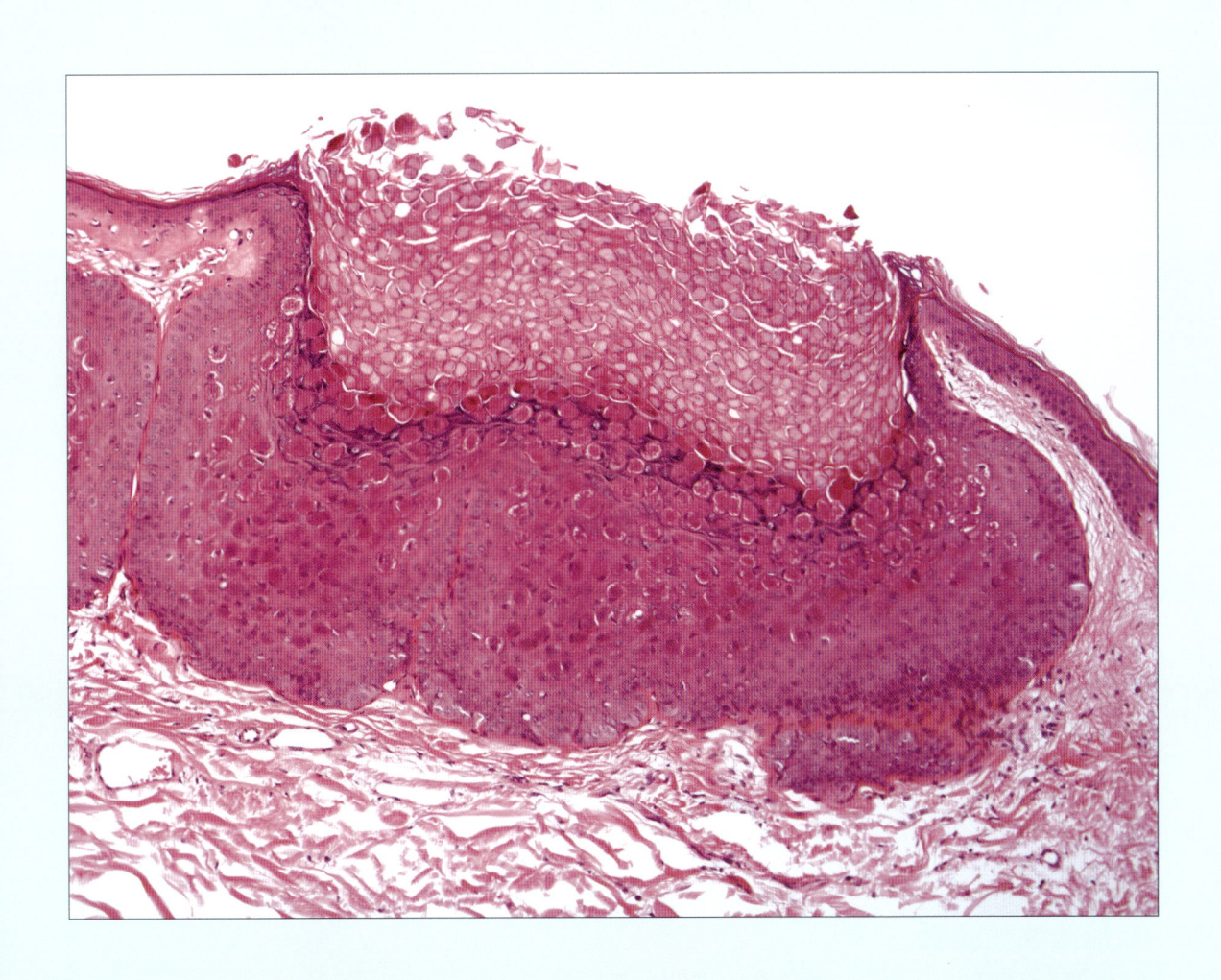

解答① 伝染性軟属腫 molluscum contagiosum

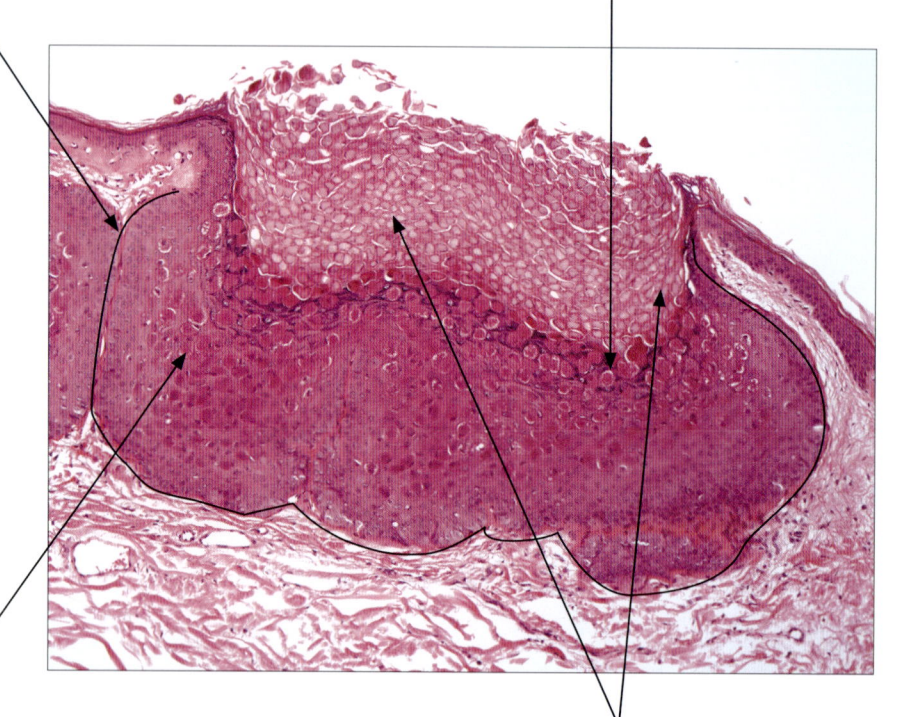

1 表皮が真皮にくいこむようにカップ状に肥厚．

2 表皮細胞内の大きな好酸性の封入体（molluscum body）．

3 粗大なケラトヒアリン顆粒．

4 カップ状になった表皮に包まれるような，網目状の角層．

ポイント

伝染性軟属腫……
- 伝染性軟属腫ウイルスによる感染症．いわゆる「水いぼ」．
- 臨床的には，中心臍窩を有する常色から淡紅色，半球状の光沢のある丘疹で，多発する．小児に多発．
- ①表皮が真皮に陥入するように房状，カップ状に増殖し，②表皮細胞の細胞質内に好酸性の封入体を容れる．封入体は有棘層で次第に大きさを増し，核は圧排される（このため赤くみえる）．③顆粒層では粗大なケラトヒアリン顆粒を有する（紫が目立つ）．④そして，網目状の角層となる．この角層がちょうどカップ状になった表皮に包まれるような状態になる．

即答 組織診断！ Question ⑬

問題① 多数みられる矢印（→）のようなものを何というか？
問題② この疾患は何か？

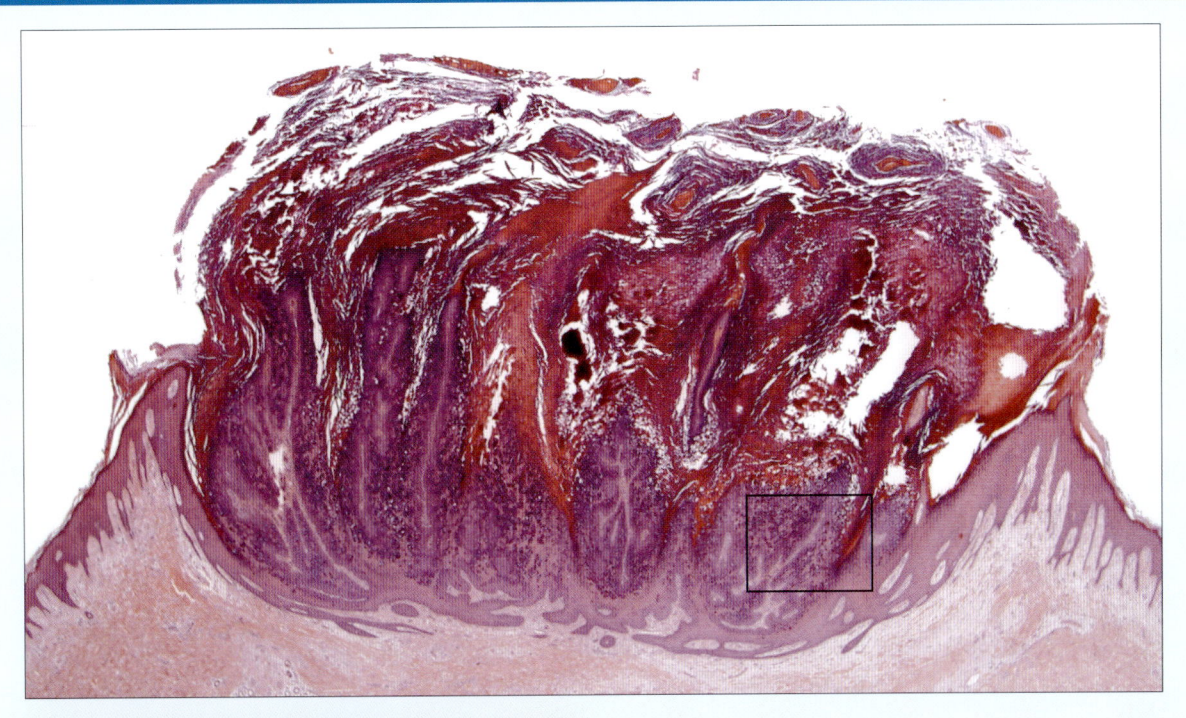

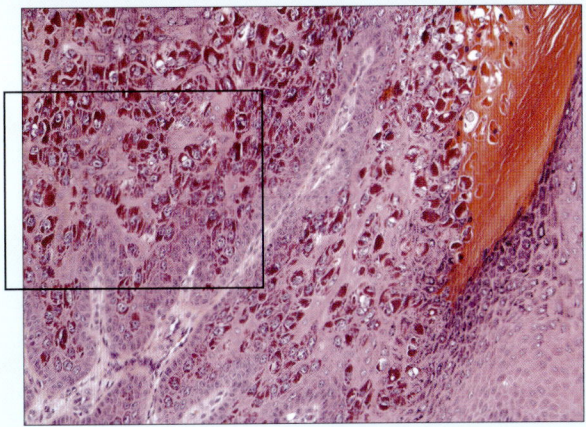

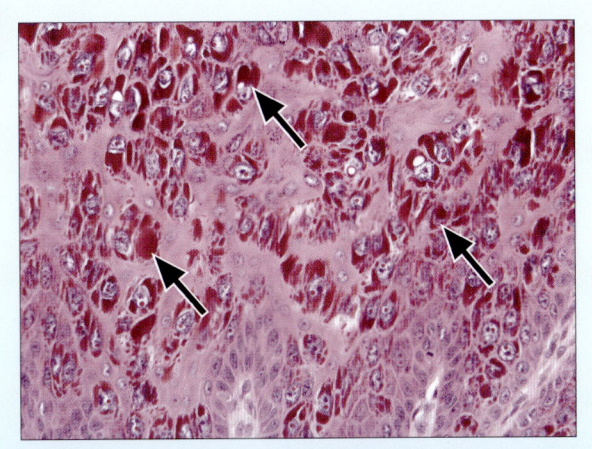

Answer 13

解答① （細胞質内）封入体（intracytoplasmic）inclusion body
解答② ミルメシア myrmecia（ウイルス性疣贅 viral warts）

1 全体としてカップ状の左右対称性の構築．

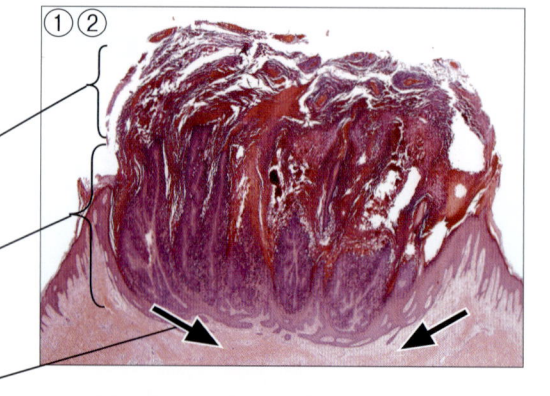

2
- 著明な過角化．
- 表皮肥厚，乳頭腫症．
- 表皮突起は内方・中心へ向かう．

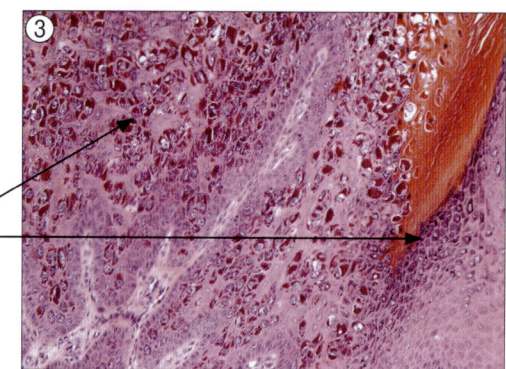

3
- 顆粒層肥厚．
- 有棘層から上層の角化細胞内に封入体がみられる．

4 細胞質内封入体は不整形で紫紅色顆粒状．

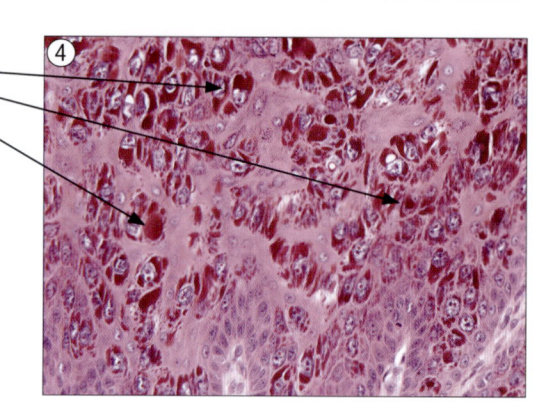

ポイント

ミルメシア……

・ヒト乳頭腫ウイルス1型による感染症．
・典型的には中央の陥凹した丘疹で，陥凹部には角化物質が充満している．
・小児の足底に好発する．
・顆粒状の細胞質内封入体が特徴．

Question 14

問題① 水疱はどこに形成されているか？

問題② 水疱形成の原因となっている表皮の変化を何というか？

問題③ このような組織像を呈する代表的疾患をあげよ．

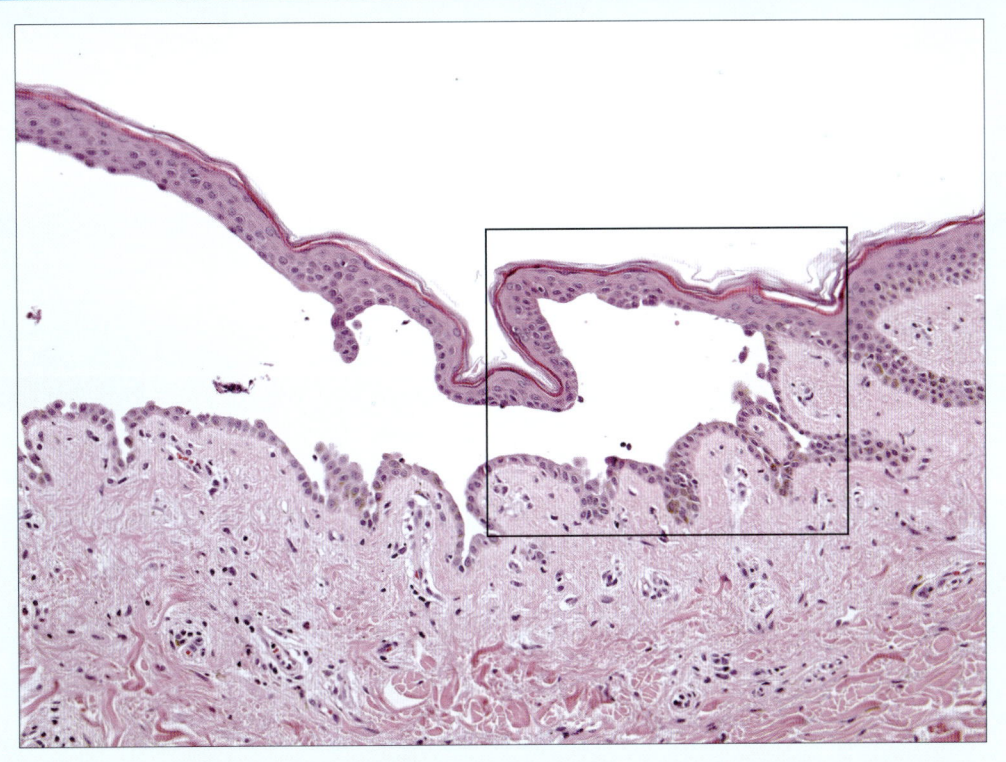

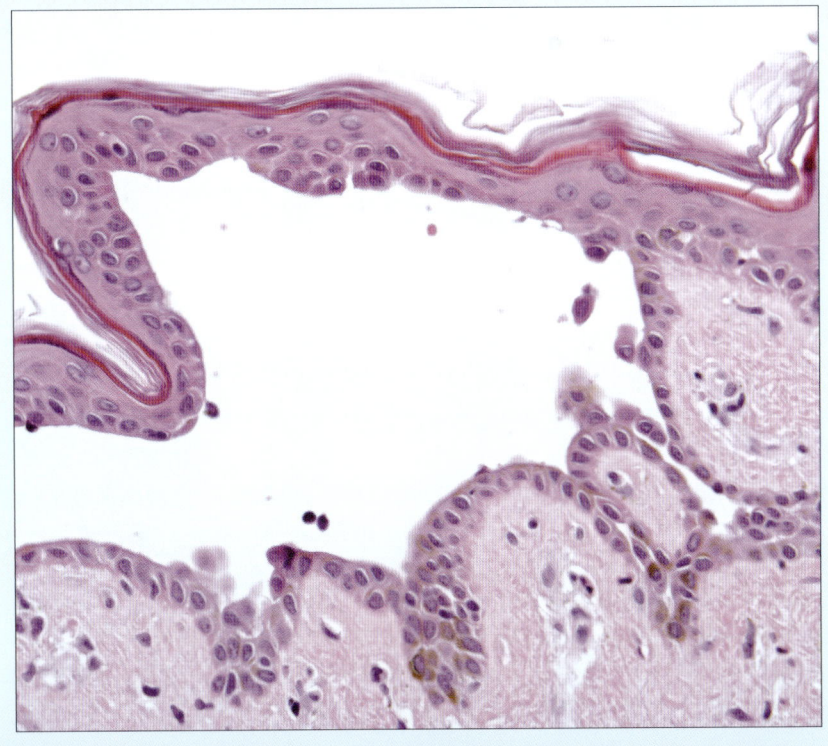

Answer 14

解答① 表皮内（水疱） intraepidermal bulla
解答② 棘融解 acantholysis
解答③ 尋常性天疱瘡 pemphigus vulgaris

1. 表皮の下に大きな隙間があり水疱が形成されていることが分かる．

2. 水疱をみたら，どのレベル※にあるかを判断する．

3. 水疱底に表皮細胞が残っているため，表皮内水疱である．

4. 次に水疱形成の機序をみていく．

5. 表皮細胞がバラバラになっている．棘融解である．離開した表皮細胞を棘融解細胞という．

6. 水疱底に表皮の基底層が1層残存している．

※ 水疱のレベル…水疱をみたら，①表皮内水疱（角層下），②表皮内水疱（基底層上），③表皮下水疱のどれかを判断する．①の代表が落葉状天疱瘡，②の代表が尋常性天疱瘡，③の代表が水疱性類天疱瘡．

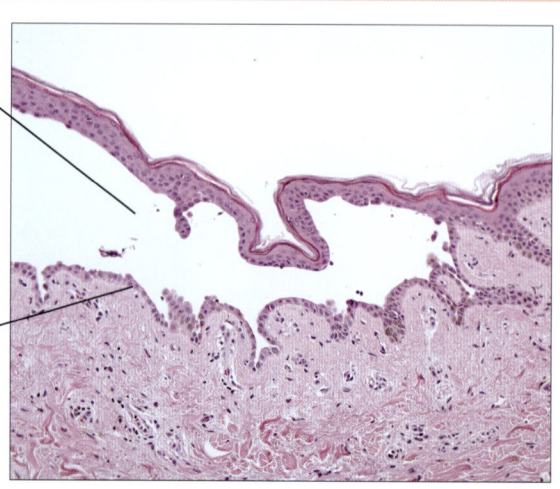

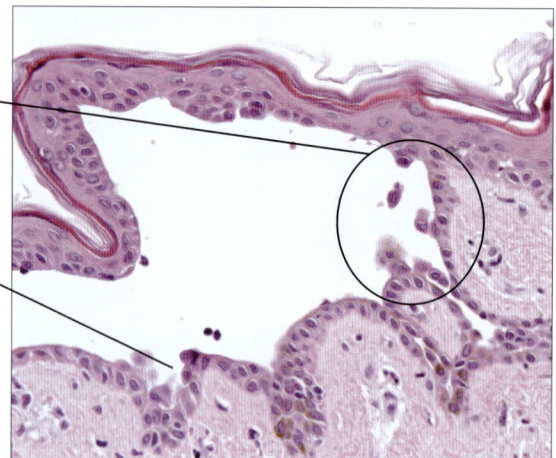

ポイント

尋常性天疱瘡……
- 表皮細胞同士の接着に重要なデスモゾームの構成要素であるデスモグレイン1と3に対する自己抗体ができる疾患．
- 表皮細胞間の接着が阻害されて表皮細胞がバラバラになり（棘融解），表皮内水疱を形成する．
- 基底膜との接着（ヘミデスモゾーム）は異なる分子が担うため障害されず，基底細胞は水疱底に残存する．
- 蛍光抗体直接法で病変部の皮膚に自己抗体が沈着していることを，蛍光抗体間接法で血中に表皮細胞間に反応する自己抗体があることを証明する．
- ELISA (Enzyme-Linked ImmunoSorbent Assay) でデスモグレイン1と3に対する血清中の抗体を定量することができるようになった（保険適応）．

Question 15

問題① この疾患は何か？

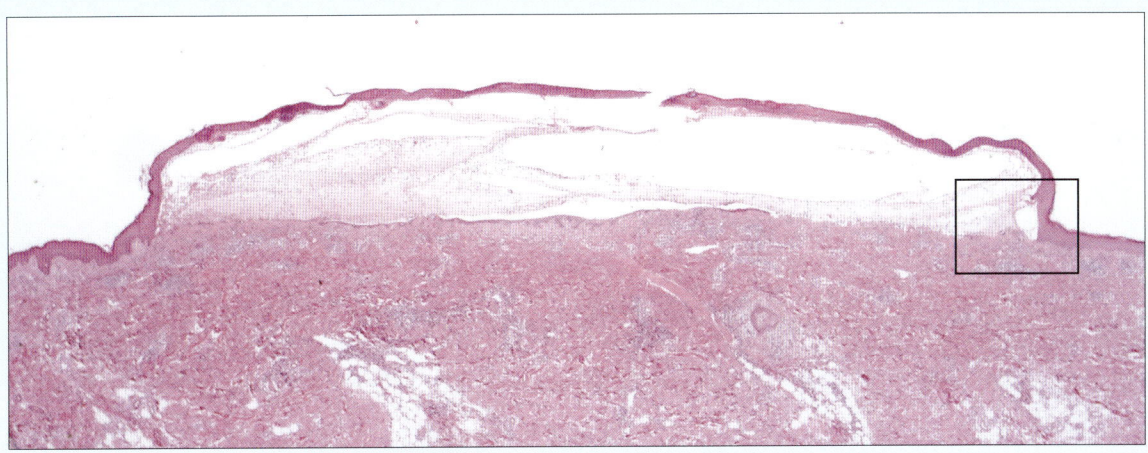

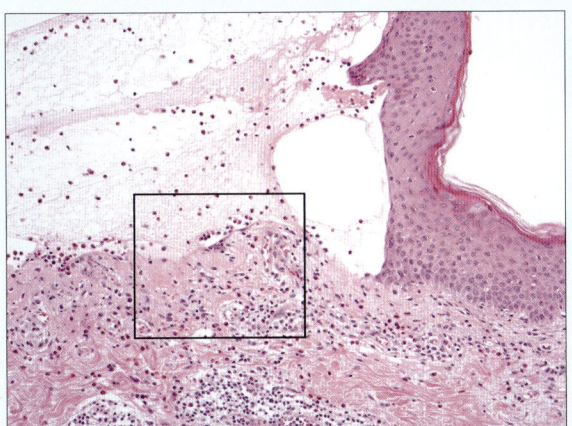

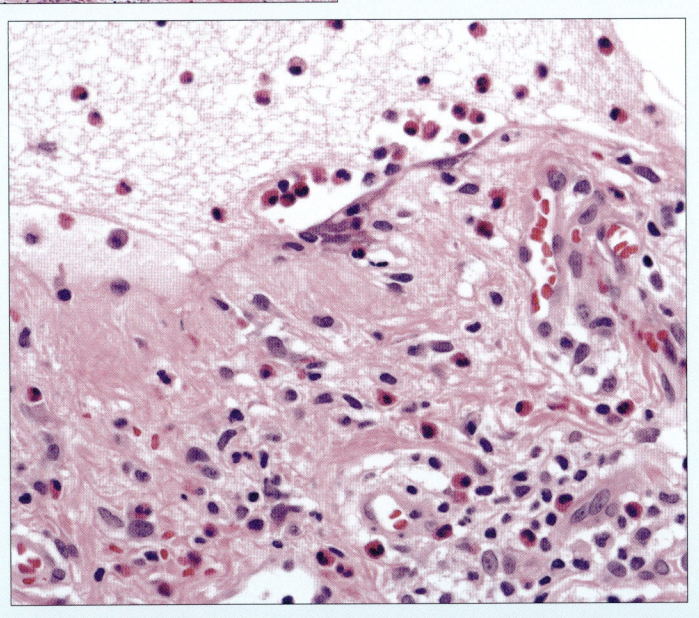

Answer 15

解答① 水疱性類天疱瘡 bullous pemphigoid

1. 水疱が形成されている。**表皮下水疱**のようである。

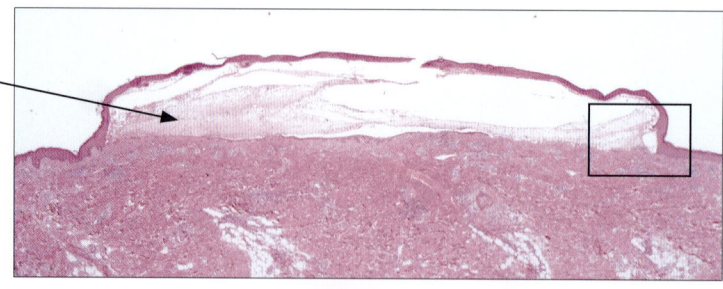

2. 表皮下水疱であることが確認される。

3. 水疱内，水疱周囲の真皮に密な細胞浸潤がある。

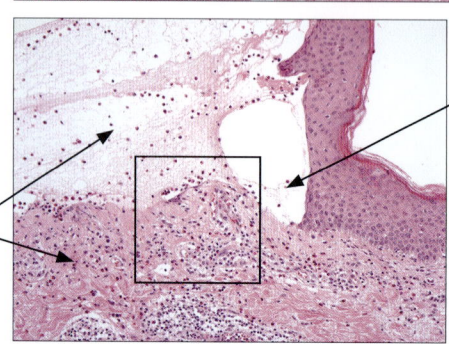

4. その炎症細胞浸潤は，多数の好酸球を混じている。

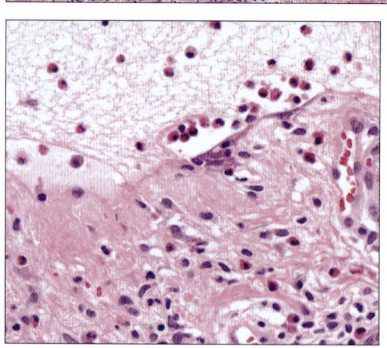

ポイント

水疱性類天疱瘡……

- 自己免疫性水疱症の1つである。水疱症の中では頻度が高い。
- 瘙痒を伴った浮腫性紅斑の上に緊満性水疱が生じる。
- 表皮下水疱であり，炎症細胞浸潤が強く，とくに多くの好酸球を混じる。
- ヘミデスモゾームの構成要素であるBP180抗原（多くの場合，その中のNC16a部位）に対する抗体によってひきおこされる。
- 蛍光抗体直接法にて病変部の基底膜部にIgGとC3が線状に沈着しており，蛍光抗体間接法にて患者血清中に基底膜部を認識する抗体が証明され，この抗体はsplit skinを用いた蛍光抗体間接法では，表皮側に反応する。
- ELISAにてNC16a部位に対する抗体価を測定することができる（保険適応）。
- そのほか検査データとして，好酸球増多や血清IgE上昇がみられることが多い。

Question ⑯

問題① この組織にある最も特徴的な変化を何というか？

問題② 考えられる疾患は何か？

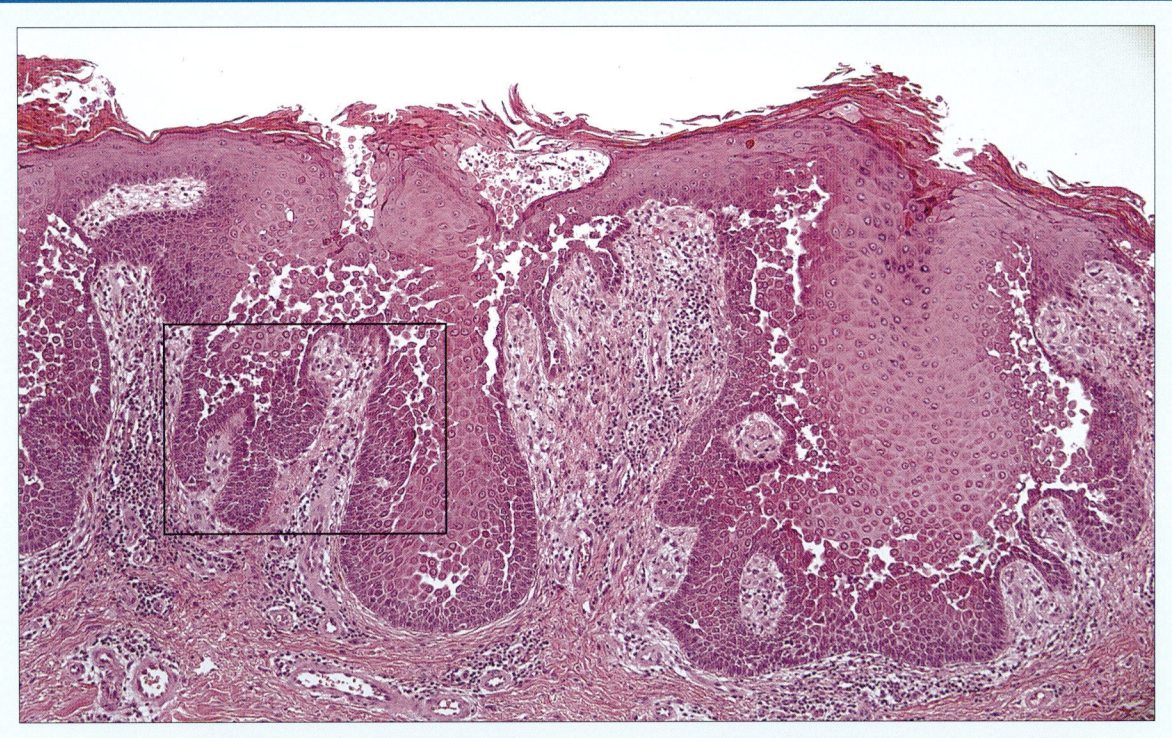

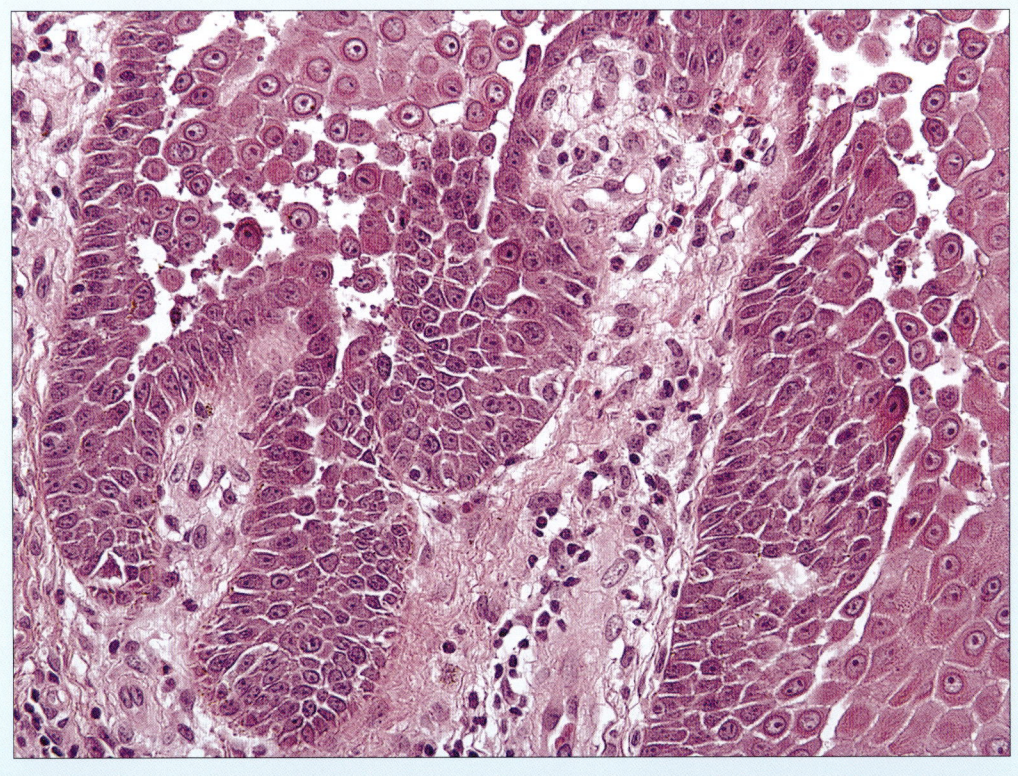

Answer 16

解答① 棘融解 acantholysis
解答② ヘイリー・ヘイリー病　Hailey-Hailey's disease

1 まず，表皮内の裂隙形成が弱拡大でも目につく．これが一番の特徴である．

2 軽度の角質増生，表皮肥厚や真皮の炎症細胞浸潤もみられる．

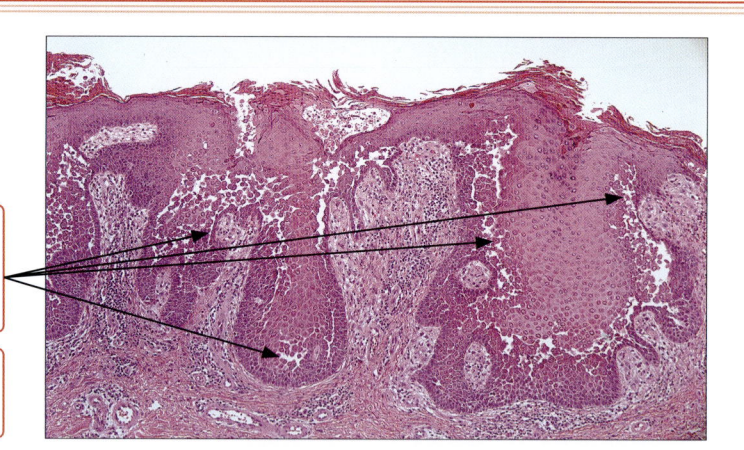

3 表皮基底層より上層の角化細胞に広い範囲で棘融解（角化細胞間の接着が障害され，細胞同士がバラバラに離解すること．このばらけた細胞を棘融解細胞という）が生じ，裂隙・水疱形成がおこる．

4 真皮乳頭の上に基底層1層が残り，いわゆる「絨毛状」にみえることがある．

5 少数の異常角化細胞がみられることもある（この標本では目立たない）．

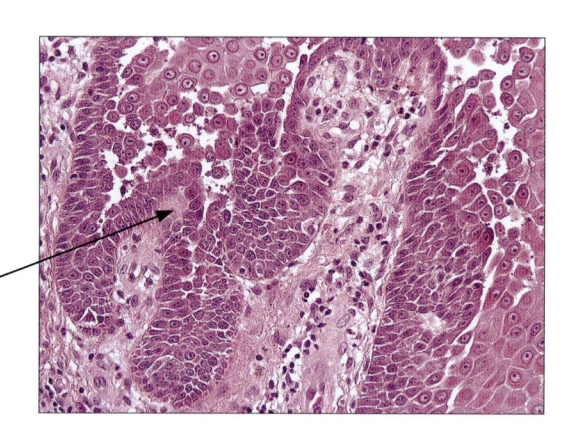

ポイント

ヘイリー・ヘイリー病……

- 臨床的には，腋窩や鼠径部などの間擦部に，小水疱，びらん，痂皮，鱗屑を混じた褐色局面を生じる．
- 常染色体優性遺伝するので，家族歴の聴取が大切である．遺伝性であるが成人以降に発症することが多い．
- *ATP2C1*という遺伝子が原因遺伝子で，この遺伝子は，SPCA1というタンパク（ゴルジ体膜上にあり，細胞質内のカルシウム輸送を司り，表皮の分化と増殖にも関与する）をコードしている．
- 組織学的には，なによりも，棘融解が特徴である．

棘融解を特徴とする主な疾患と組織学的鑑別点（通常は臨床像から鑑別は容易）

① ダリエ病：異常角化細胞（円形体，顆粒），角質増生が目立つ．
② 尋常性天疱瘡：棘融解は基底層直上に限られ，表皮肥厚や角質増生，異常角化細胞はみられない．

即答 組織診断！ Question ⑰

問題① この疾患は何か？

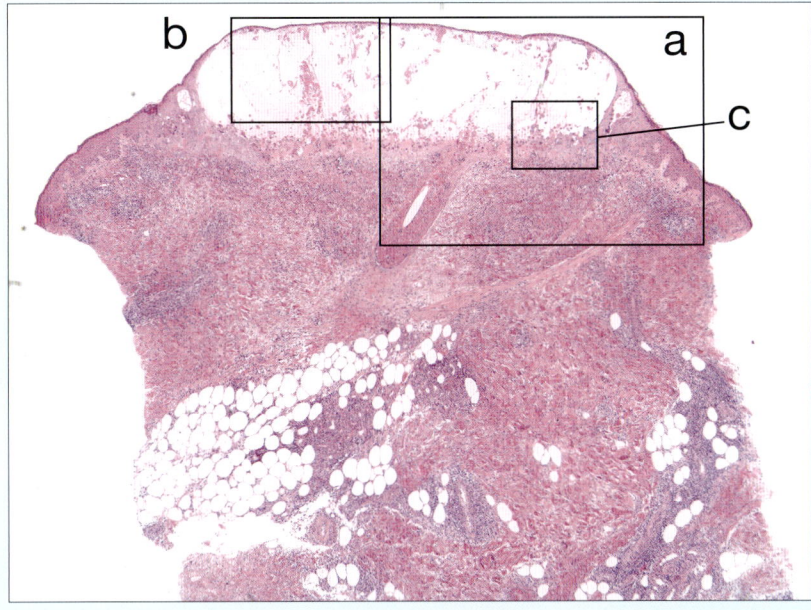

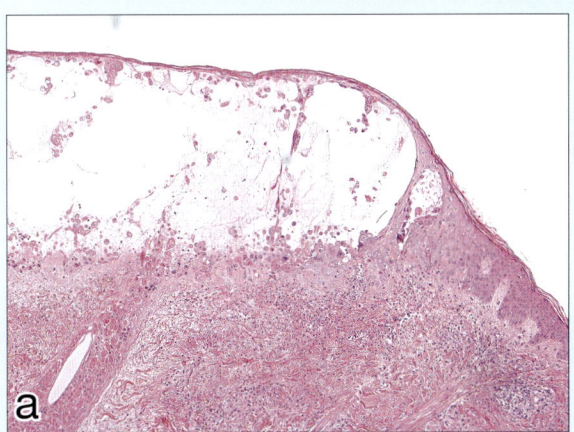

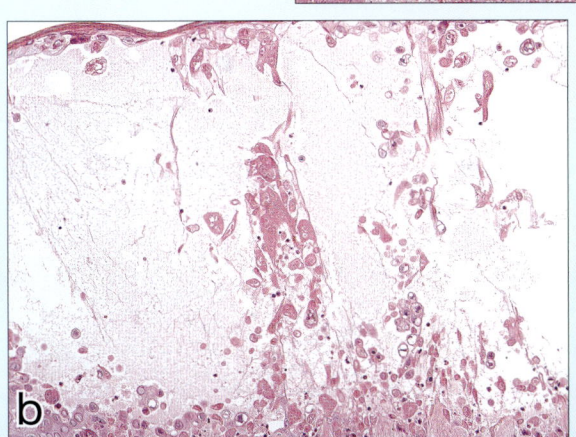

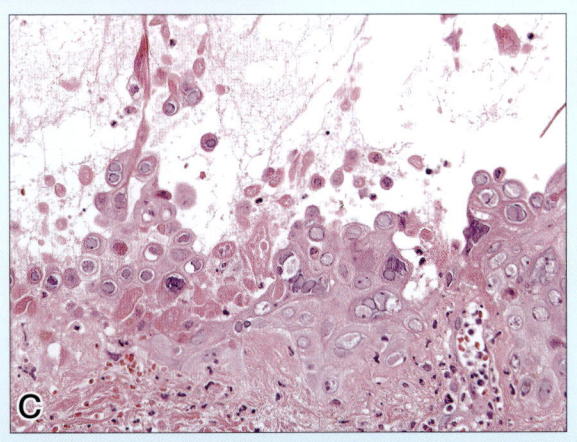

Answer 17

解答① 単純性疱疹または帯状疱疹 herpes simplex or herpes zoster

1. 水疱が形成されている.
2. 真皮から皮下組織までに炎症細胞浸潤が及んでいる.
3. 表皮内水疱である. 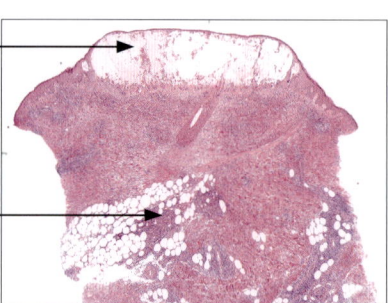 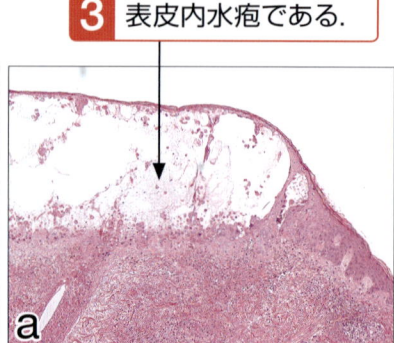
4. 表皮細胞が浮腫で腫大して，壊れた表皮細胞の細胞膜が網目状に残っている（網状変性）. 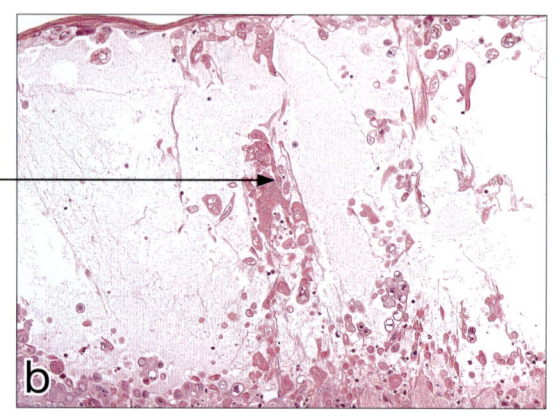 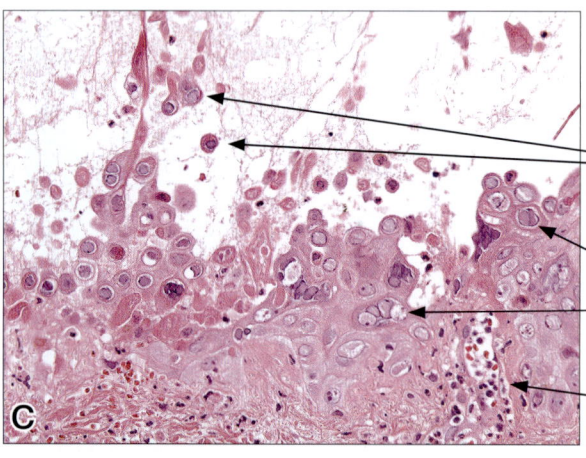
5. 表皮細胞は腫大して円形になり（球状変性），離解し，ばらばらと水疱中に浮遊している.
6. 巨核や多核の細胞もある．核内封入体を持つこともある.
7. 好中球を含む炎症細胞が浸潤している.

参照 → Question 18 (p.54)

ポイント
- ウイルスによる細胞変性効果で，きわめて特徴的な組織像をとる.
- 自己免疫性水疱症と違い，皮下脂肪織にまで至る深い炎症細胞浸潤を伴う.
- 病理組織学的にはHSVもVZVもほぼ同様である.

Question 18

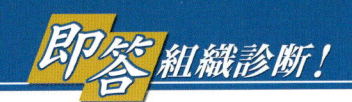

問題① この疾患は何か？

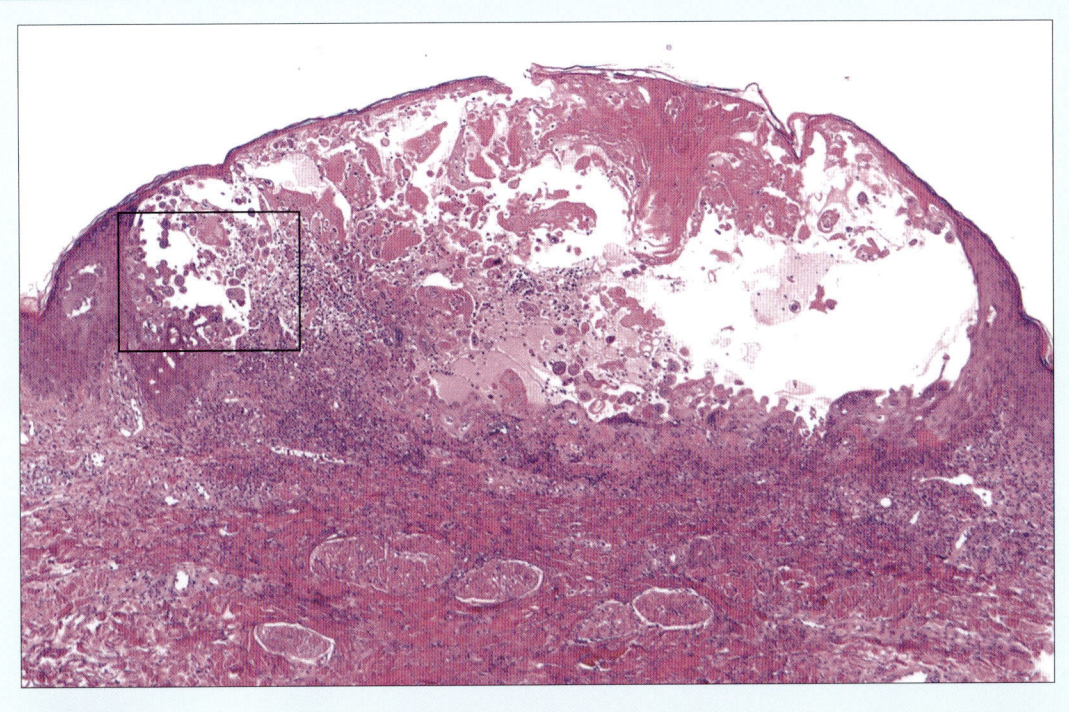

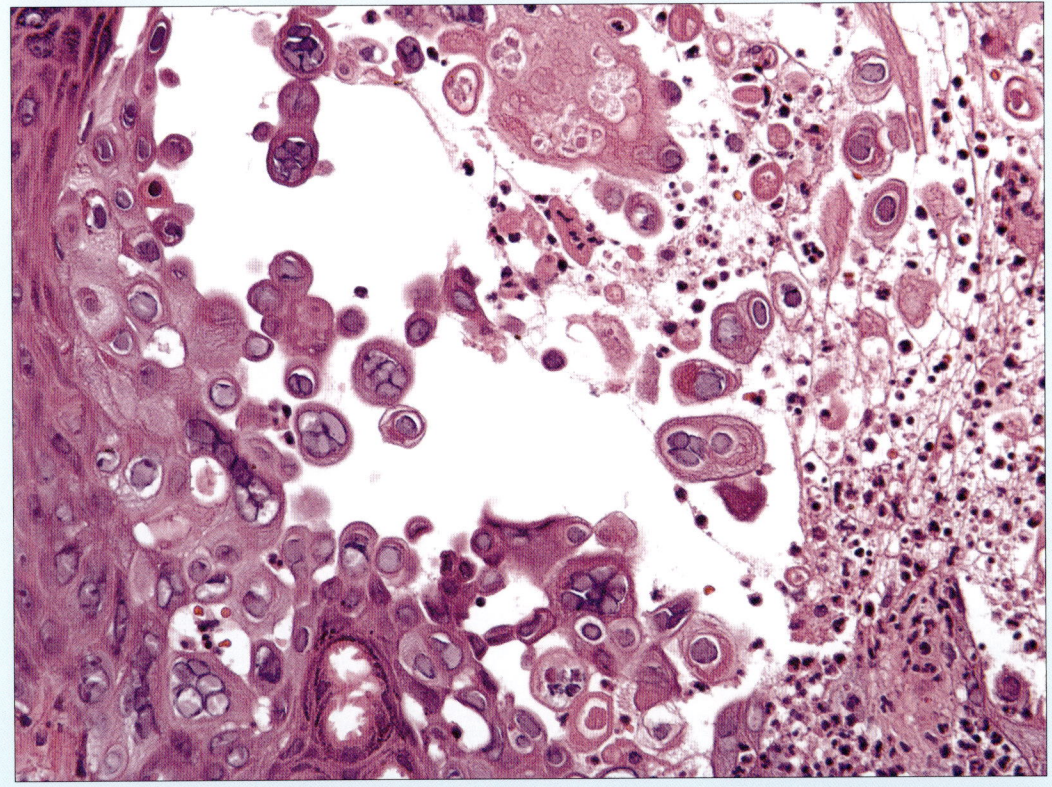

Answer 18

解答❶ 単純性疱疹または帯状疱疹 herpes simplex or herpes zoster

1 表皮内水疱が形成されており，水疱内には多くの細胞成分がある．また真皮には密に炎症細胞が浸潤している．

2 拡大すると，表皮細胞の球状変性（→），網状変性（青の点線囲い）がみられ，球状変性を来した細胞は棘融解をおこし水疱内に浮遊している．多核の細胞（▶）もある．また，好中球を中心とする強い炎症細胞浸潤がみられる．

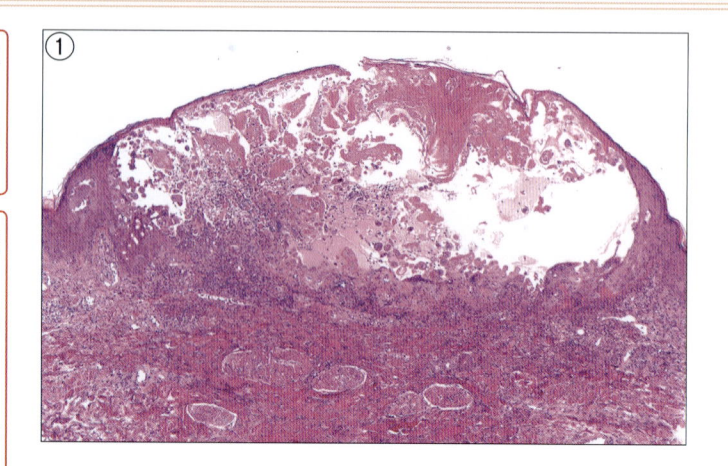

以上よりヘルペスウイルス感染症と診断できる．

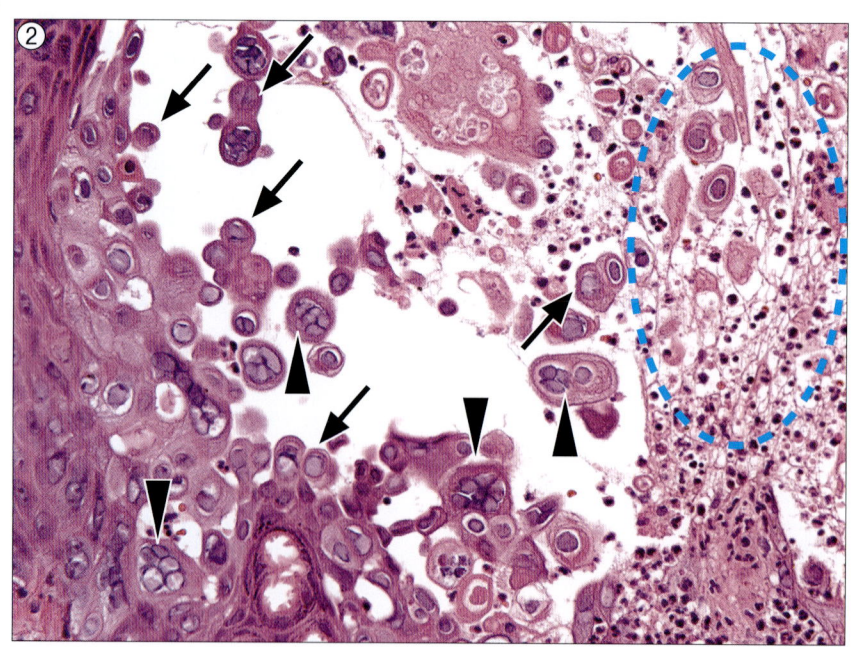

参照 ➡Question 17 (p.52)

ポイント

単純性疱疹・帯状疱疹……
- 表皮内水疱が形成される．表皮細胞が丸く腫大し，棘融解をおこして，水疱中に浮遊する球状変性や，表皮細胞が浮腫で腫大して壊れ，細胞膜だけが残存してつながった状態の網状変性がみられる．また，球状変性を来した細胞は多核や巨核になることや，核内封入体を持つこともある．
- 病理組織だけではウイルスの種類は特定できない．特異抗体を用いた塗抹標本の蛍光抗体法にて，ウイルスの検出と型の決定ができる．

Question 19

問題① 矢印（→）のような構造を何というか？

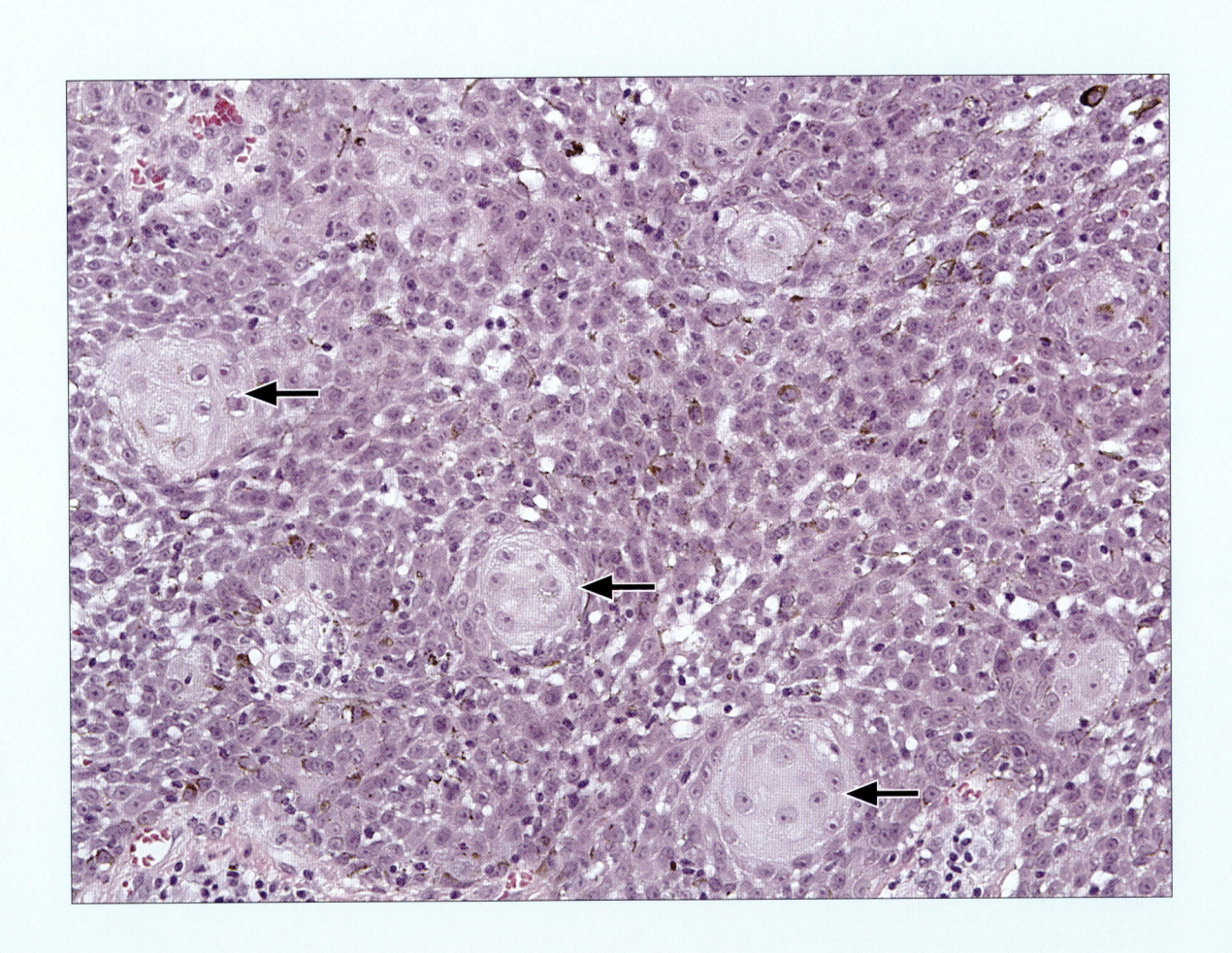

Answer 19

解答① squamous eddy

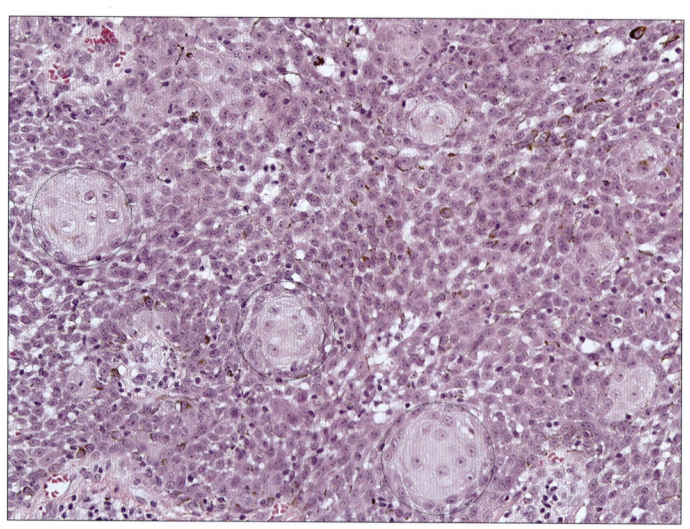

基底細胞様細胞のなかに有棘細胞がタマネギ状に配列している．これをsquamous eddyという．

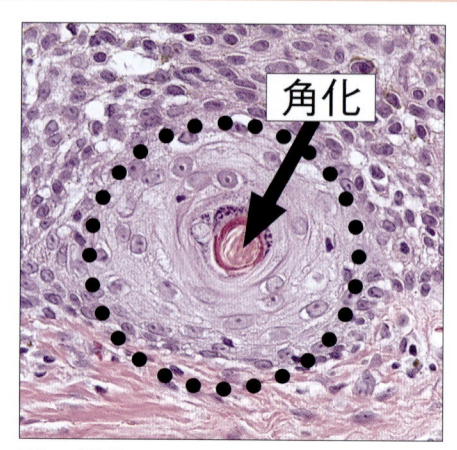

別の部位．同心円状に配列し，中央は角化している．これをhorn pearlという．

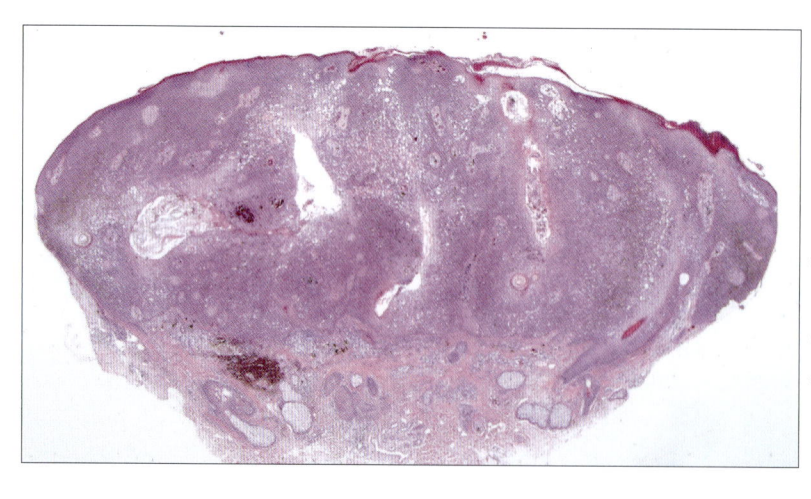

ちなみにこの組織はinverted follicular keratosisである．毛包にできる脂漏性角化症と考えられている．通常の脂漏性角化症と異なり，角化細胞が，外方だけでなく内方増殖を示す．

ポイント

squamous eddy……

- eddyは渦という意味．日本語にすれば「角質渦」「扁平渦巻」等とされているが，あまり病理組織が浮かぶネーミングではないので，squamous eddyのままがよいと思われる．
- 有棘細胞がタマネギ・年輪のように同心円状に配列しているもの．
- 中央が角化するとhorn pearl（角質真珠）となる．
- irritated seborrheic keratosisでもたくさんみられる．

参考文献
泉 美貴：みき先生の皮膚病理診断 ABC1 表皮系病変，秀潤社，2006，p.68，p.80
今山修平：J Visual Dermatol 7：694，2008

Question 20

問題① 表皮内での※部分のような現象を一般に何というか？

問題② 診断は何か？

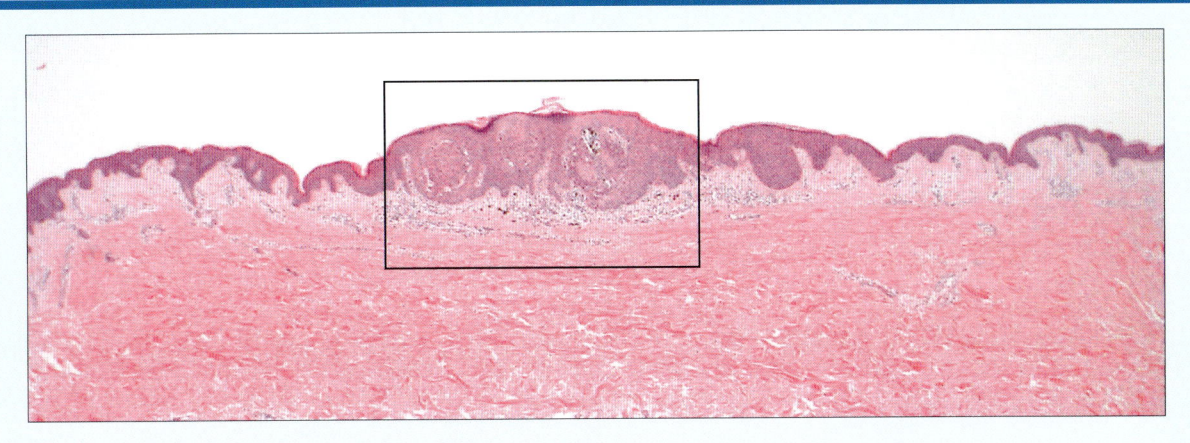

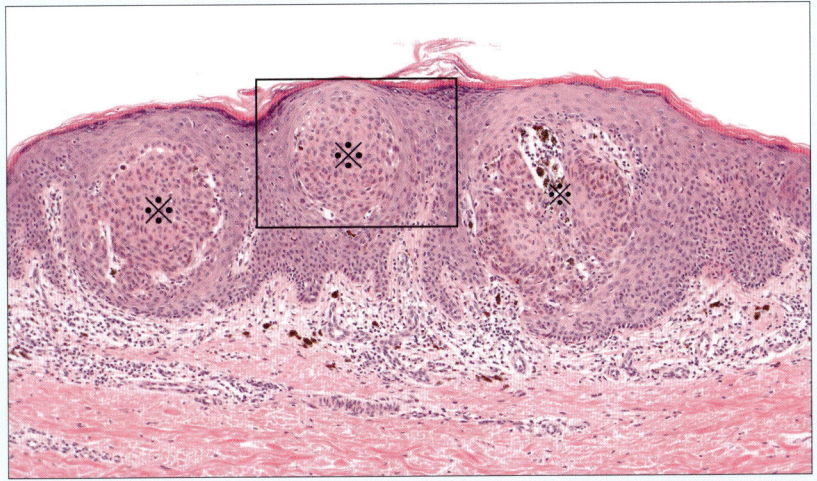

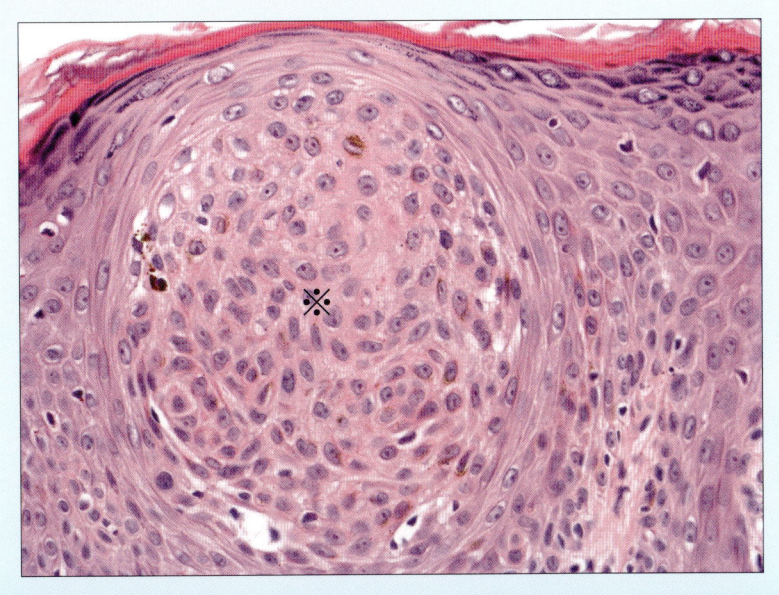

Answer 20

解答① 表皮内上皮腫 intraepidermal (intraepithelial) epithelioma
解答② クローン型脂漏性角化症 clonal seborrheic keratosis

1 表皮が肥厚している．

2 病変の底面は周囲の表皮とほぼ同じレベルで平坦であり，外方への増殖である（脂漏性角化症の特徴の一つ）．

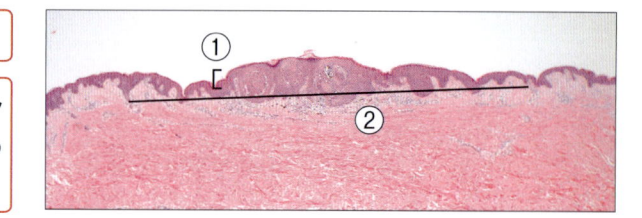

3 表皮内に周囲の（正常）表皮と明瞭な境界を作って胞巣が形成されている．

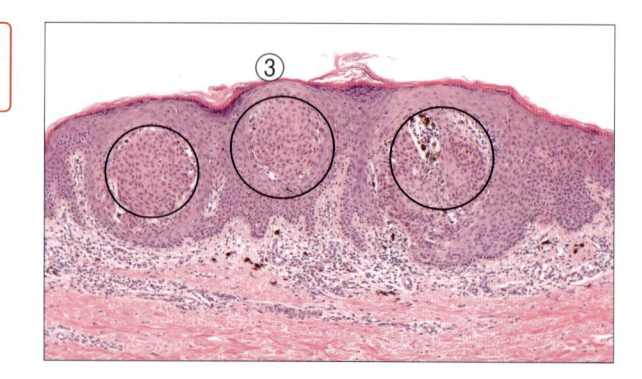

4 増殖して胞巣を形成しているのは核小体が明瞭で淡染する核をもち，やや大きな淡く好酸性に染まる細胞質をもつ細胞（有棘細胞）である．表皮内に周囲の（正常）表皮の有棘細胞とは明瞭な境界を作って増殖し，胞巣を形成している．

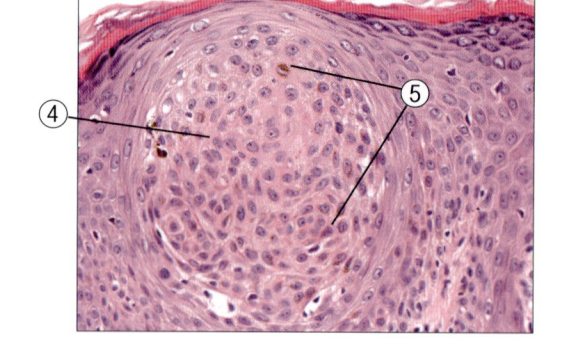

5 メラニンを有している（これも脂漏性角化症によくみられる）．

ポイント

表皮内上皮腫 intraepidermal (intraepithelial) epithelioma……

- 表皮内に上皮細胞からなる境界明瞭な腫瘍胞巣を形成する組織学的状態．
- Borst-Jadassohn現象（Borst-Jadassohn phenomenon）ともいわれる．
- 疾患特異的ではなく，脂漏性角化症のほか，エクリン汗孔腫，表皮母斑，Bowen病，日光角化症，基底細胞癌などでもみられる．
- エクリン汗孔腫のintraepidermal (intraepithelial) epitheliomaは，hidroacanthoma simplex（Smith and Coburn型エクリン汗孔腫）としてエクリン汗孔腫の分類の一つとなっている．

参考文献 中村哲史ほか：皮膚臨床 43: 753-756, 2001

Question 21

問題① この疾患は何か？

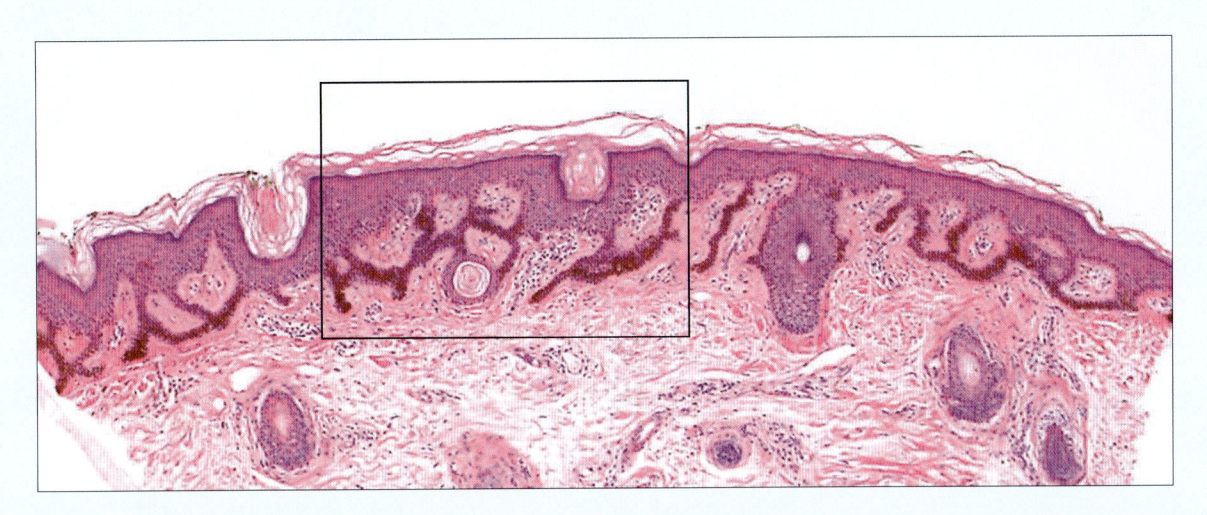

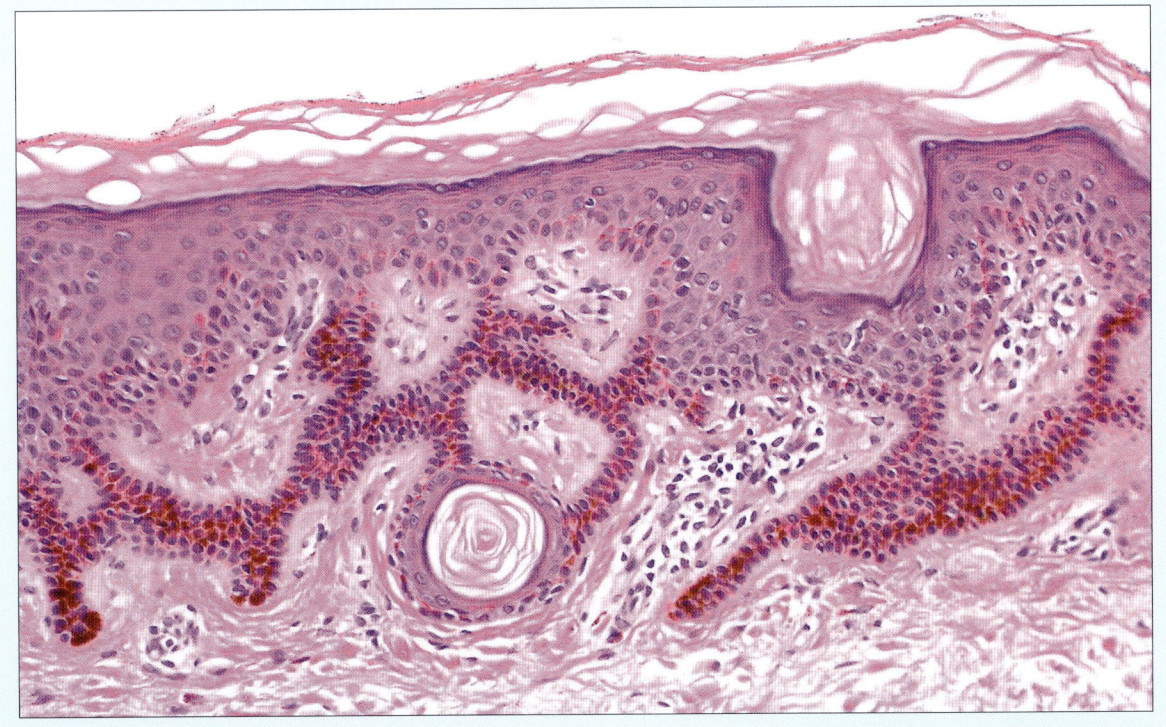

Answer 21

解答① 脂漏性角化症 seborrheic keratosis

1 弱拡大では，表皮から連続してひげのように細い索状物が伸びている．

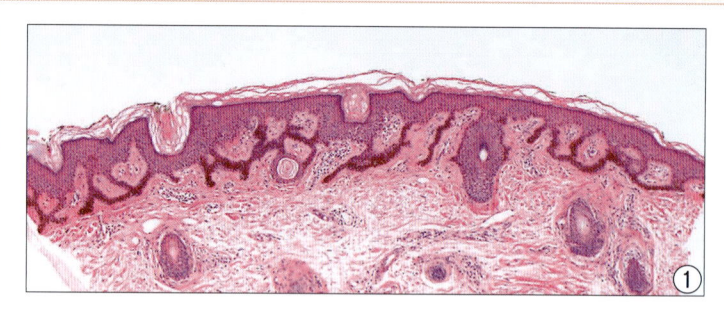

2 拡大すると，①の索状物は**基底細胞様細胞**からなることがわかる．角質嚢腫も伴っている．メラニンも増加している．

基底細胞様細胞が増殖しているので，脂漏性角化症である．まだ初期なので断定はできないが，腺腫様型（網状型）[adenoid (reticulated) type]に成長する可能性が考えられる．

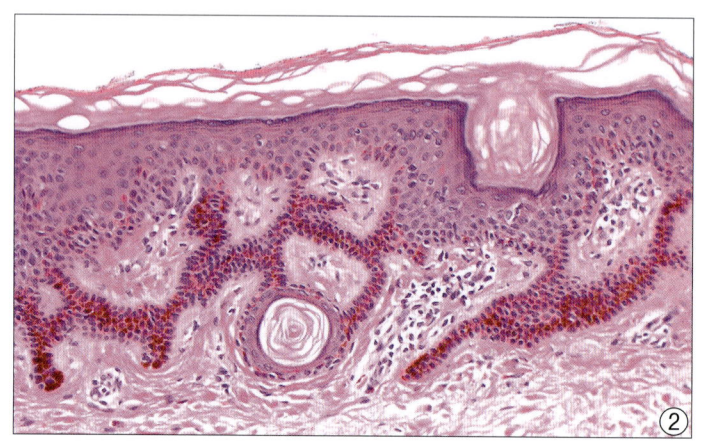

鑑別の考え方

鑑別となるのは老人性色素斑である．老人性色素斑の病理組織像は，表皮突起が索状に伸び出しメラニンが増加するものであるが，延長は軽度で，偽角質嚢腫も含まない．ただし，脂漏性角化症との差は程度問題であり，連続したものと捉えてよい．臨床的にも，老人性色素斑の一部が隆起して脂漏性角化症へ移行しているものは，よく目にする．よって，この症例の程度の表皮索の伸び出しであれば，老人性色素斑と脂漏性角化症の中間程度の状態で，前者から後者への移行期と捉えてもよい．

参照 ➡Question 22 (p.62)

ポイント

脂漏性角化症……
- 毛囊漏斗部上皮の腫瘍であり，基底細胞様細胞からなる良性腫瘍である．
- 組織学的に，肥厚型，乳頭状型，刺激型，腺腫様型，過角化型，クローン型，色素型等の亜型がある．

腺腫様型の脂漏性角化症……
- 表皮から連続して，基底細胞様細胞の細長い索状物が，枝分かれしながら網目状に真皮へ伸びる．
- 細長い索状物は，ほぼ2層の細胞からなる．
- 偽角質嚢腫を含むこともある．

Question 22

問題① 表皮にみられる変化を述べよ．
問題② このような所見を呈する疾患をあげよ．

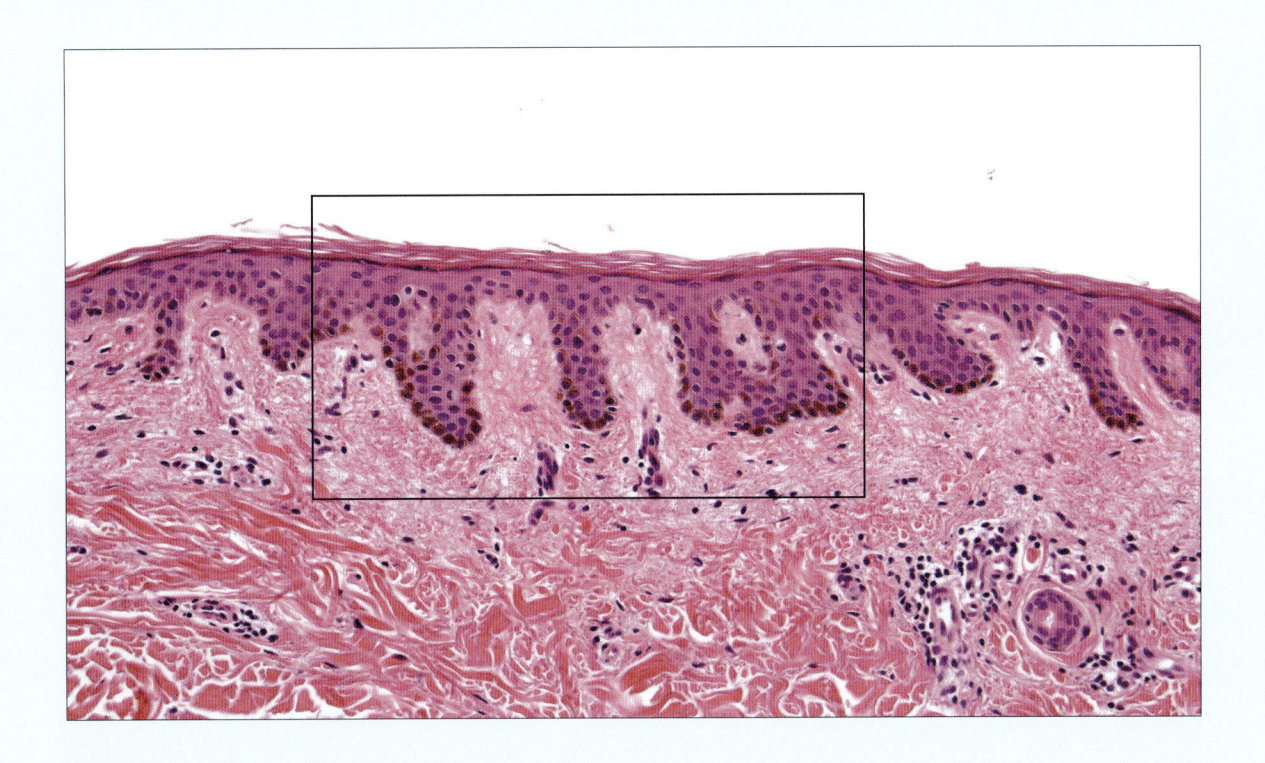

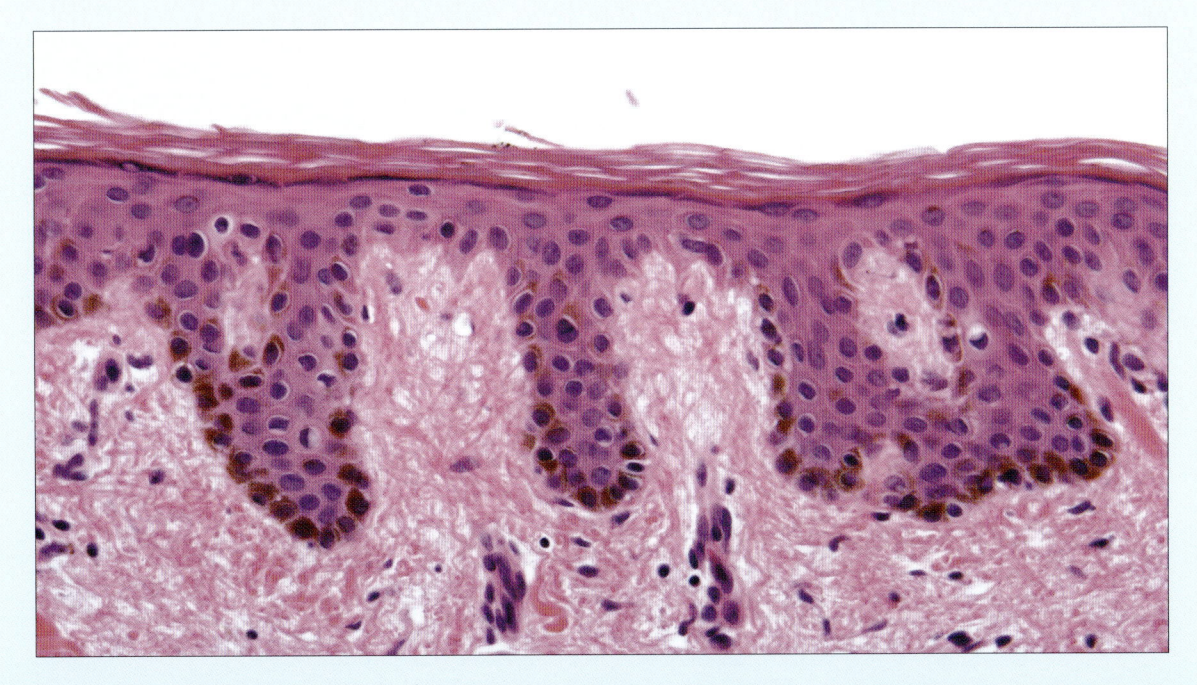

A 22

解答① 表皮突起の延長 rete ridge elongation,
基底層の色素沈着 basal pigmentation
解答② 老人性色素斑 senile lentigo

1 表皮突起が細長くやや規則的に延長．

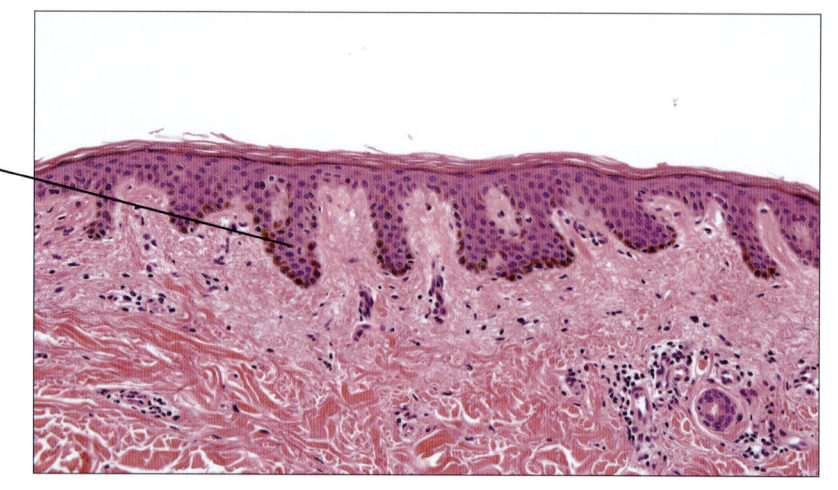

2 伸び出した表皮突起の先を中心に基底細胞のメラニン色素が増加している．

3 メラノサイトは増えていないことに注意（単純黒子との違い）．

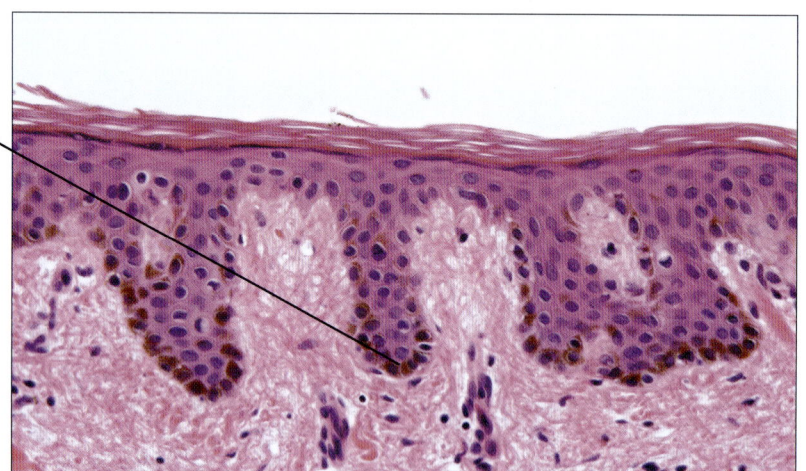

> **ポイント**
> ### 老人性色素斑と脂漏性角化症……
> ・老人性色素斑は長年日光に曝された部位（顔，手背など）に出現する色素斑で，俗に言う「しみ」の代表格である．
> ・この老人性色素斑の表皮細胞の増殖が高度になったものが，脂漏性角化症である．
> ・臨床的にも，老人性色素斑の一部が隆起して，脂漏性角化症に移行しつつあるのをよく経験する．

Question 23

問題① 図のような組織学的変化を何というか？
問題② このような組織像を呈する疾患をあげよ．

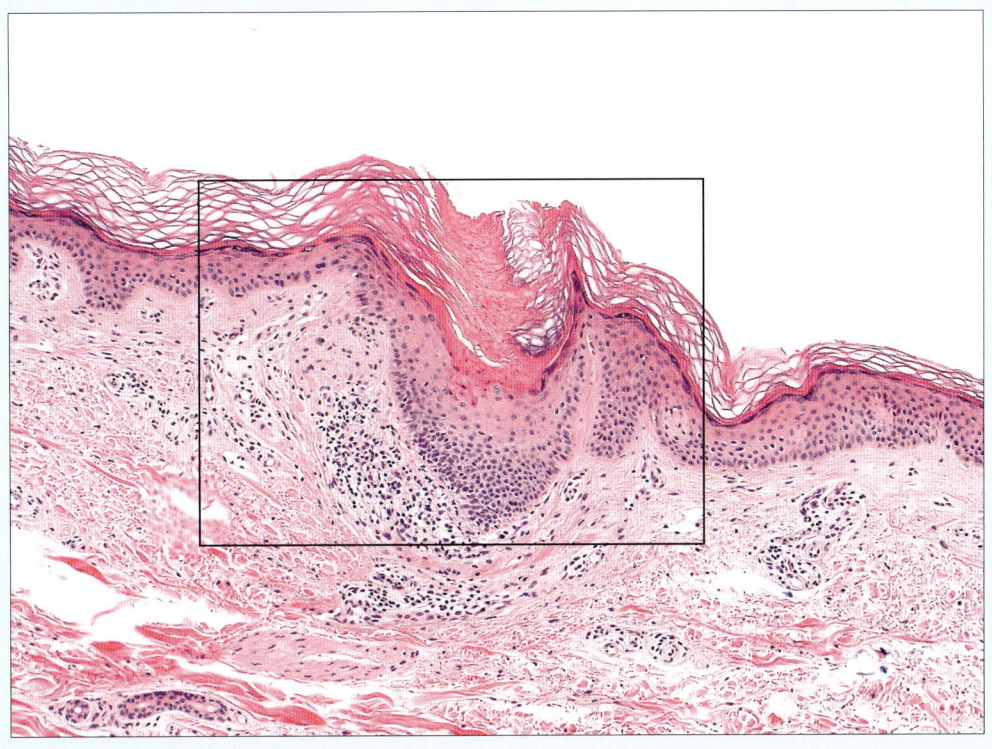

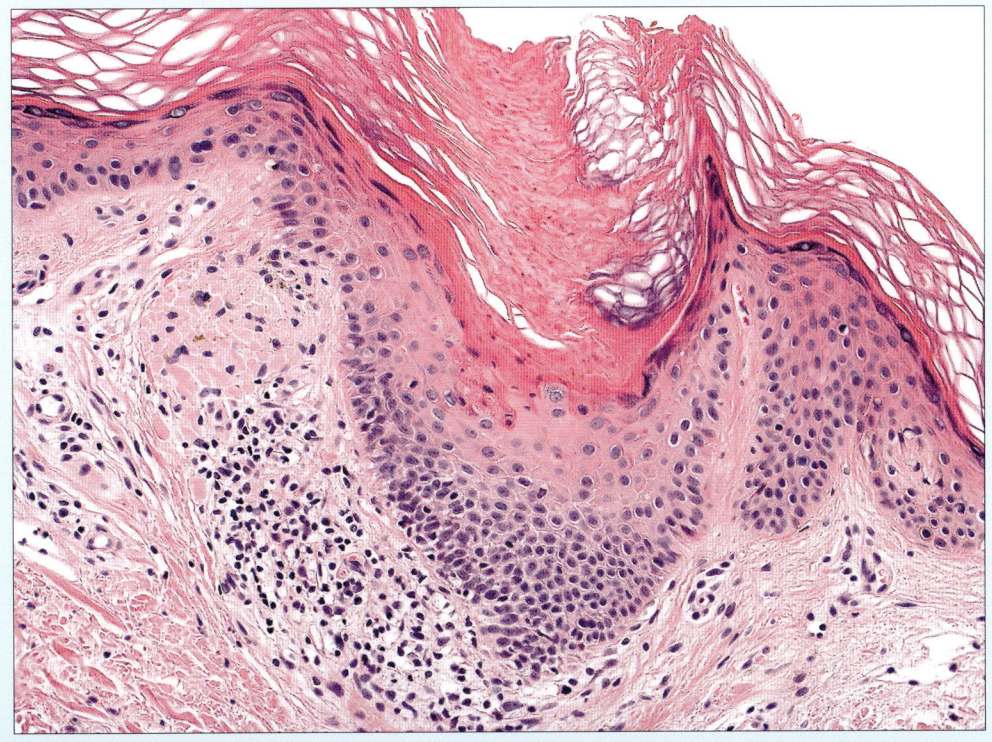

Answer 23

解答① cornoid lamella
解答② 汗孔角化症 porokeratosis

1. 角層が柱状に過角化を来し、陥凹した表皮に楔状にはまり込んでいる．

2. 拡大すると角層は不全角化で、表皮は顆粒層を欠いている．有棘層の途中から好酸性の角化が始まるという異常な角化もみられる．
   このように異常な表皮細胞が顆粒層を形成せず、柱状の不全角化を来すものをcornoid lamellaとよぶ．表皮細胞の軽度の異型や空胞化などがみられることもある．
   汗孔角化症は辺縁が縁取り状（堤防状）に隆起する角化性局面で、中央部は萎縮性である．この縁取り状隆起が組織学的にはcornoid lamellaに相当する．

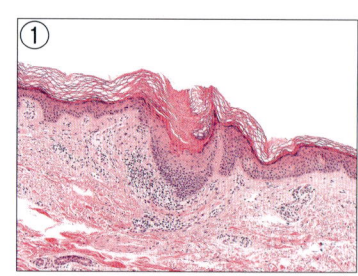

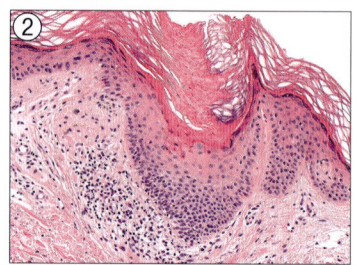

3. 汗孔角化症の皮疹を横断するように生検を行うと、当然のことながら辺縁を2回横切るため、組織でもcornoid lamellaが2カ所（①と④）でみられる．

4. 出題の図の180度反対側に相当する部分にも、cornoid lamellaが存在する．

5. 基底層に異型な細胞がみられ、有棘層の空胞化や、早期の角化など異常な所見が観察される．

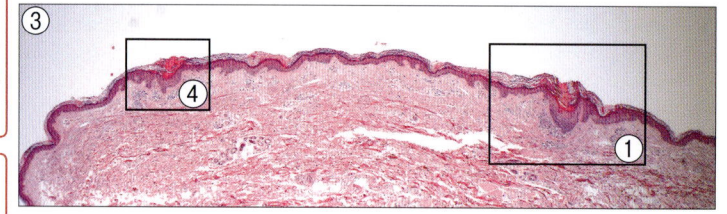

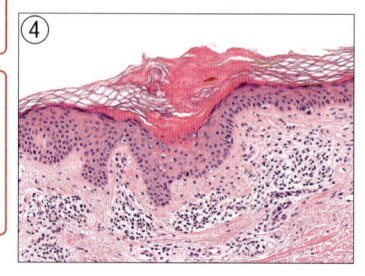

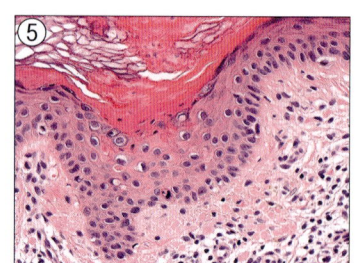

ポイント

cornoid lamella

- cornは鶏眼であり、-oidは「〜に似た、〜様の」という接尾語である．lamellaは層や層板（例：lamellar granuleは層板顆粒）という意味であるから、cornoid lamellaは「鶏眼様層板」と訳される．鶏眼のように楔状に食い込んだ角化の層であるから、間違いではないが、イメージもわきにくいので、通常はcornoid lamellaと英語のまま使用される．
- 本態は異常角化である．この部分に限局性に異常な表皮細胞クローンが存在し、顆粒層を形成せず、不全角化を来す異常な角化をする．異常角化の柱と考えると理解しやすい．
- この部分の表皮細胞では表皮細胞の配列の乱れや空胞化などの異型性がみられる．
- 異常なクローンであるから、汗孔角化症からは有棘細胞癌が発生することがある．

Question 24

問題① この疾患は何か？

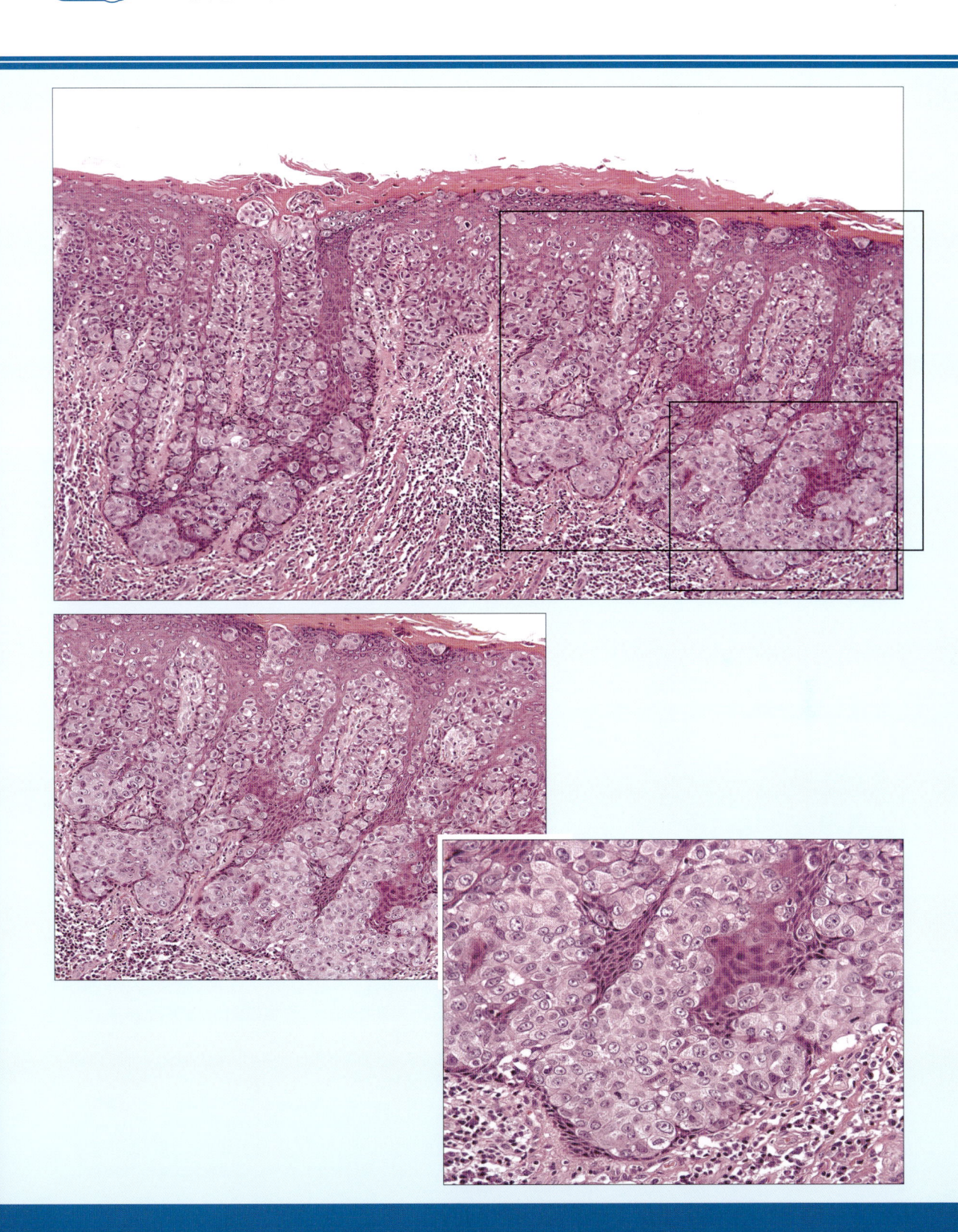

解答① 乳房外 Paget 病 extramammary Paget's disease

1. （はじめは，少数の細胞が孤立性に散在しているが，）次第に胞巣を形成し，周囲の角化細胞を圧排し，表皮の大部分を占めるようになる．それとともに表皮が肥厚する．

2. 表皮内に大型で円形の細胞が増殖する (*in situ*)．

3. 核は大きく，細胞質は淡明で豊富である．

4. 基底層の細胞が1-2層腫瘍胞巣をとり囲むように残存している．

5. 真皮には炎症細胞浸潤がみられる（腫瘍免疫）．

この写真にはないが，
- 付属器（毛嚢，汗腺）へも進展する．
- 腫瘍胞巣中に管腔が形成されることもある．
- 進行すると基底膜を破り，真皮へ浸潤する（浸潤癌）．腫瘍胞巣周囲を取り囲んでいる角化細胞（および基底膜）が破れて，腫瘍胞巣が真皮に露出した状態となる．

ポイント

乳房外Paget病……
- 外陰部，会陰，肛囲，ときに腋窩，臍囲などに生じる．
- 紅斑として始まり，拡大し，浸潤を触れるようになり，さらには結節を生じる．
- 脱色素斑を伴うことがあり，ここも病変部である．
- 主病変から連続せず，離れて病変が存在することがあり，注意深く観察することが重要．
- 湿疹などと誤診しやすいので，必ず念頭に置き，臨床的に少しでも疑った場合（ステロイドで改善しない，浸潤を触れるなど）は積極的に生検を行い，診断をつける．
- 組織像では，細胞質が淡明で豊富な細胞をよく覚えておくことが大切．
- 毛嚢や汗管へ進展することが手術を考えるうえで重要である（浅く切除すると取り残す）．
- 議論はあるがPaget細胞はアポクリン腺癌細胞と考えられており，胞体内にムチンを有し，PASやアルシアンブルーで陽性，またCEA, GCDFP15陽性である．

乳房外Paget病とPaget現象……
- Paget現象とは，皮膚に隣接する臓器の癌が上皮内を進展して表皮へ到達し，表皮内癌の所見を呈することをいう．たとえば，膀胱移行上皮癌は外陰部に，子宮癌・膣癌は膣前庭部などに，直腸肛門癌は肛門周囲にPaget現象を生じる．
- Paget現象の臨床および組織像は乳房外Paget病ときわめて類似している．GCDFP15, CK7, CK20の免疫組織染色は，乳房外Paget病と内臓癌のPaget現象の組織学鑑別に役立つ．
- 乳房外Paget病の腫瘍細胞はCK7陽性，CK20陰性なので，CK20陽性の腫瘍細胞が確認できれば，Paget現象の可能性が高い．また，GCDFP15は多くの乳房外Paget病で陽性となるが，Paget現象では陰性である．

Question 25

問題① この疾患は何か？
問題② 上の図の拡大像である．矢印（→）のような像を何と呼ぶか？
問題③ 上の図の拡大像である．矢頭（▶）のような像を何と呼ぶか？

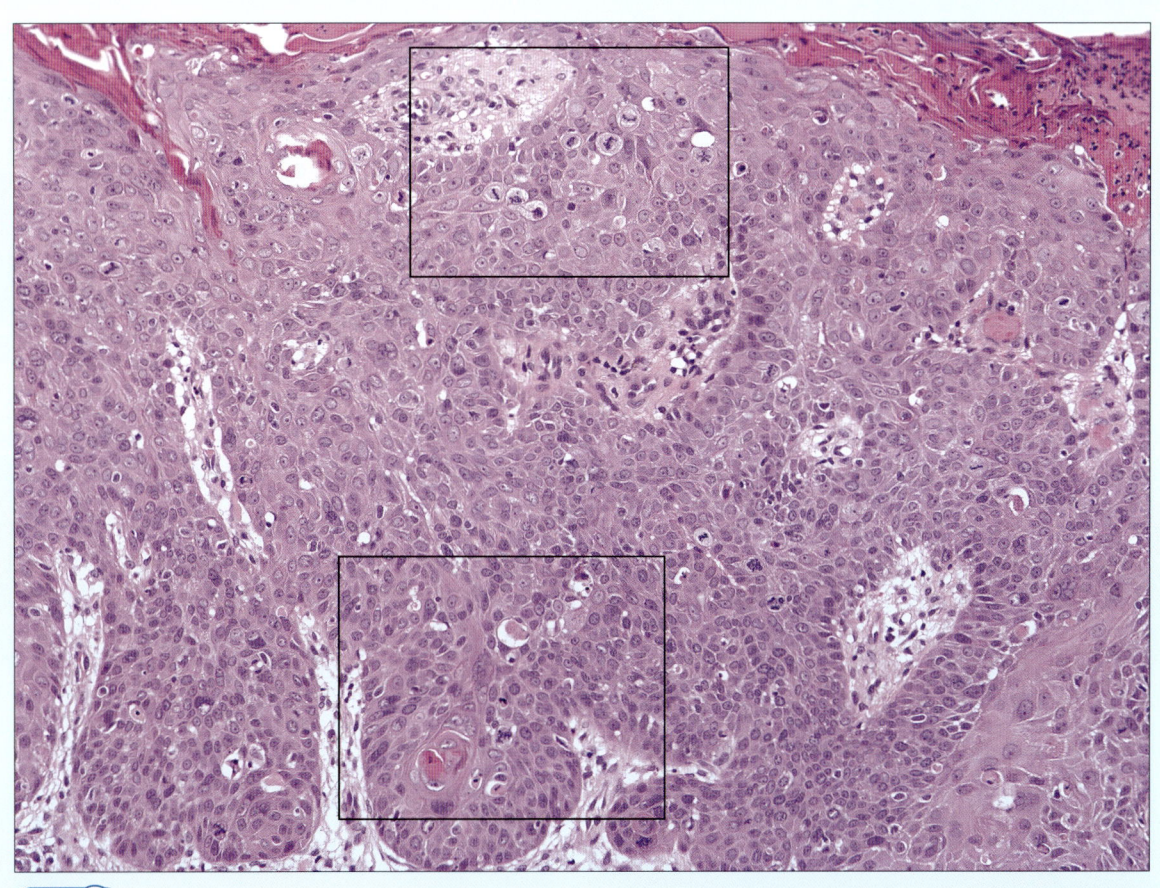

問題①

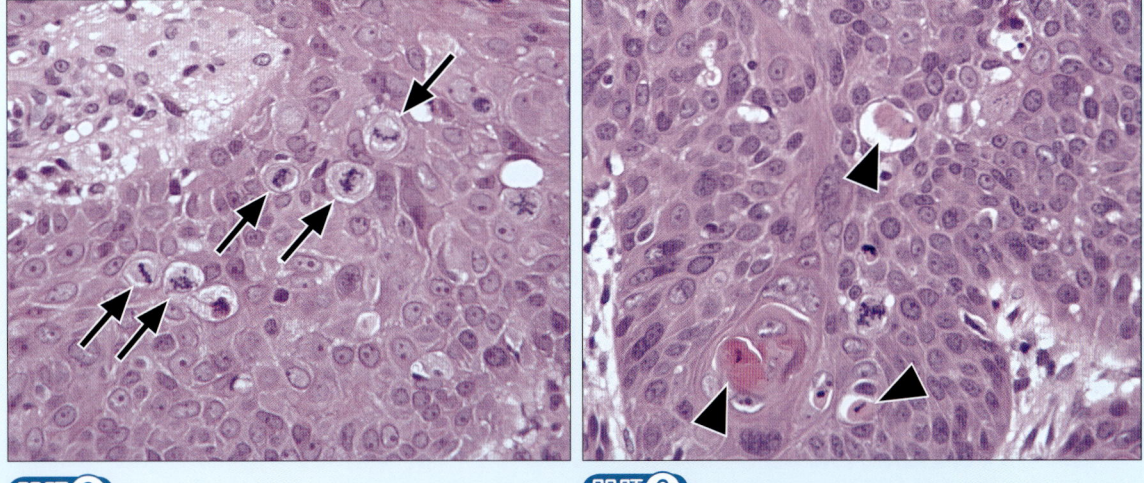

問題②

問題③

Answer 25

解答① Bowen病 Bowen's disease
解答② （異常）分裂像 abnormal mitosis
解答③ 個細胞角化 individual cell keratinization

1 肥厚した表皮全層を異型細胞が占める．（個々の細胞は大小不同，核の異型があり，極性が乱れている［＝配列が異常である］．）

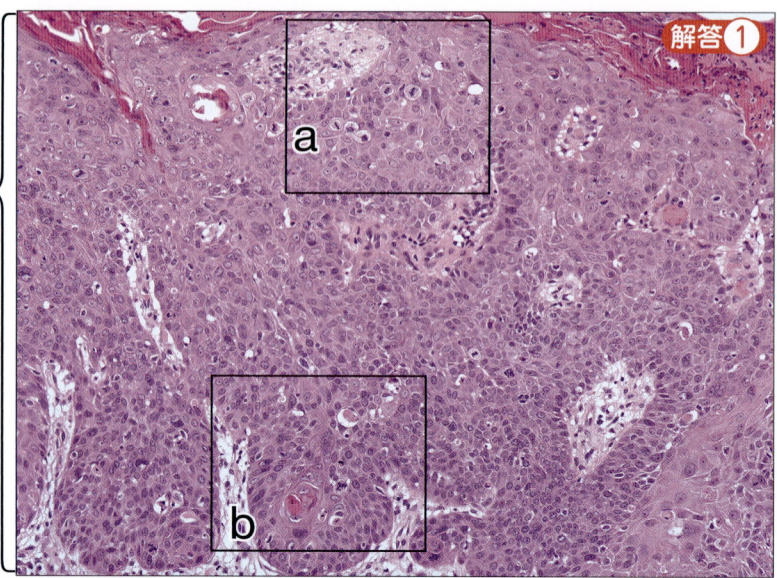

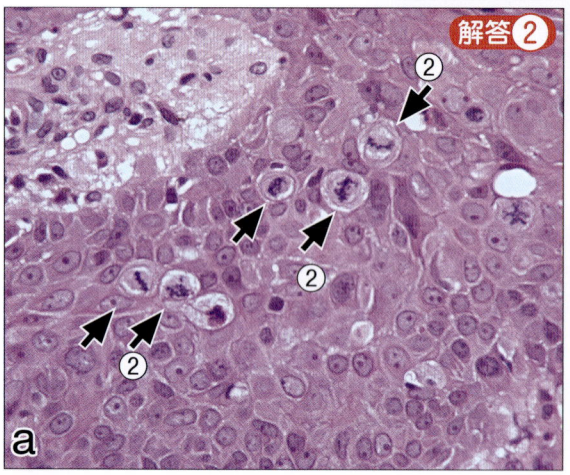

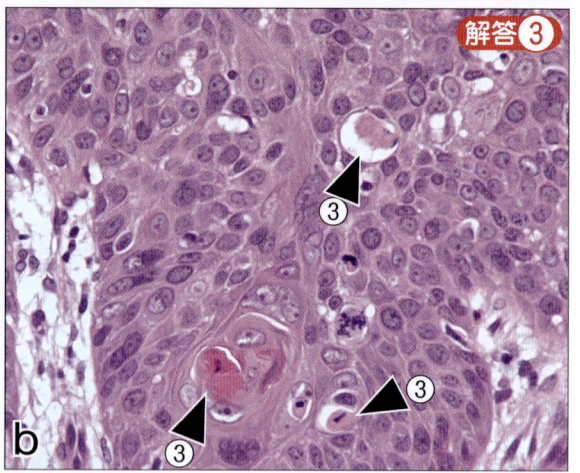

2 多数の異常分裂像がみられる（分裂細胞の大小不同，基底層以外での分裂，通常より多い数の分裂像）．

3 個細胞角化（表皮内で個々の細胞が本来なら角化しない位置で勝手に角化し，好酸性の小体となる）も多数みられる．

参考 この標本にはないが，多核の大型の細胞（clumping cell）がみられることがある．

ポイント

Bowen病……
・表皮全層を異型細胞が占める表皮内癌のひとつである．
・基底膜を破るとBowen癌といわれ，有棘細胞癌である．

即答 組織診断！　Question 26

問題① この組織の疾患名は何か？

問題② 矢印（➡）で示すような細胞にはどのような現象がおこっているか？

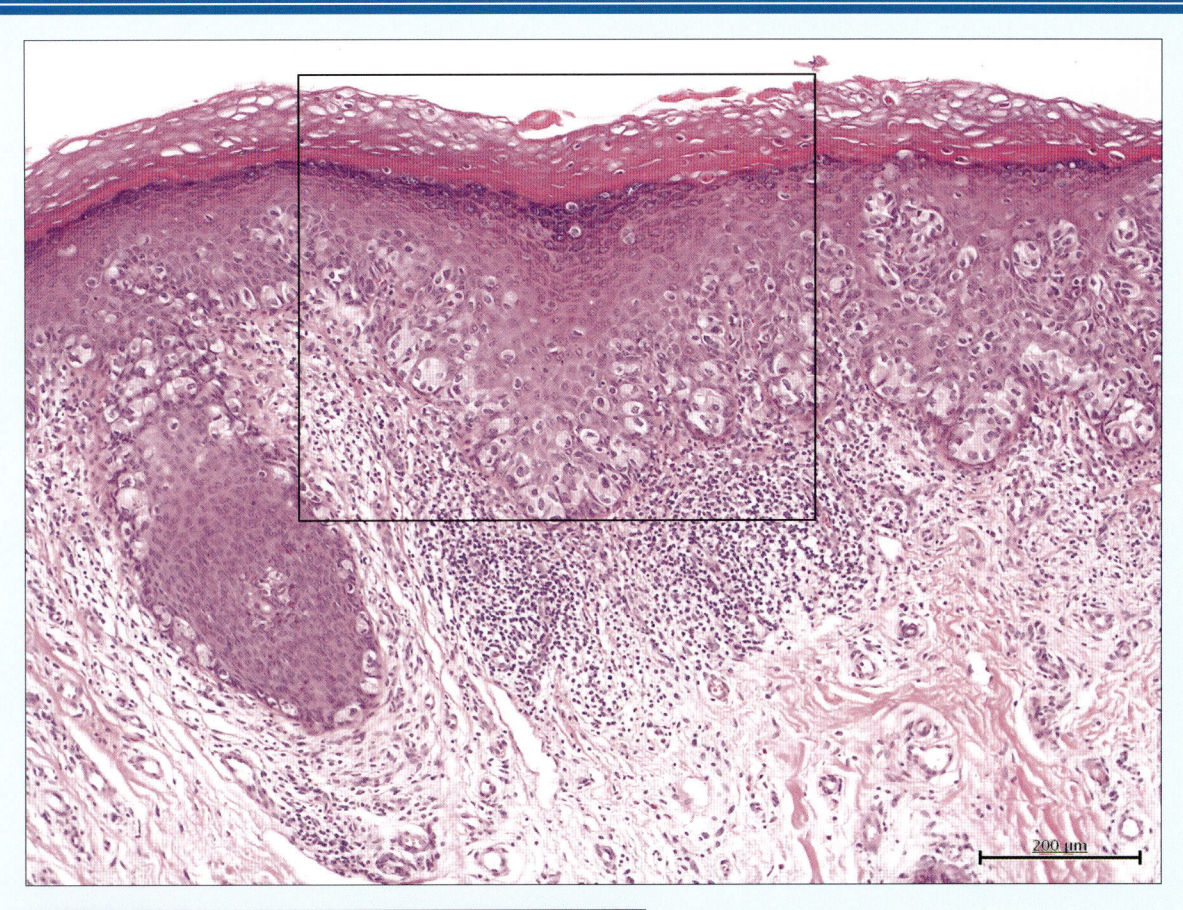

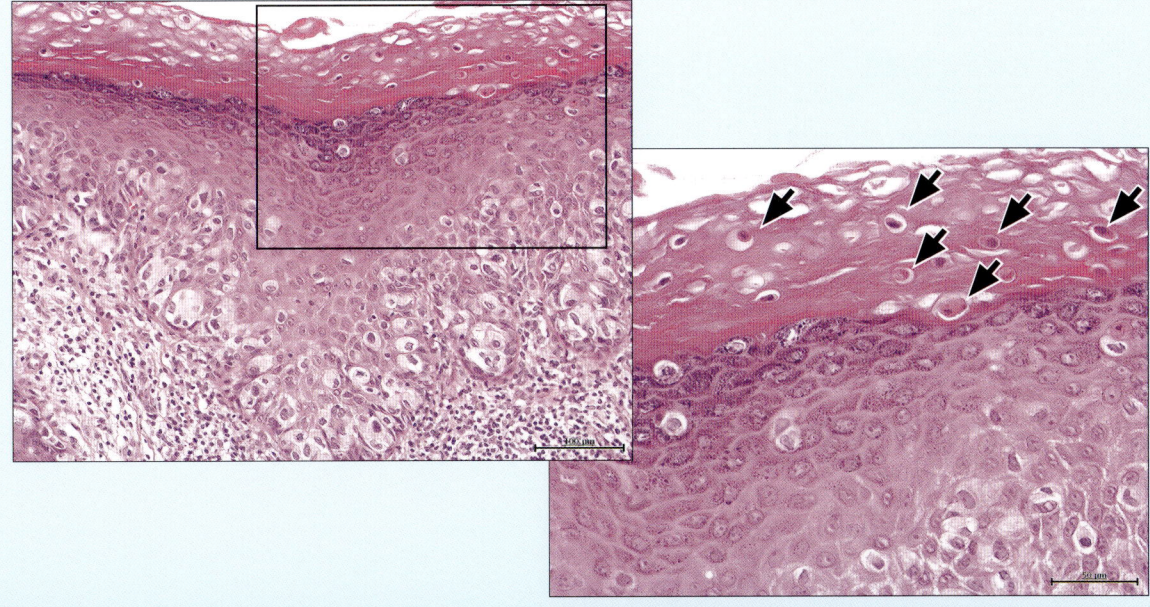

Answer 26

解答① 乳房外 Paget 病 extramammary Paget's disease
解答② 経表皮排泄 transepidermal elimination

| 1 | 弱拡大でも表皮や毛包上皮に明るい胞体の細胞が増殖していることがわかる．この所見だけでもPaget病ではないかと見当がつく． |

| 2 | 増殖しているのは大型で明るい胞体をもつ細胞で，Paget細胞であることが確認できる．腫瘍細胞は大小の胞巣を形成している． |

| 3 | それら腫瘍細胞の一部が有棘層上層から顆粒層にまで点在し，さらには角層内へも押し上げられている（→）． |

このように，表皮を通り抜けて体外へ排出される現象を**経表皮排泄**という（**ポイント**に述べるように，多くは真皮に存在するものが表皮を通過して排出される現象を指すが，広義には表皮内にあるものが押し出される現象も含む）．

参照 ➡Question 24 (p.66)

ポイント

経表皮排泄……

- 変性した真皮の線維成分や，カルシウムやアミロイドなどの沈着物，環状肉芽腫などの肉芽腫，血管外へ漏出した赤血球などが表皮間を通り，皮表に押し出されることを経表皮排泄という．
- 変性した膠原線維や弾力線維が排出される，反応性穿孔性膠原症や蛇行状穿孔性弾力線維症は有名である．
- 腫瘍細胞も同様に排出されることがある．この場合casting offともいわれる．悪性黒色腫では比較的よく観察されるが，色素性母斑やPaget病などほかの腫瘍でも報告されている．
- 生体が腫瘍細胞という不要で有害なものを排除しようとする作用とも考えられる．

参考文献 大塚藤男：皮膚科学 改訂9版, 金芳堂, 京都, p.60, 2011

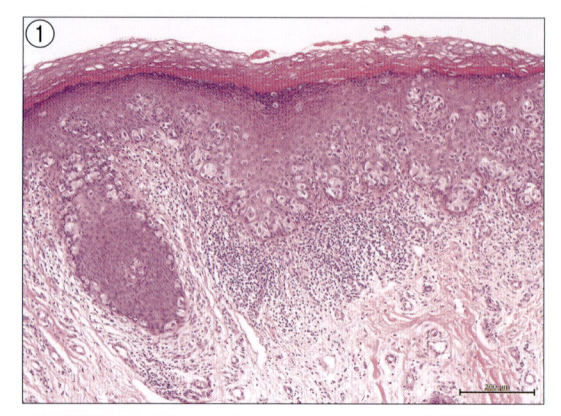

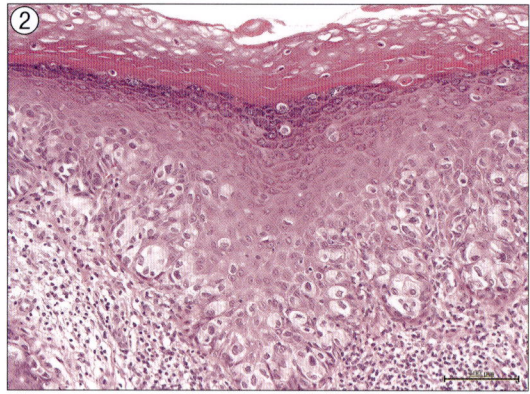

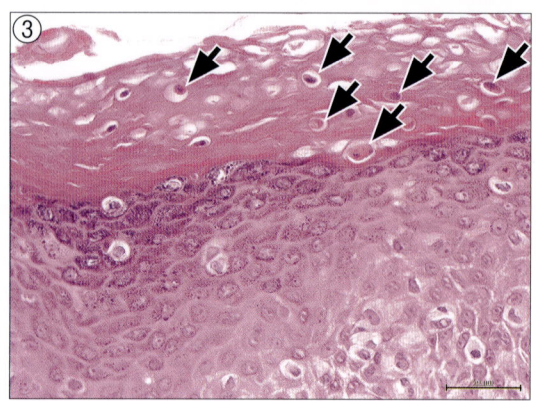

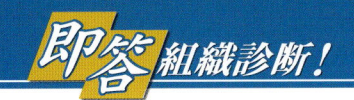

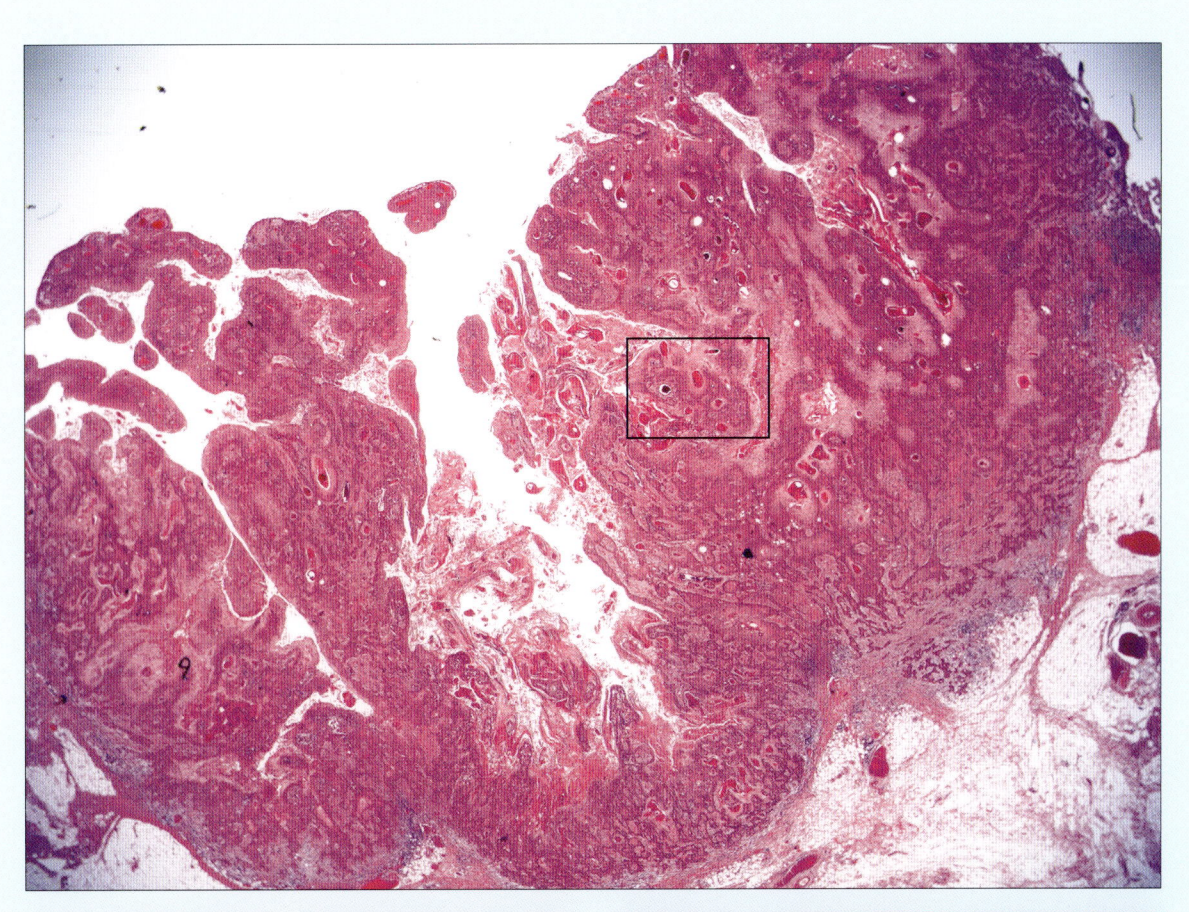

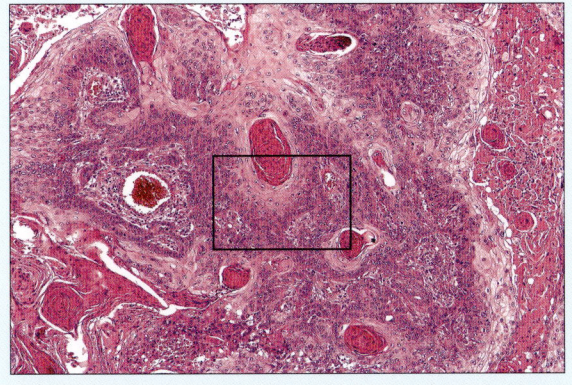

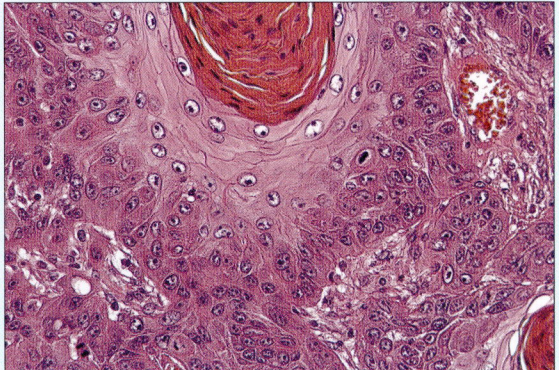

Question 27

問題① この疾患は何か？

Answer 27

解答① 有棘細胞癌 squamous cell carcinoma

1. 弱拡大で見ると脂肪織にまで浸潤した病変であり，この拡大でも悪性腫瘍であることを推定させる．

2. 拡大を上げると腫瘍は不規則な胞巣を形成し，角化傾向が著明で，多数の癌真珠（丸囲い）がみられる．
角化していることから扁平上皮癌（皮膚では有棘細胞癌）であると予想できる．

3. さらに拡大を上げると，細胞の性状が観察できる．核小体の明瞭な核と好酸性の胞体をもつ多角形から類円形の異型細胞が増殖している．核分裂像も散見される．
これで有棘細胞癌であることが確認できる．

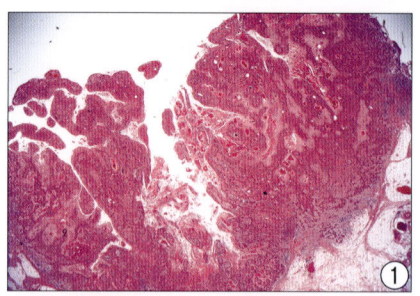

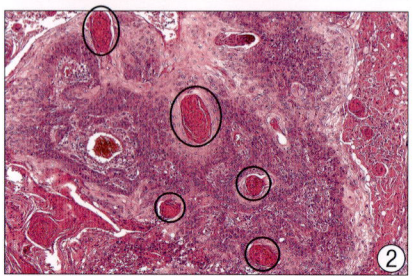

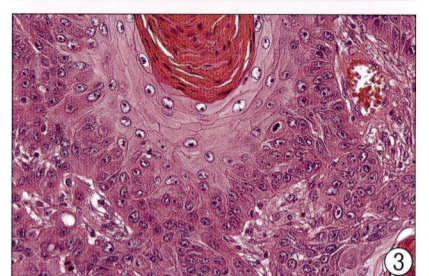

ポイント

有棘細胞癌……

- 表皮細胞の悪性化した癌で，皮膚癌の代表格である．
- 臨床的には紅色調の結節性病変であることが多く，しばしば表面に角化や潰瘍をきたす．
- 病理組織学的には，異型な*表皮細胞が増殖し，胞巣を形成し，胞巣中心部は角化を示す．これを癌真珠(cancer pearl)という．
- 表皮細胞は正常に分化すると角化して角層を形成する．腫瘍が元の組織の性質を有していることを「分化度が高い」と言い，もとの組織の性質から大きく逸脱していることを「分化度が低い」と言うが，有棘細胞癌では，角化傾向が分化度の指標となる．角化が多い場合を高分化型，角化が少ない場合を低分化型判断する．低分化型有棘細胞癌では，角化もほとんど見られず，細胞の形も表皮細胞には似つかわしくない紡錘形などになることもある．

* 異型性とは，構造異型と細胞異型に分けて考えるとよい．構造異型とは，構築として細胞の配列が正常と異なることであり，表皮では，基底層，有棘層，顆粒層，角層という整然とした配列が崩れていることを言う．細胞異型とは個々の細胞が，正常と異なることを言う．細胞の大小不同があり，中には巨大な細胞が見られることもある．核も大小不同で，染色性が正常と異なり，明瞭な核小体を持つことが多い．分裂像も，正常では見られない位置で観察されたり，正常より多く見られたり，いびつな形態をとって分裂していたりという，異型分裂像が観察される．

Question 28

問題① HE染色像である．矢印（→）のような長い構造物を何というか？
問題② この構造物はどのような作用をしているか？
問題③ この構造物をもつ細胞は何か？
問題④ 正常では，その細胞の胞体はどこにあるか？

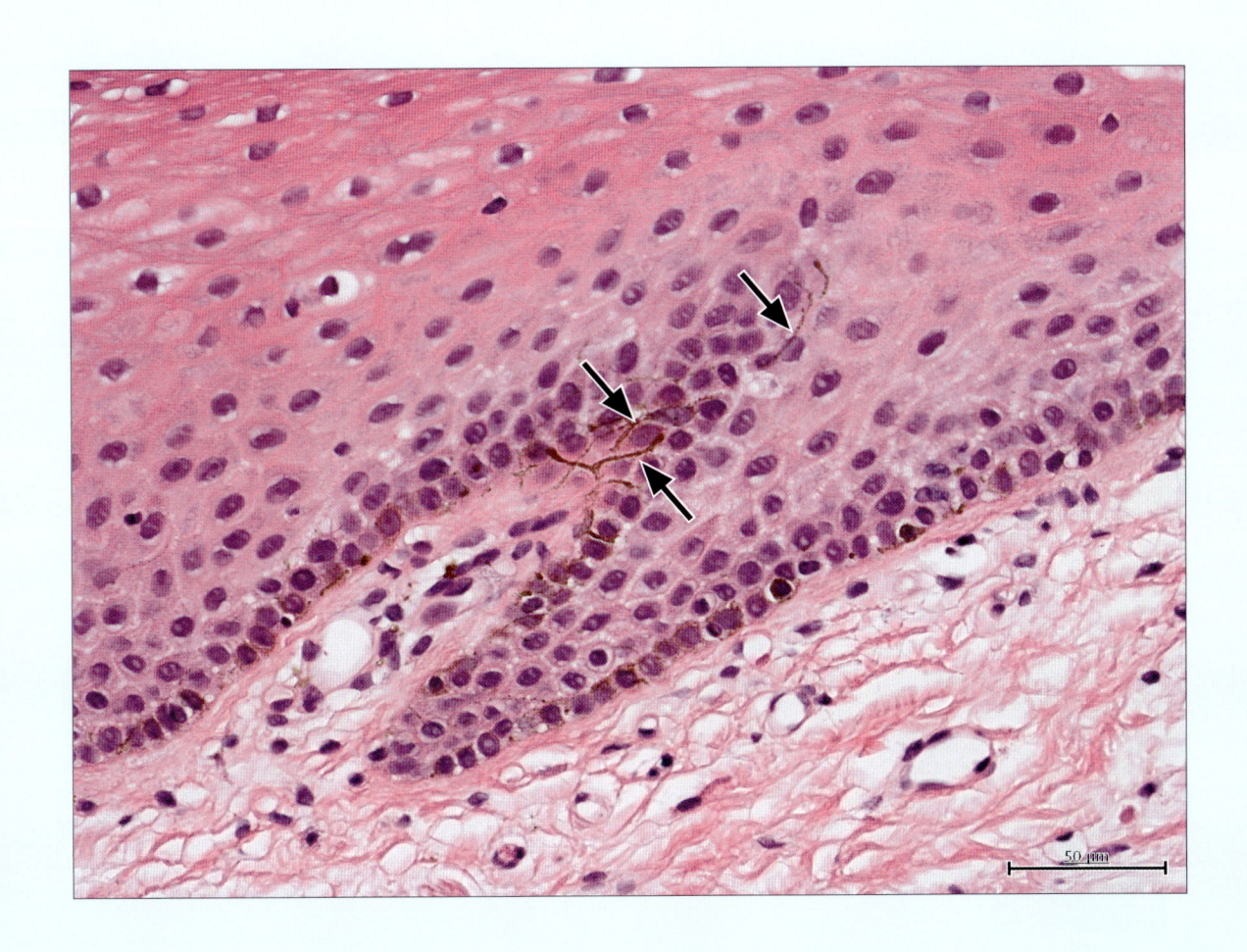

Answer 28

- **解答①** 樹状突起 dendrite
- **解答②** メラニン輸送 melanin transfer
- **解答③** メラノサイト（色素細胞） melanocyte
- **解答④** 表皮基底層 basal layer of epidermis

1 表皮細胞間にタコの足のように突起が伸びている．樹状突起である．表皮内で樹状突起をもつ細胞はランゲルハンス細胞が有名である．ただしランゲルハンス細胞はHE染色ではほとんど認識できない．メラノサイトも樹状突起をもつ．メラノサイトの胞体は表皮基底層にあってHE染色で容易に認識できるが，この写真のように樹状突起までみえることは少ない．

2 メラノサイトは，胞体で合成したメラニンを含むメラノソームを，樹状突起を介して周囲の表皮細胞へ分配する．樹状突起内のメラニンが茶色くみえるため，特殊染色なしに樹状突起が明瞭にみえているのである．

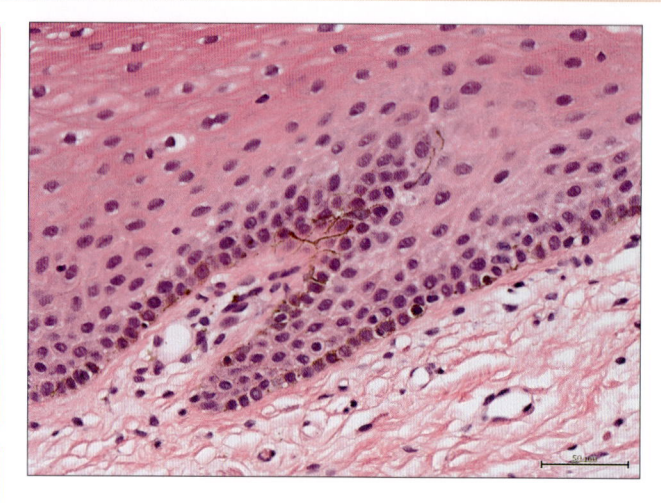

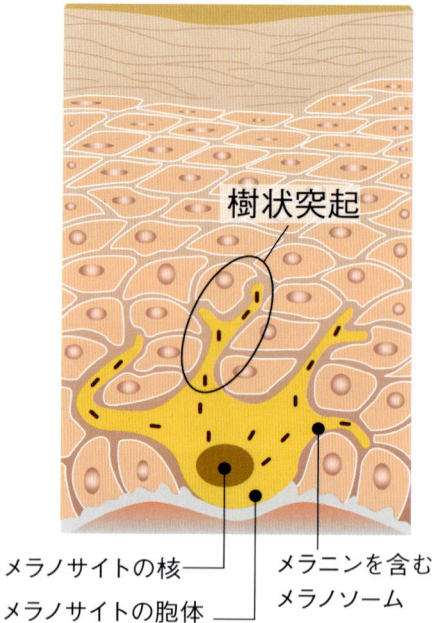

模式図：メラノサイトの胞体は表皮基底層にあり，そこから長い樹状突起を表皮細胞間に伸ばし，メラニン輸送を行っている．

模式図ラベル：樹状突起／メラノサイトの核／メラノサイトの胞体／メラニンを含むメラノソーム

ポイント

メラノサイトと樹状突起（模式図）

- メラノサイトは，いうまでもなくメラニンを合成する細胞であり，その胞体は表皮基底層にある（基底層にある細胞の5〜10%を占めるといわれる）．
- メラノサイトは，通常のホルマリン固定の標本では固定脱水の過程で細胞質が収縮するため，白く抜けた細胞質の中に核が存在する細胞として認識される．核はやや変形していることが多い．
- 胞体のメラノソーム内でメラニン合成が行われる．
- 樹状突起内をメラノソームが移動し，表皮細胞にメラニンが分配される．

Question 29

問題① 矢印（→）で示すものは何か？

問題② 断面が複数回みえているのはなぜか？

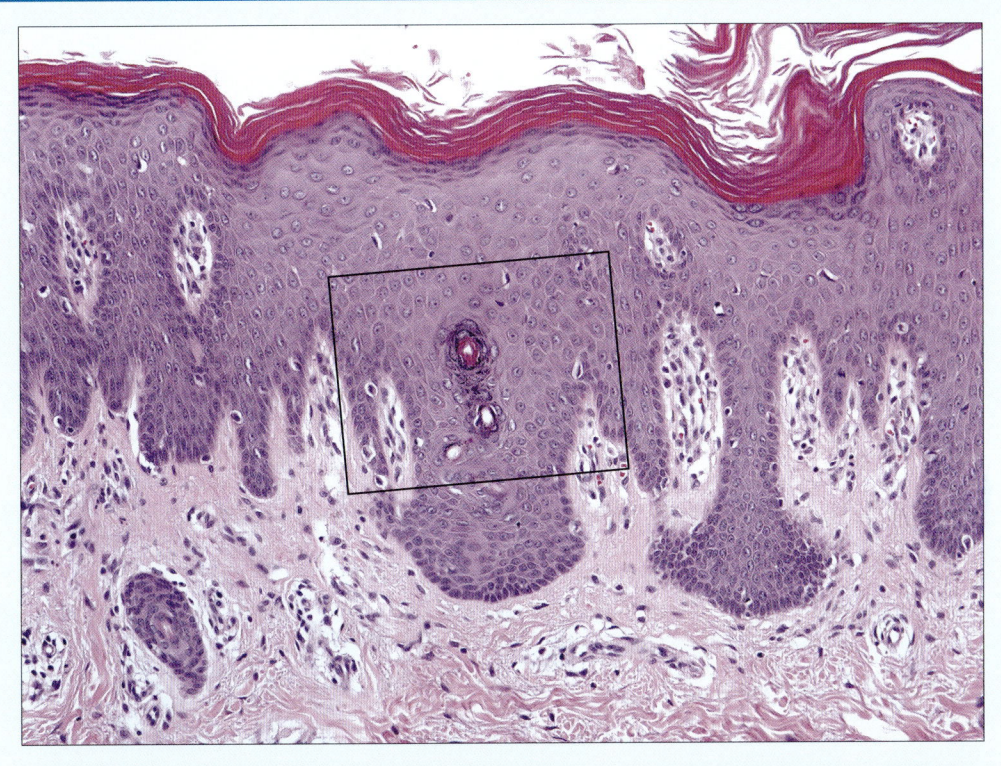

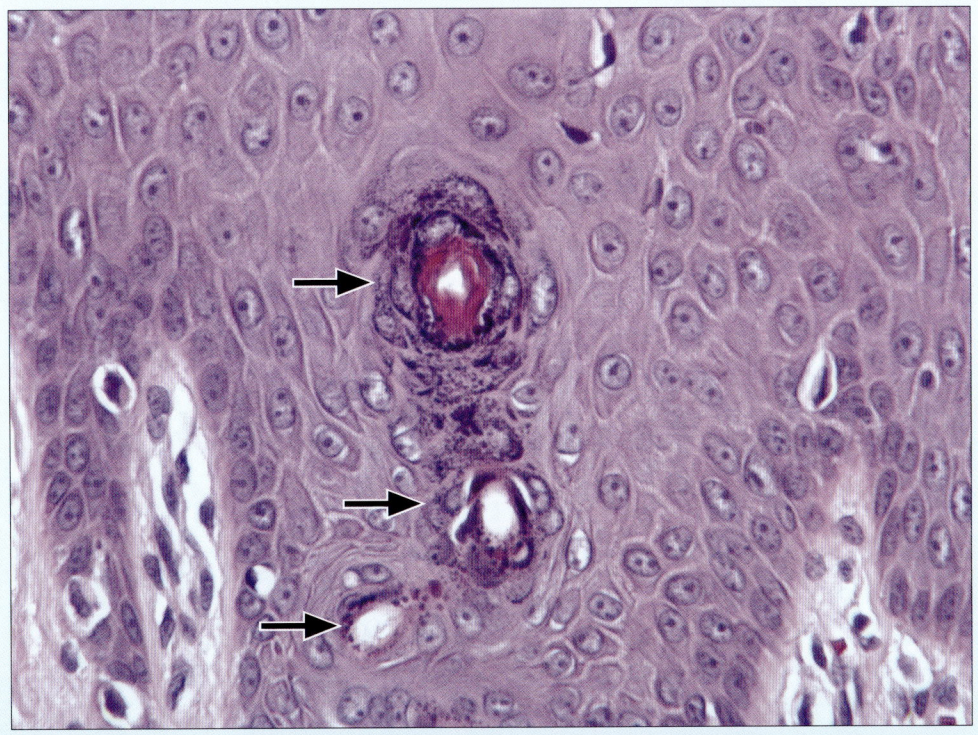

Answer 29

解答① 表皮内汗管 acrosyringium

解答② らせん状に表皮内を上行するため It ascends spirally in the epidermis

1. 真皮内汗管は表皮突起の先端から表皮内に入り，表皮内汗管となる．

2. 表皮内汗管は，らせん状に表皮内を上行する．

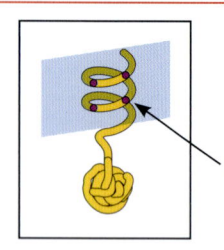

断面

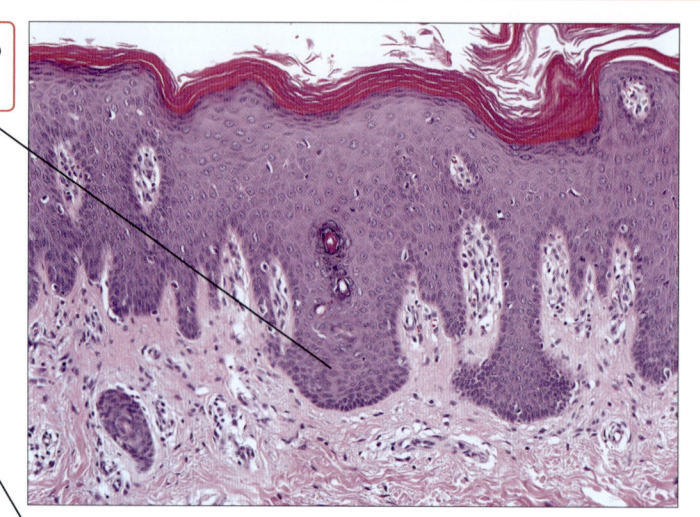

3. そのため，組織標本では，何度も断面が現れる．（上図）

4. 最終的には角層を通り抜け，皮丘部で皮表に開口する．

5. 表皮内汗管は，管腔側の角化するクチクラ細胞 (cuticular cell) とそれを取り巻く孔細胞よりなる．

6. 真皮内汗管には顆粒層はないが，表皮内汗管には顆粒層がある（ケラトヒアリン顆粒をもつ）．

7. また，角化して角質層を形成する．

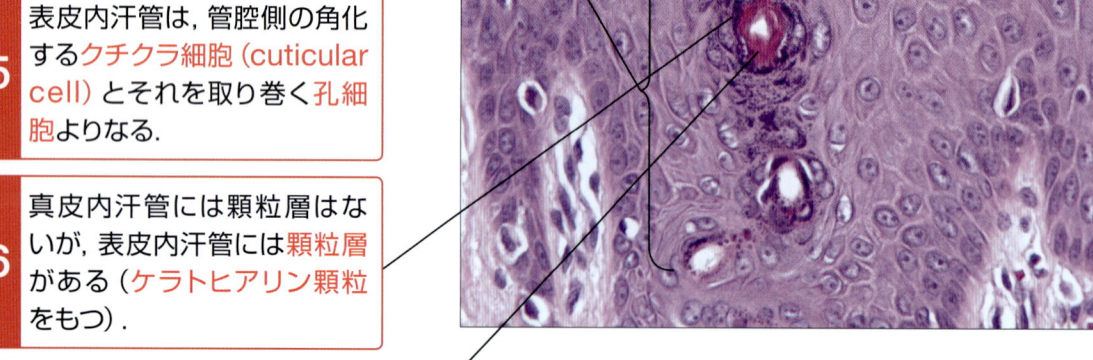

*この写真は慢性湿疹の組織の一部です．

ポイント

表皮内汗管……

- 表皮内汗管は上記のように皮丘部に開口する．ダーモスコピーで観察する際，皮丘部には汗孔が白い点状にみえるため，皮溝，皮丘の識別の目印となる．
- 表皮内汗管への分化を示す良性腫瘍が汗孔腫 poroma である．

Question 30

問題① 真皮浅層にみられる変化を何というか？

問題② それは何を意味しているか？

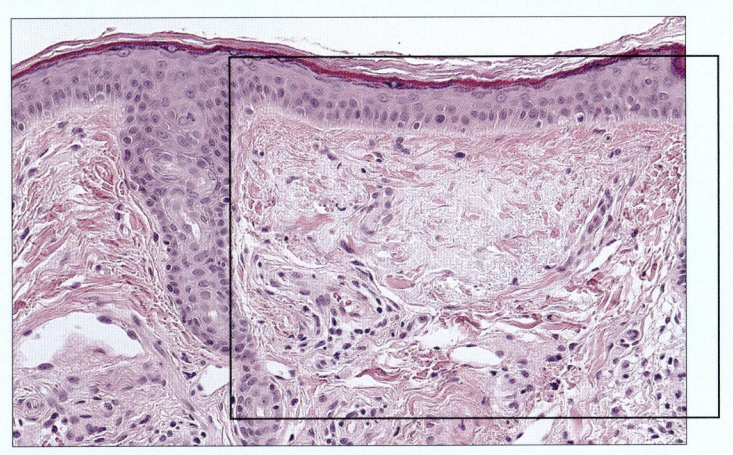

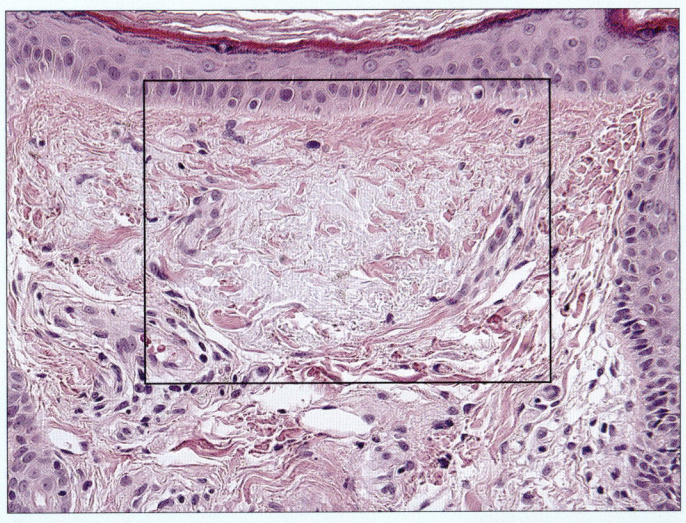

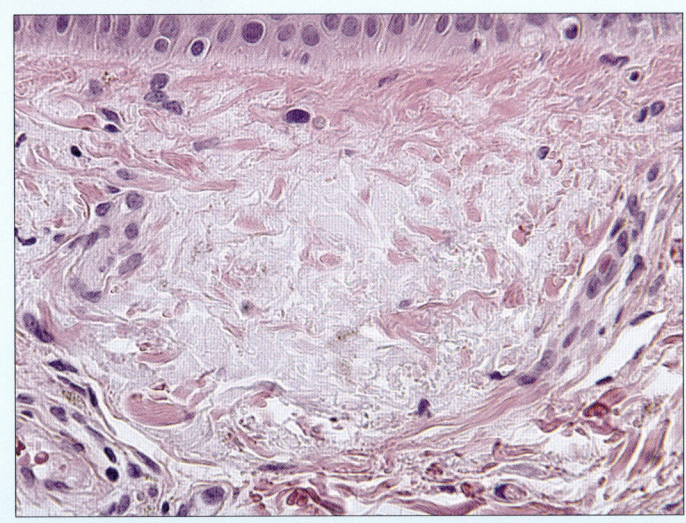

Answer 30

解答① 日光弾力線維症 solar (actinic) elastosis
解答② 長年の日光曝露 chronic sun exposure

1 HE染色で真皮上層がうす青紫色に染まっている．周囲の膠原線維のピンク色と違うことがわかる．

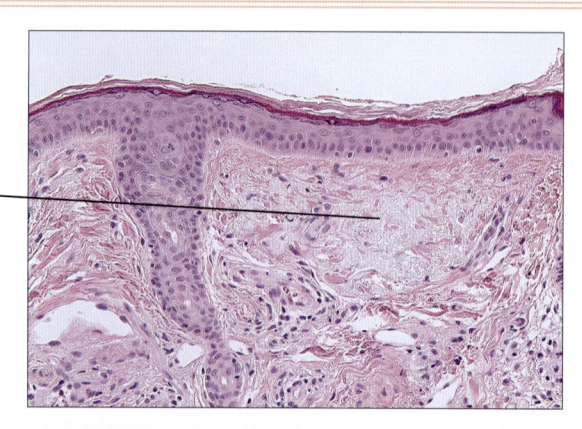

2 うす青く染色される，ちぢれた線維状の物質が塊となって沈着している．

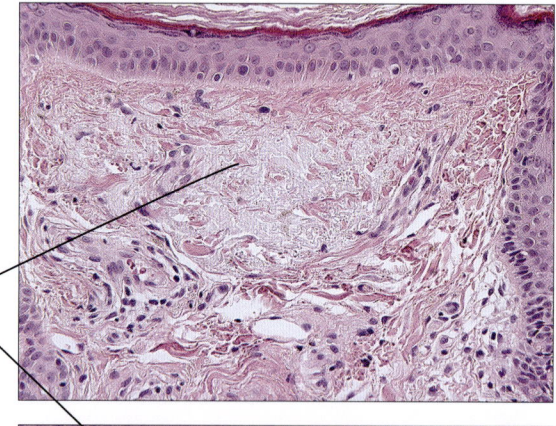

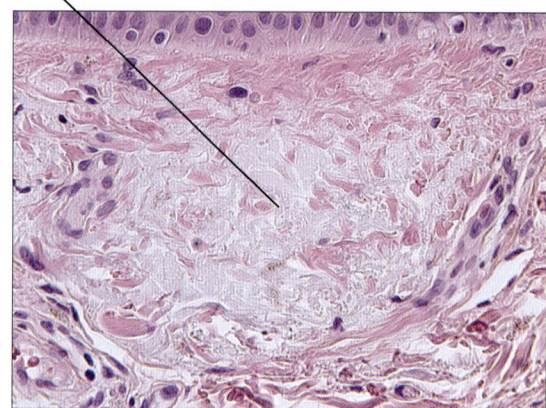

参照 ➡ Question 33 (p.84)

ポイント

日光弾力線維症……

- 紫外線による真皮網状層の弾力線維の変性．
- 紫外線が届く深さまでなので，真皮の深層にはみられない．
- HE染色でうす青く染まる線維状物質の塊状の沈着として観察される

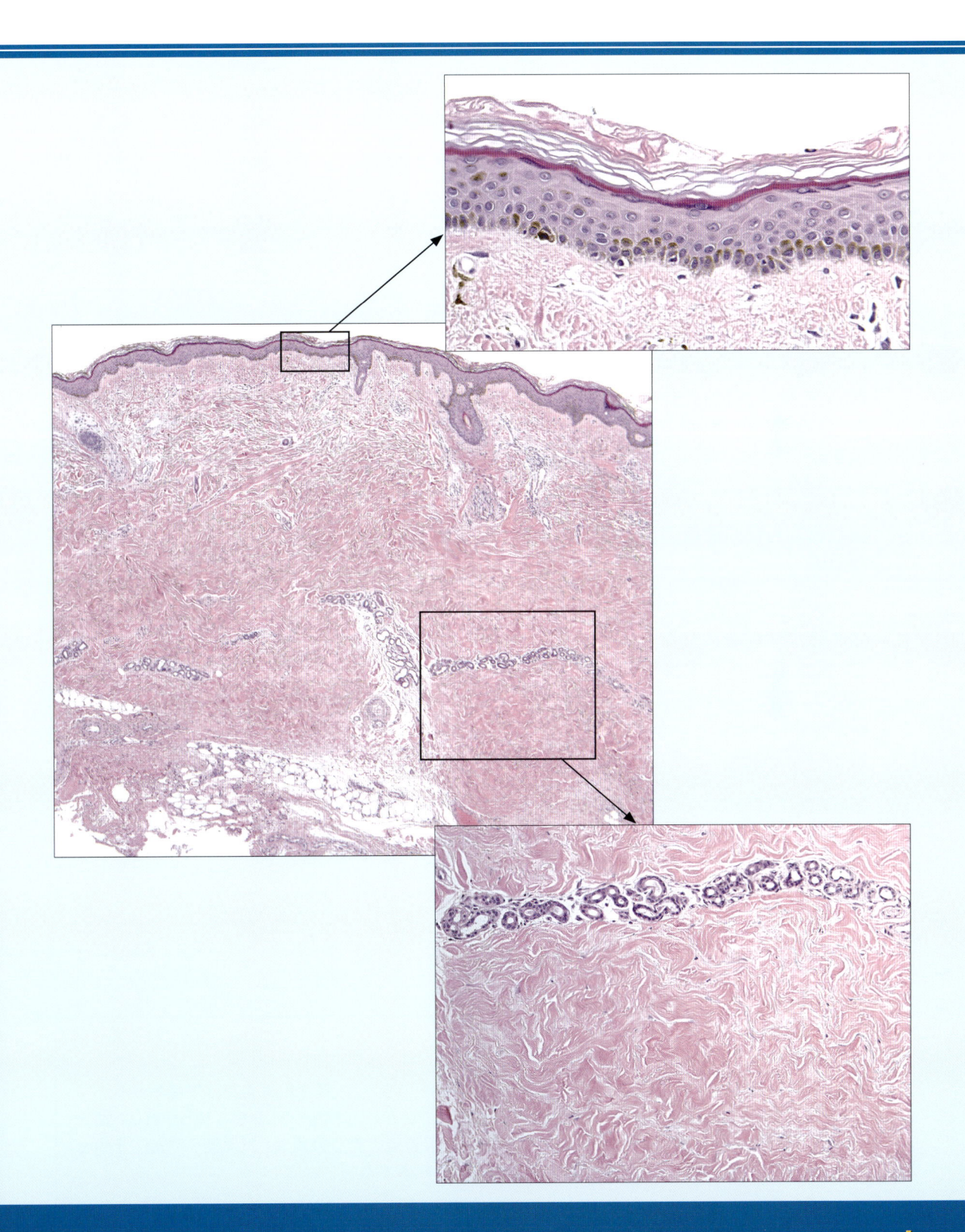

Question 31

問題① この疾患は何か？

Answer 31

解答① 全身性強皮症 systemic sclerosis

1. 弱拡大でみると真皮が均質化してみえる．膠原線維が膨化，増生し，密度が増し，隙間がなくなっているためである．これは，強拡大で確認できる（→ 2 ）．

2. 膠原線維が太くなり，密度が増している（「膠原線維の膨化，増生」と称される）．ここではそれほど明らかではないが，硬化が進むと，汗腺などの付属器は萎縮して，消失する．

3. 脂肪織にも膠原線維の増生が及ぶ．

4. 脂肪織の線維化の結果として，通常真皮脂肪織境界部あたりにある汗腺分泌部が，膠原線維に埋もれている．

5. 基底細胞がメラニンを多量にもっている（basal pigmentationが著明である）．さらに進行すると表皮は萎縮・平坦化する．

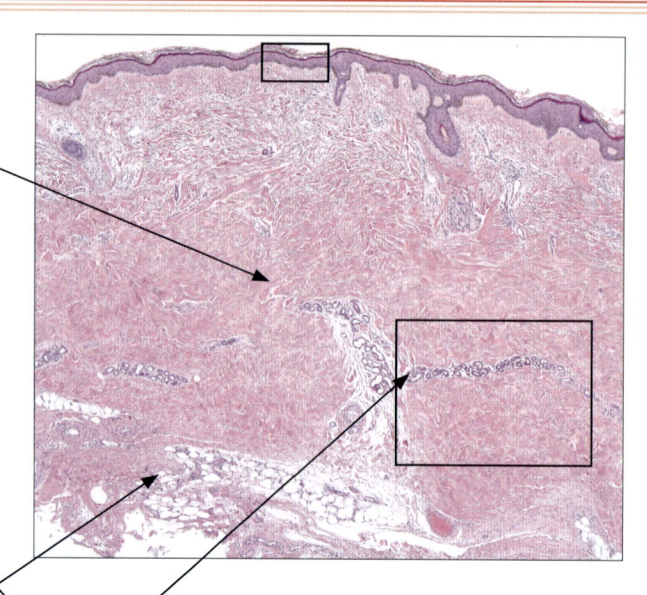

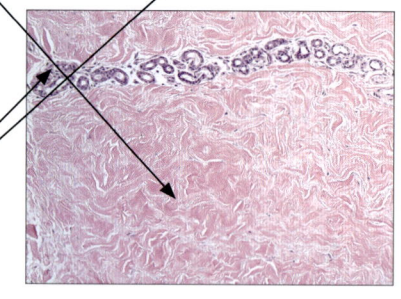

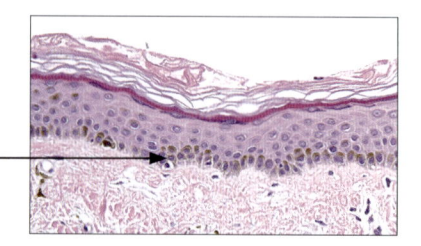

ポイント

強皮症……

- 全身性強皮症と限局性強皮症があるが，細かいことを抜きにすると，基本的な組織は同様である．
- まず弱拡大で，真皮の膠原線維がびっしりと密に配置し，いかにも「硬そう」な感じがわかれば，拡大をあげて，膠原線維の膨化，増生を確かめる．ついで，脂肪織に至る線維化，付属器の萎縮，汗腺が膠原線維に埋もれていること，基底層の色素沈着などを観察する．

Question 32

問題① 矢印（→）の構造物を何というか？
問題② どのような機能をもつか？

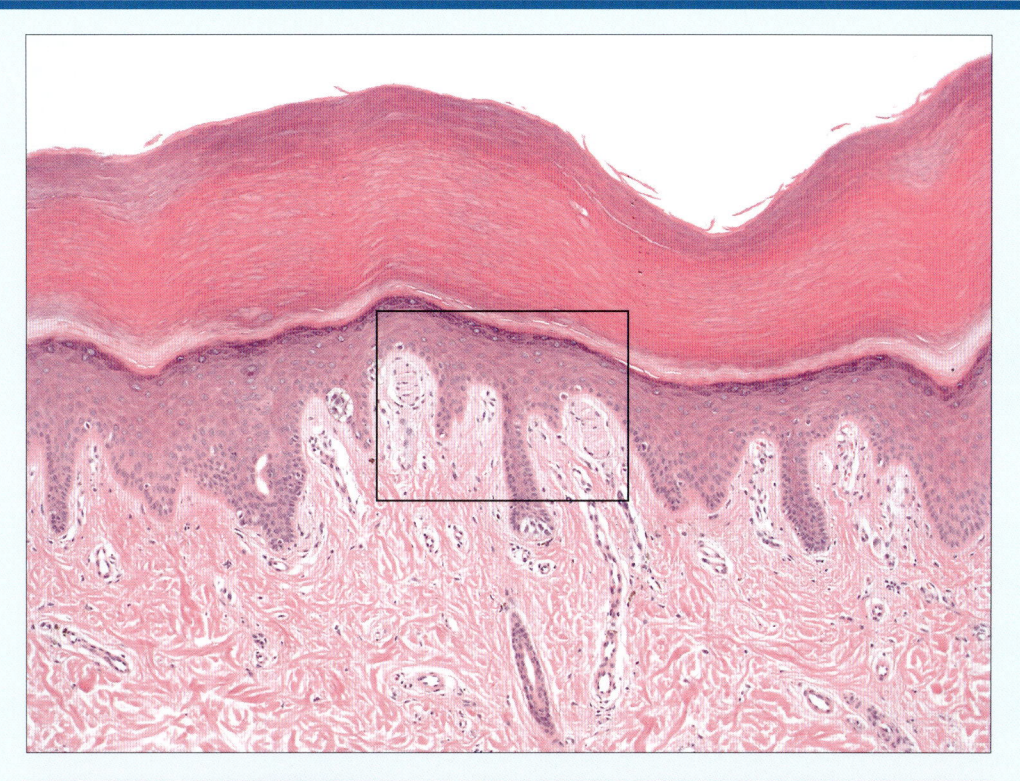

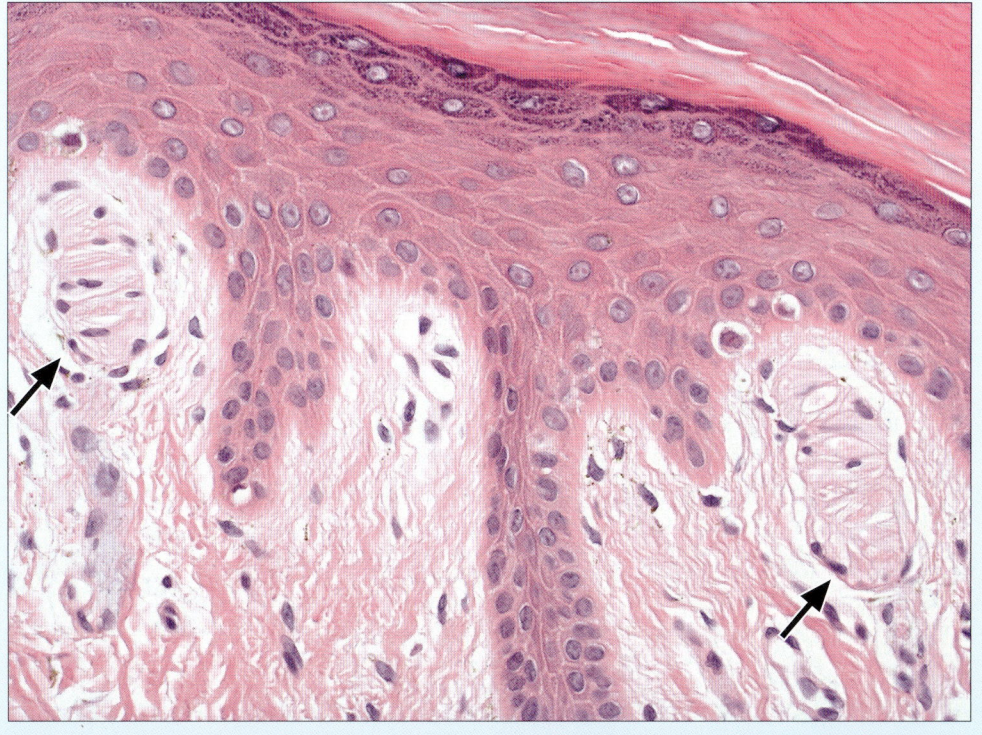

Answer 32

解答❶ マイスネル小体 Meissner corpuscle
解答❷ 感覚受容器 sensory receptor

1 この構造物は真皮乳頭の表皮直下に位置する.

2 「扁平な細胞が重層し, それを支持体として神経線維がらせん状に上行する.」このように教科書的には説明されているが, HE染色ではそこまでは認識できず, 卵円形の構造物で, 層状に細胞が重なって形成されているのがわかる程度である. イメージとしては, 糸巻きに糸が巻きついたような構造をとっている.

一度理解すれば, 特徴的な形状なので認識できるようになるが, この形態を文字で説明するのはむずかしい.

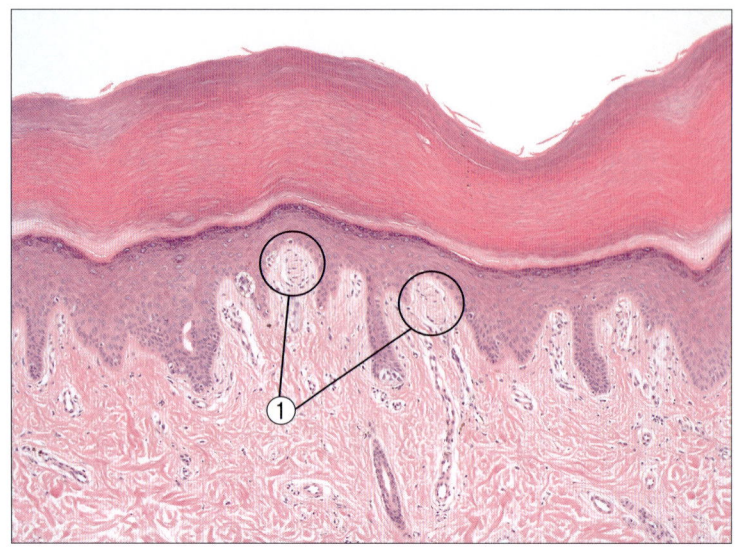

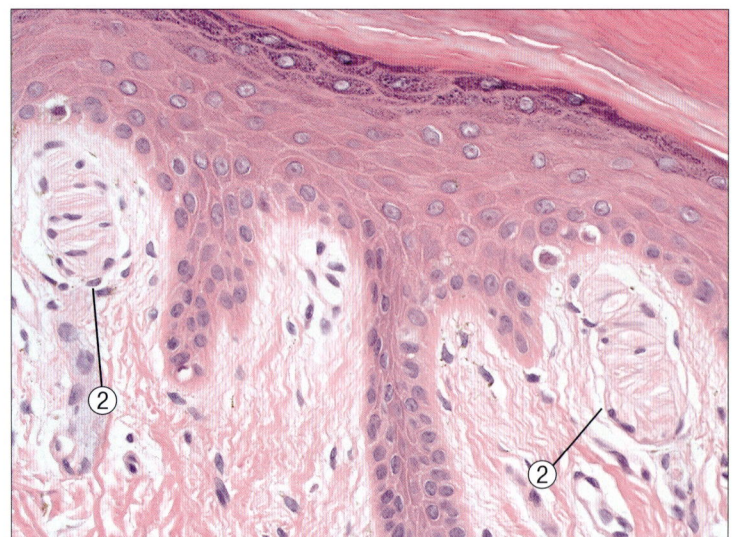

*この組織は, 足底の正常組織です.

ポイント

マイスネル小体……
- 手掌, 足底, 口唇, 外陰部の真皮乳頭に存在する.
- 真皮乳頭にある被包性の神経終末で, 触圧覚の知覚終末装置である.
- 扁平な細胞（層板化したシュワン細胞と考えられている）が重層し, これに巻きつくように, 下方より入り込んだ神経が, らせん状に上行する.

Question 33

問題① ＊の部分にみられる変化を何というか？

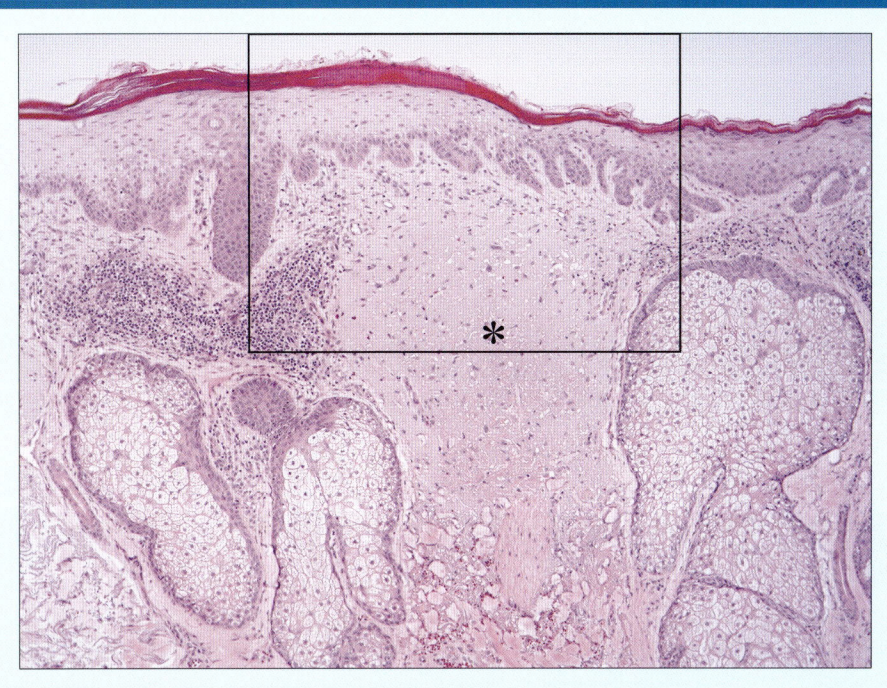

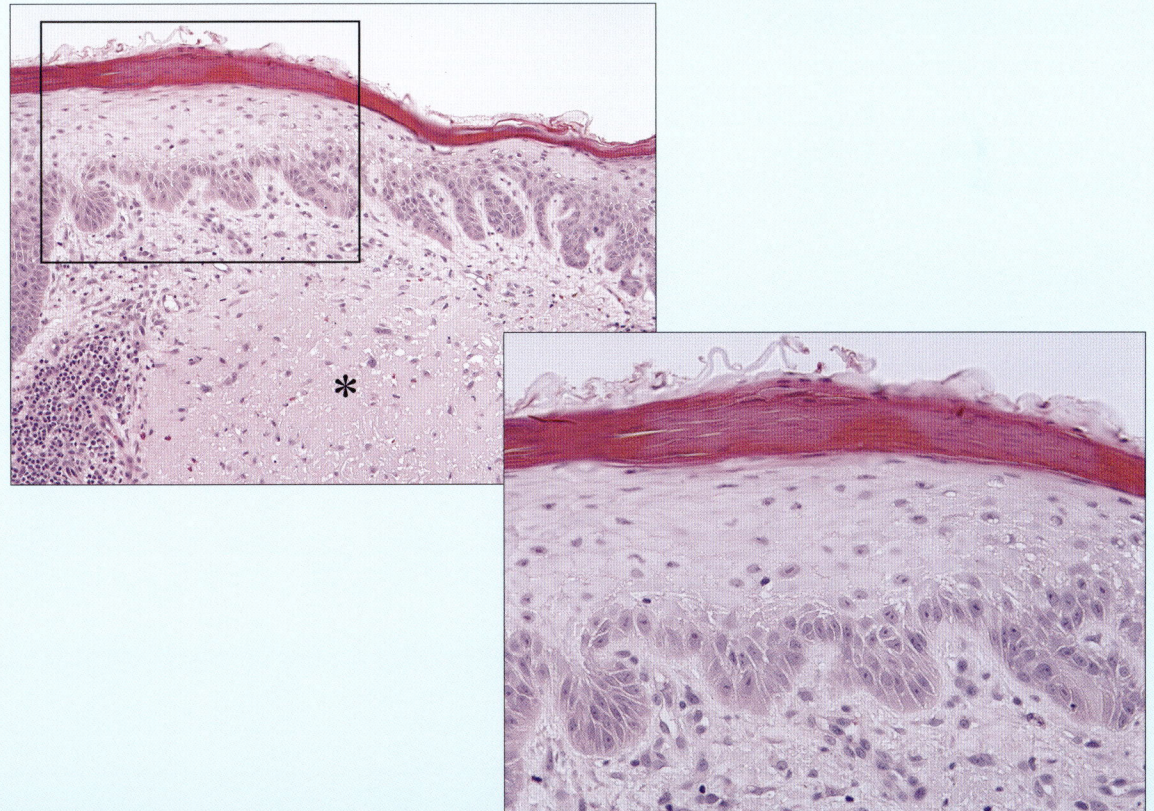

問題② この疾患は何か？

Answer 33

解答① 日光弾力線維症 solar elastosis
解答② 日光角化症 actinic keratosis

1. 真皮上層に線維状物質が塊状に沈着している．（慣れると）この拡大でも日光弾力線維症とわかる．すなわち，この病変は露光部である．

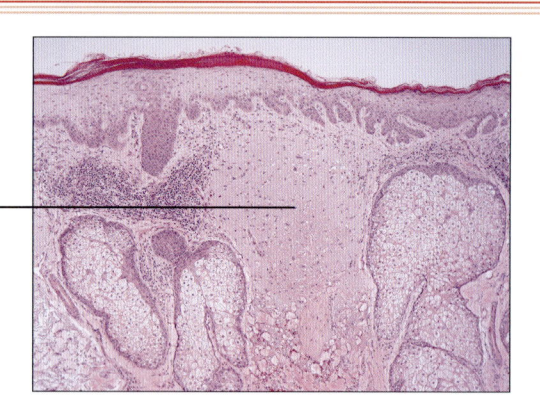

2. 表皮が蕾状に増殖している．

3. 増殖しているのは表皮基底層の細胞で，大型で核に異型がある．

4. 有棘層との間に裂隙がある．

5. 錯角化がある．

日光弾力線維症の拡大：うす青く染色される，ちぢれた線維状の物質が塊となって沈着している．

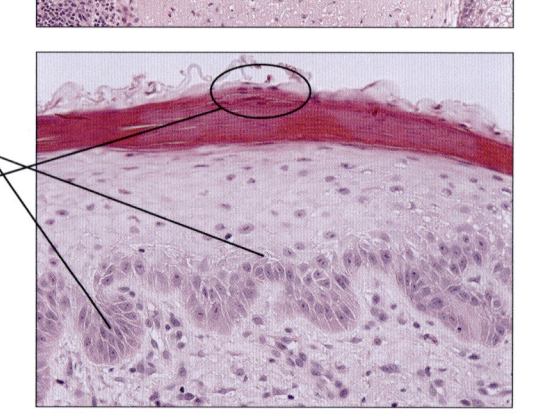

参照 ➡Question 30 (p.78)

ポイント

日光角化症と診断する所見……
- 錯角化．
- 表皮下層に大型の異型細胞が，蕾状に増殖する．
- 正常な表皮中間層との間に裂隙．
- 真皮の日光弾力線維症．

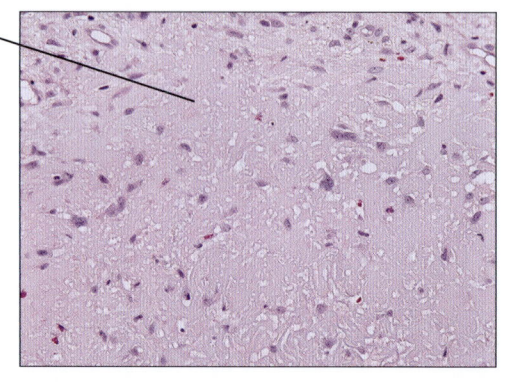

Question 34

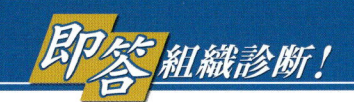

問題① この疾患は何か？

問題② 増殖している細胞を特定するための染色を1つあげよ．

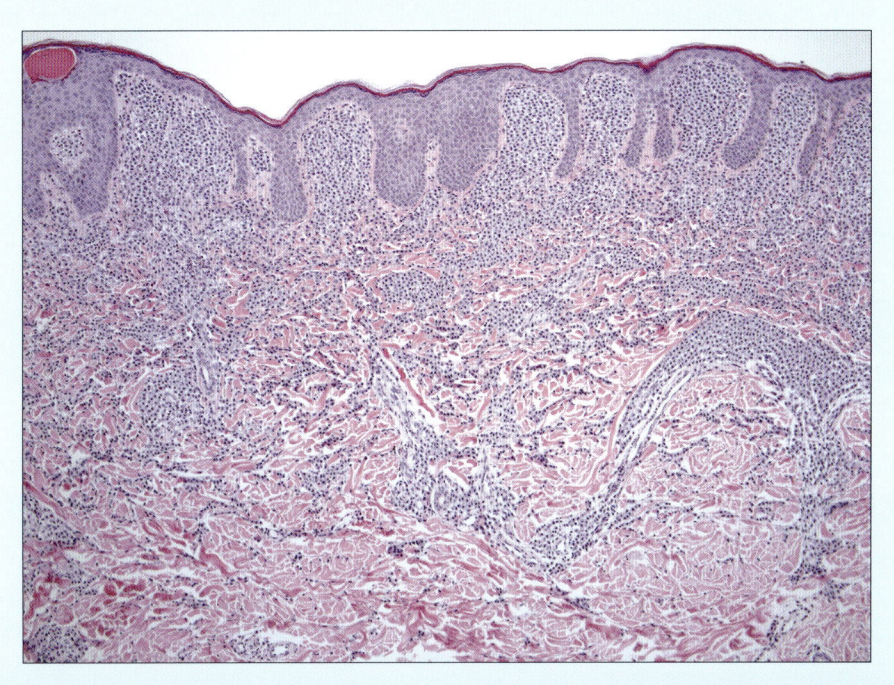

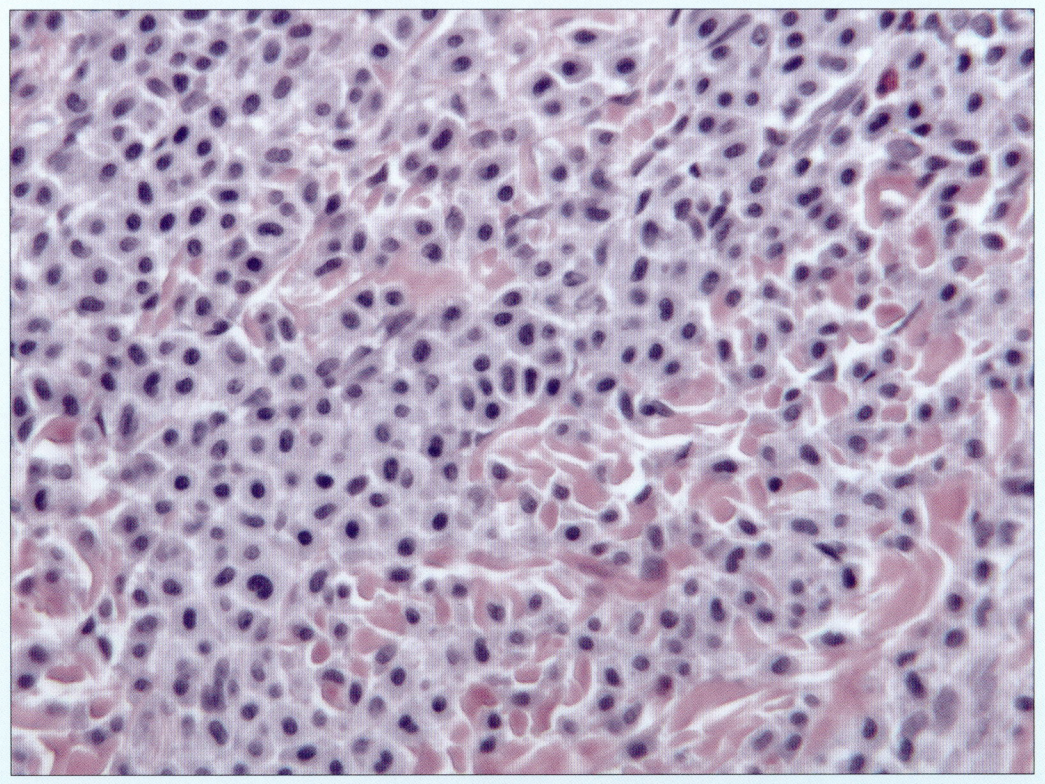

Answer 34

解答❶ 肥満細胞腫／肥満細胞症 mastocytoma/mastocytosis

解答❷ トルイジンブルー染色，ギムザ染色，抗c-kit抗体免疫染色，
toluidine blue stain, Giemza stain, immunostaining for c-kit

診断の流れは以下のようになる．

1 真皮上層から中層にかけて，稠密な細胞増殖がみられる．

2 増殖している細胞は (A) に述べるような特徴を有しており，肥満細胞である．

3 それを特殊染色，免疫染色 (B) を用いて確認する．

4 肥満細胞腫/肥満細胞症と診断できる．

(A) 肥満細胞： 参照 ➡ Question 43 (p.104)
胞体は円形に近く，中心に好塩基性の丸い核があり（「目玉焼き」と称される），細胞質は豊富で，HE染色でやや紫色に見える（細胞質内顆粒を反映している）．
見慣れるとHE染色でもみつけることができる．

(B) 特殊染色，免疫染色：
・ギムザ染色で細胞質顆粒が紫色に染まる (a)．
・トルイジンブルー染色で細胞質顆粒が異染性※（紫色）を示す (b)．
・抗c-kit (CD117) 抗体で染色される (c)．

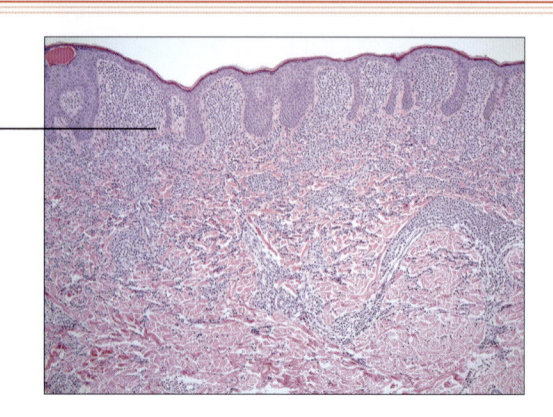

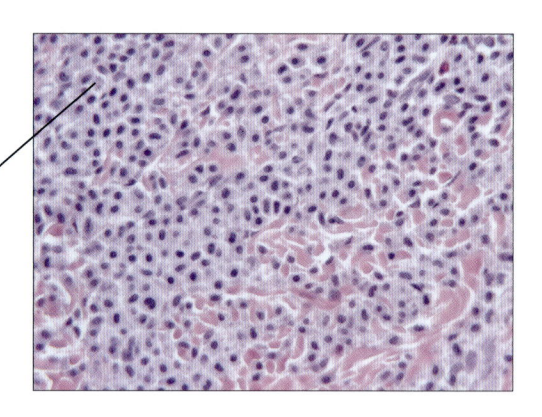

※トルイジンブルー本来の青色ではなく，違った色に染まること．この場合，紫色に染まる．

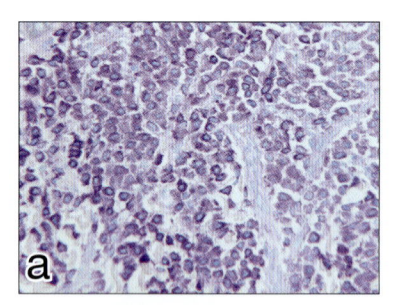

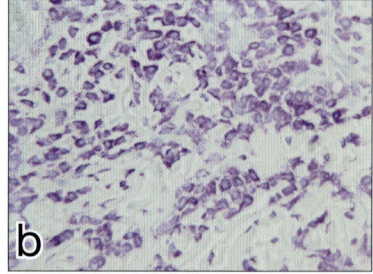

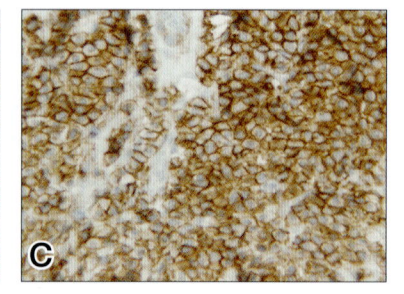

ポイント

肥満細胞とc-kit……
・幹細胞刺激因子 stem cell factor (SCF) は，肥満細胞のもっとも重要な増殖因子で，その受容体がc-kitである．
・肥満細胞症の一部にはこのc-kitに異常があり，肥満細胞の増殖が亢進している．

Question 35

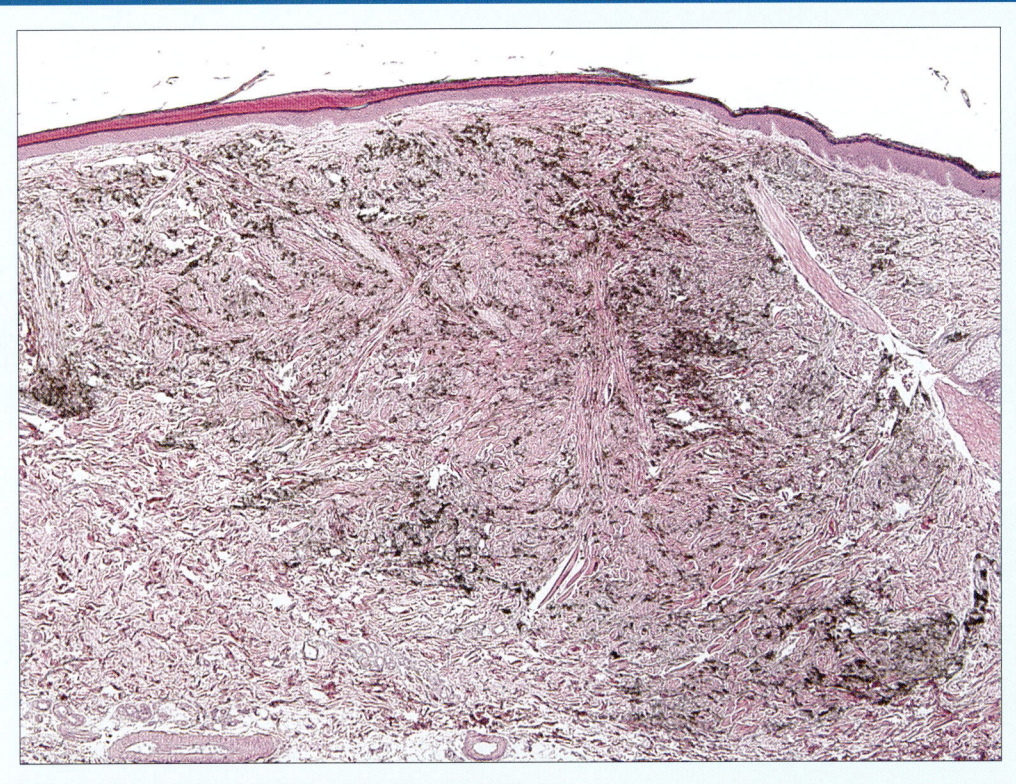

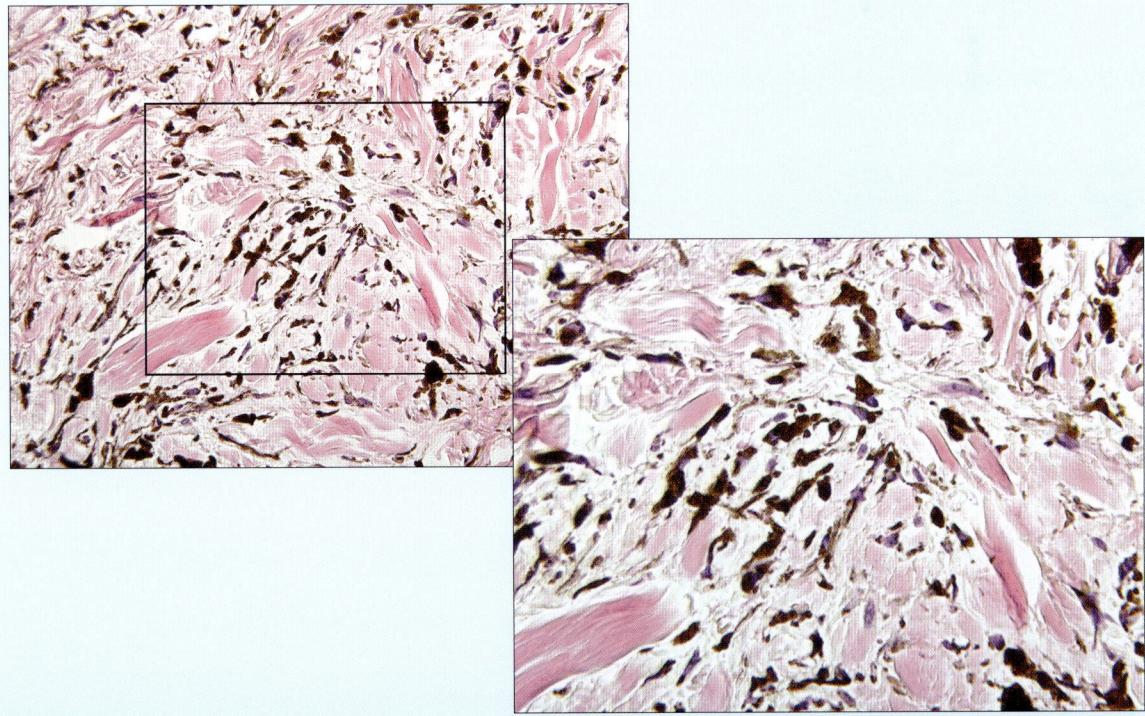

問題① この疾患は何か？

Answer 35

解答① 青色母斑 blue nevus

1 弱拡大でみると，真皮に結節状の病変を形成している．境界は比較的明瞭である．全体に褐色でメラニンを持っていることをうかがわせる．

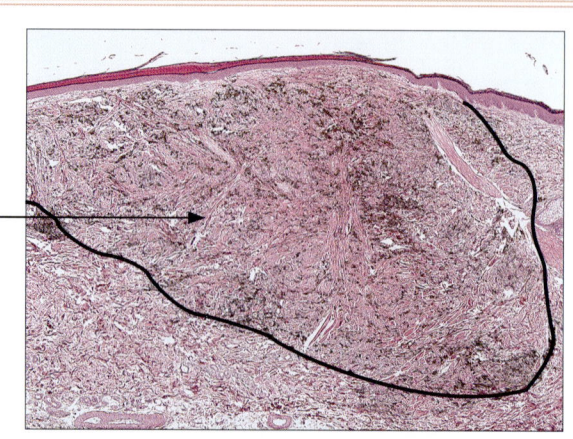

2 倍率をあげると，膠原線維間にメラニンを持った（褐色にみえる）細胞が増殖していることがわかる．

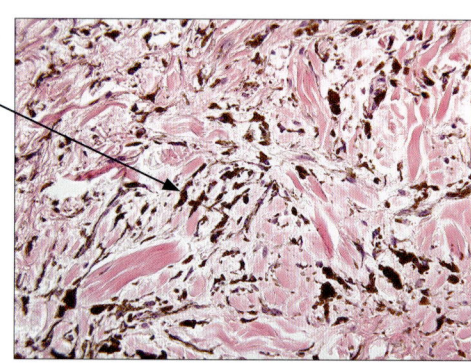

3 さらに倍率をあげると，これらの細胞は，紡錘形〜樹枝状で，メラニンを持っている．これが真皮メラノサイトである．

参考 色素性母斑の母斑細胞は，類円形で，胞巣を形成する．膠原線維間に個別に増殖することはない．

4 付加的な所見であるが，間質は線維化する．弱拡大に戻ってみるとわかりやすい．

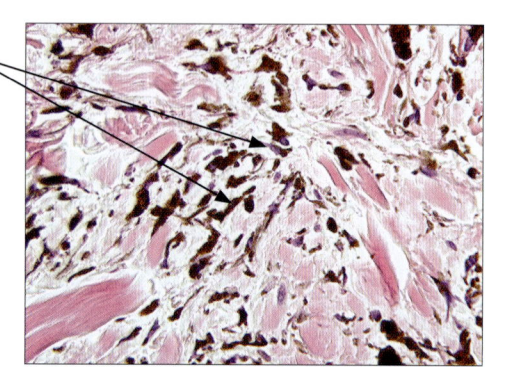

ポイント

青色母斑……
- 臨床的に濃青色〜灰青色に透見される皮内結節．
- 真皮メラノサイトの増殖．
- メラニンを持った紡錘形の細胞が真皮膠原線維間に増殖して，結節状の病変を形成する．
- 真皮深層にあるメラニンは，角層を通してみると青くみえる．
- ダーモスコピーにて灰青色のびまん性色素沈着であるhomogeneous blue pigmentationを示す．

Question 36

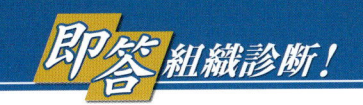

問題① A, Bはいずれも囊腫壁の拡大像である．それぞれ何という囊腫か？

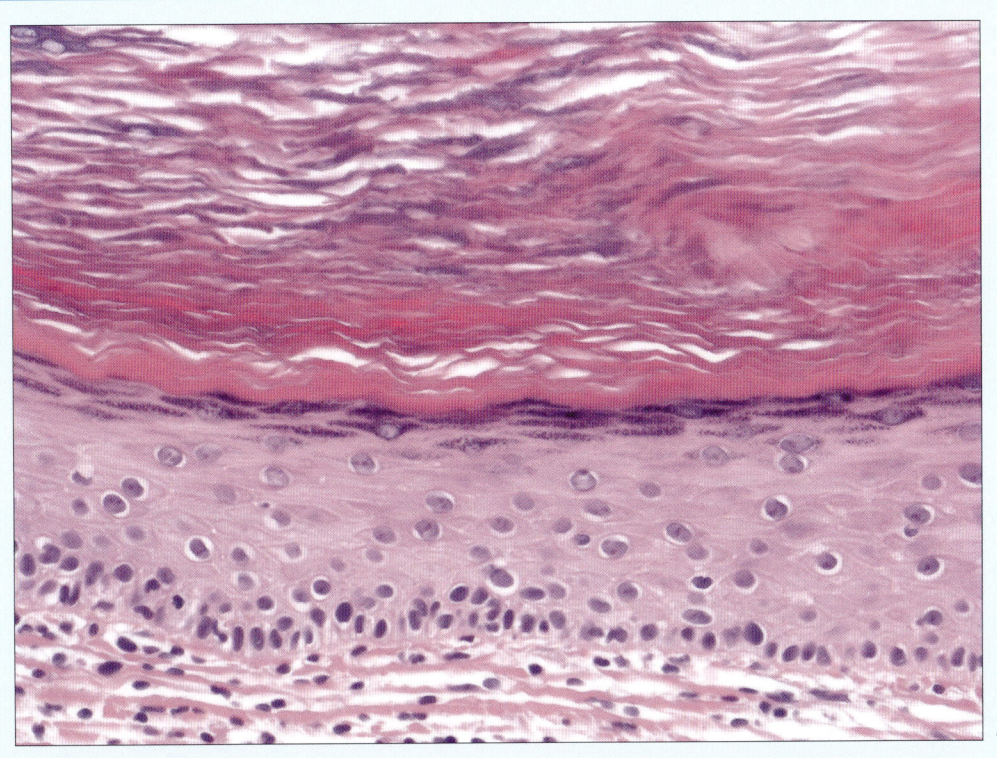

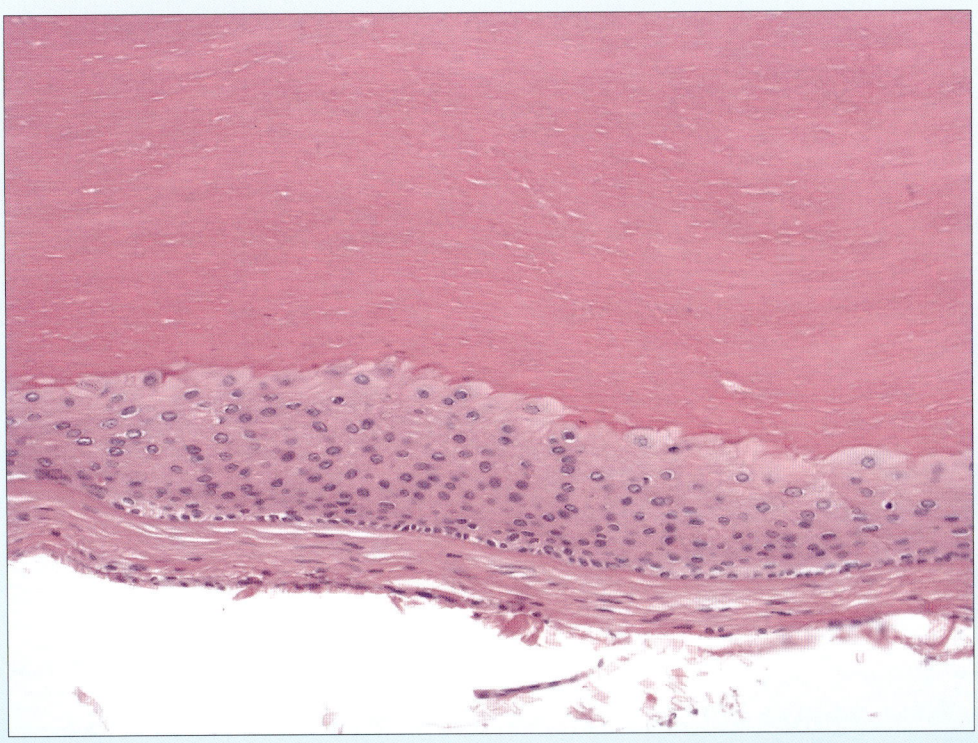

A

B

Answer 36

解答① A 表皮嚢腫 epidermal cyst
B 外毛根鞘嚢腫 trichilemmal cyst

AもBも嚢腫の壁は角化する上皮で，基底層はN/C比の高い小型の細胞で，好酸性の大きな胞体をもつ有棘層へ移行している．ここまでは共通である．

A：

1. 有棘細胞は，次第に扁平化し，ケラトヒアリン顆粒を有する顆粒層へ移行してから角化する．

2. 顆粒層が扁平化するので角質層との境界は直線的である．

3. 角質層はbasket-woven（編み籠）状で，隙間がある．

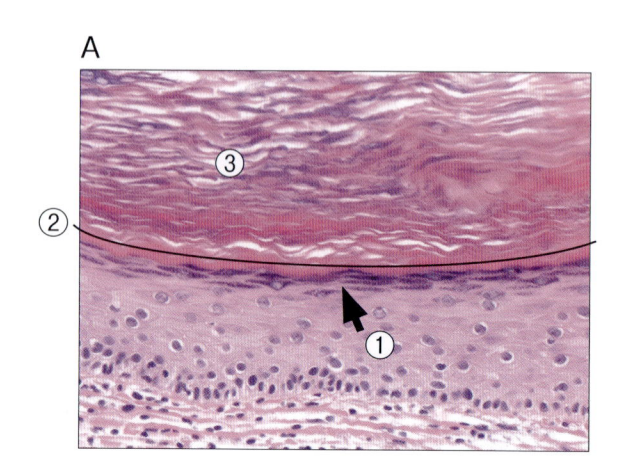

B：

1. 有棘細胞が顆粒層を経ず，かつ扁平化せず角化している．

2. 扁平化せず角化するので，有棘層の最内層と角質層との境界は波状を呈している．

3. 内部の角質層は密に詰まっている（隙間がない）．

参照 ➡Question 37 (p.92)

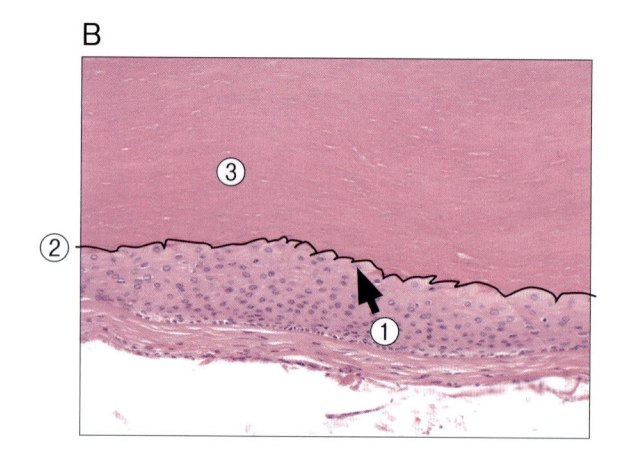

ポイント

表皮嚢腫（いわゆる粉瘤）……
- 有棘細胞が扁平化して，ケラトヒアリン顆粒を有する顆粒層へ移行し，角化する．角質層は編み籠状で隙間がある．
- 毛嚢漏斗部の嚢腫である．

外毛根鞘嚢腫……
- 顆粒層を経ず角化し，有棘細胞が扁平化しないので，角質層との境界は波状である．また，角質層はきわめて密である．

参考文献 泉 美貴：みき先生の皮膚病理診断ABC ②付属器系病変．秀潤社，東京，p.66-76，2007．

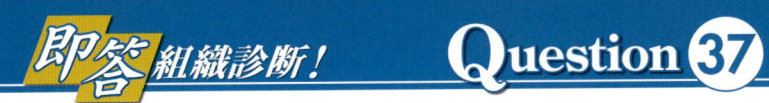

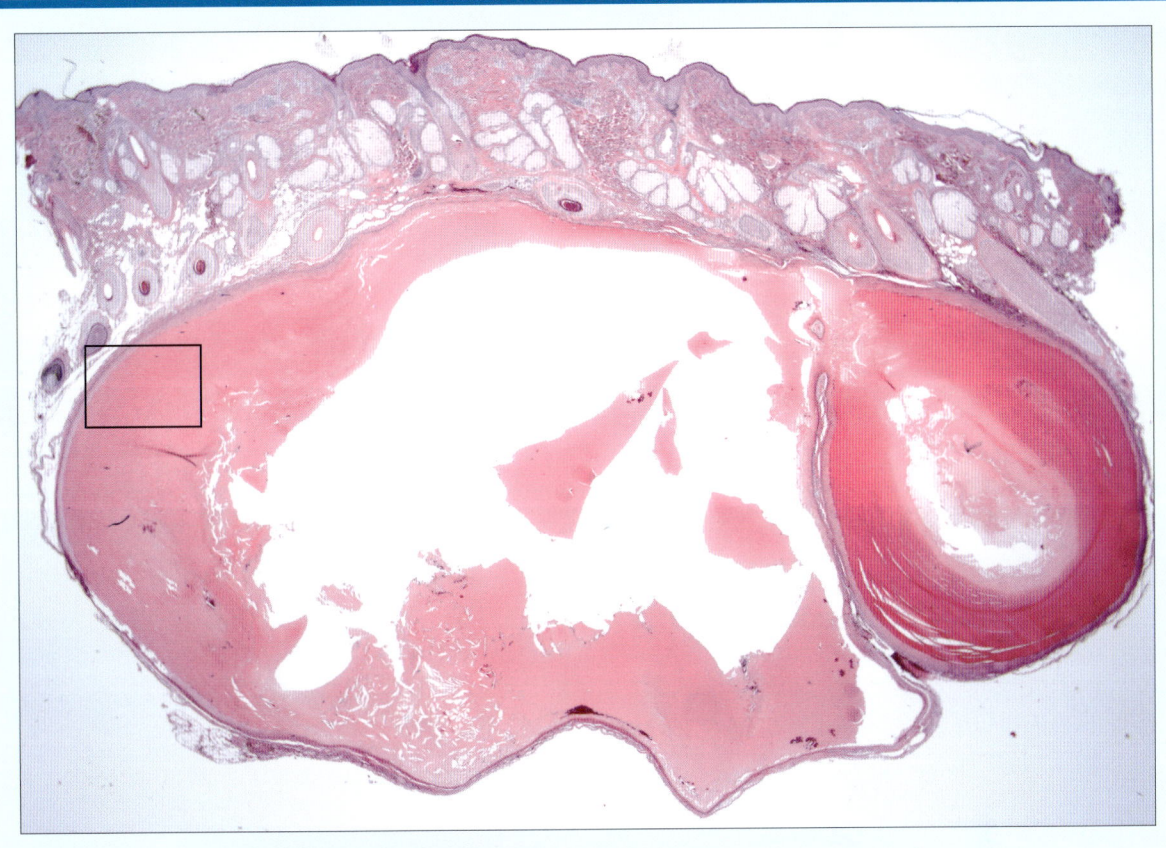

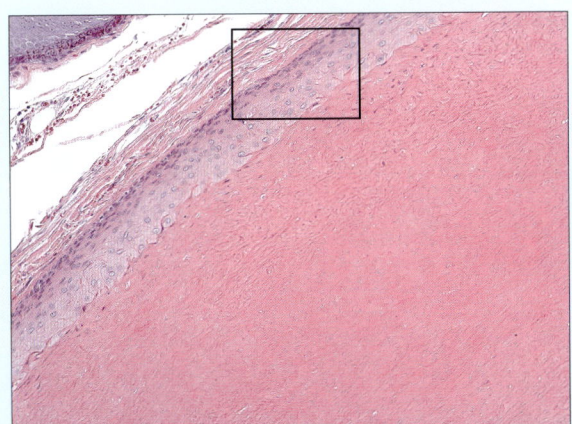

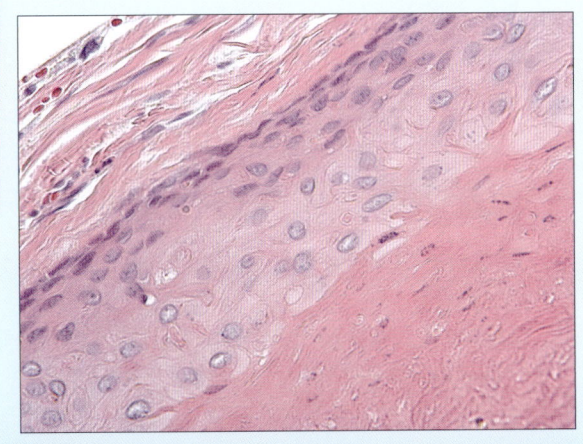

Question 37

問題① この疾患は何か？

Answer 37

解答① 外毛根鞘嚢腫 trichilemmal cyst

1. 嚢腫状の病変である．

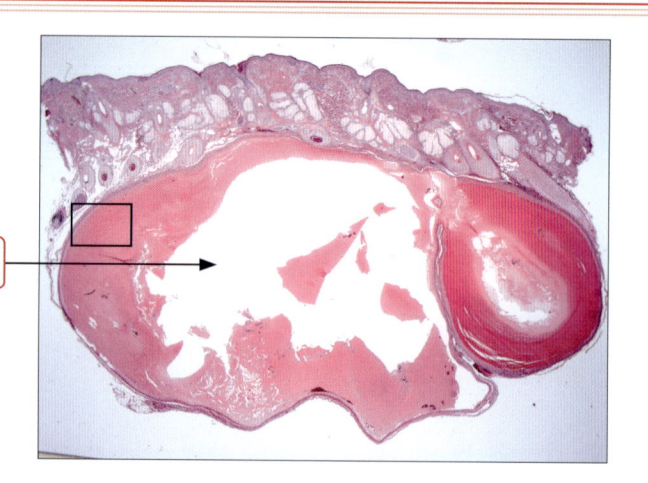

2. 嚢腫の壁は角化する上皮である．

3. 内部の角化物は密に詰まっている（表皮嚢腫ではいわゆるbasket-woven状で，隙間がある）．

4. 基底層はN/C比の高い小型の細胞で，有棘層へ移行している．

5. 顆粒層を経ずに角化している．

6. 有棘層の最内層は波状を呈している（表皮嚢腫では，顆粒層になり，扁平化してから，角化する）．

*表皮嚢腫（いわゆる粉瘤）との違いを赤字にしてあります．

参照 ➡Question 36 (p.90)

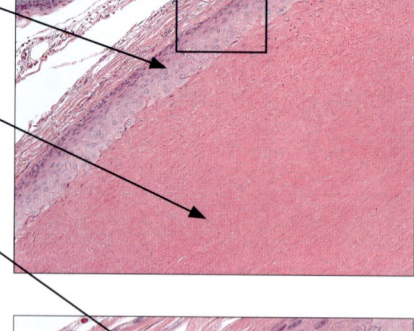

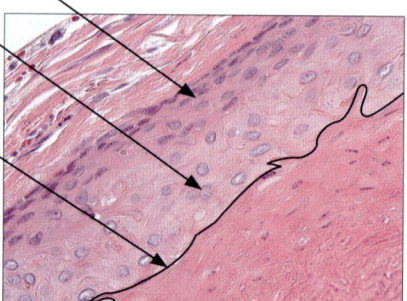

ポイント

外毛根鞘嚢腫……
- 頭部に好発．
- 組織学的に，顆粒層を経ず角化し，有棘層の最内層は波状である．また，角質はきわめて密である．
- 毛嚢峡部の嚢腫である．

参考文献　泉 美貴：みき先生の皮膚病理診断ABC ② 付属器系病変，秀潤社，2007，p.76

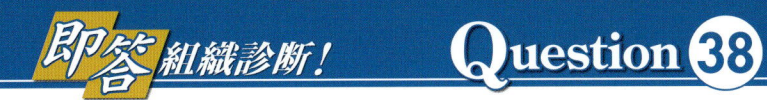

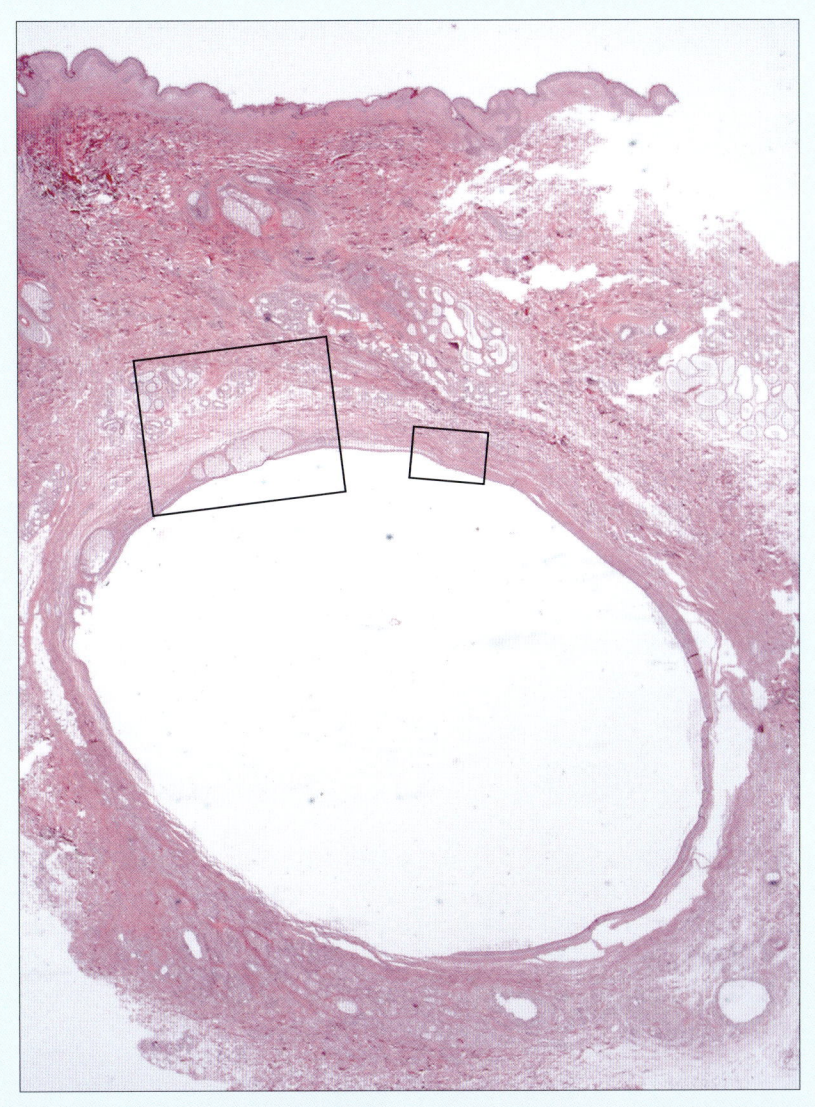

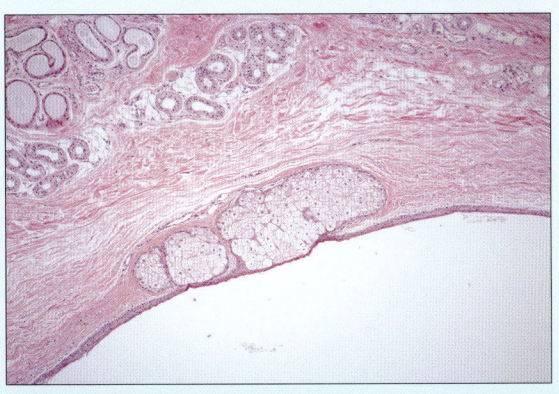

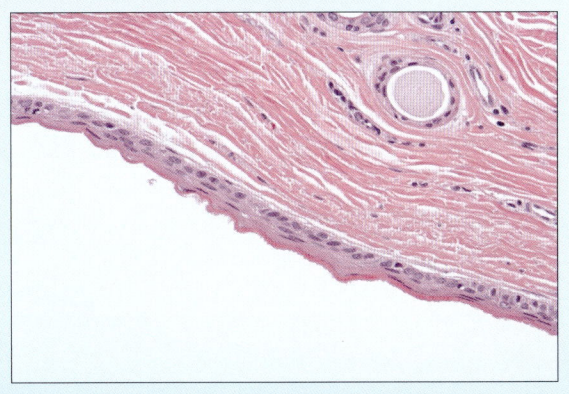

Question 38

問題① この疾患は何か？

Answer 38

解答① 脂腺嚢腫 steatocystoma

1 真皮内の単房性の嚢腫である（「嚢腫」とは壁が上皮で構成された嚢（「嚢」とは「袋」の意味）のことをいう）．

2 嚢腫壁には小型の脂腺が付着している（→）．

3 壁の最内層は，波状を呈し（波線），角化している．

脂腺が付着した嚢腫で，壁の内層が波状を呈していることから脂腺嚢腫と診断できる．

ポイント

脂腺嚢腫……
- 脂腺導管由来の嚢腫である．
- 境界明瞭で可動性のよい1cmくらいまでの弾性軟の皮内の嚢腫であり，常色～黄色に透見される．体幹などに多発することが多い（多発性脂腺嚢腫 steatocystoma multiplex）．
- 組織学的には，重層扁平上皮が壁を構成する嚢腫で，脂腺導管と似て，内側で角化していく部分は波状を呈する．壁には小型の脂腺が付着している（というよりはむしろ，脂腺に脂腺管がついているのである．）．
- 嚢腫内容物は皮脂を含んだ角化物で，クリーム状である．
- 脂腺が付着すること，内容物が皮脂を含むことから，臨床的に黄色く透見される．

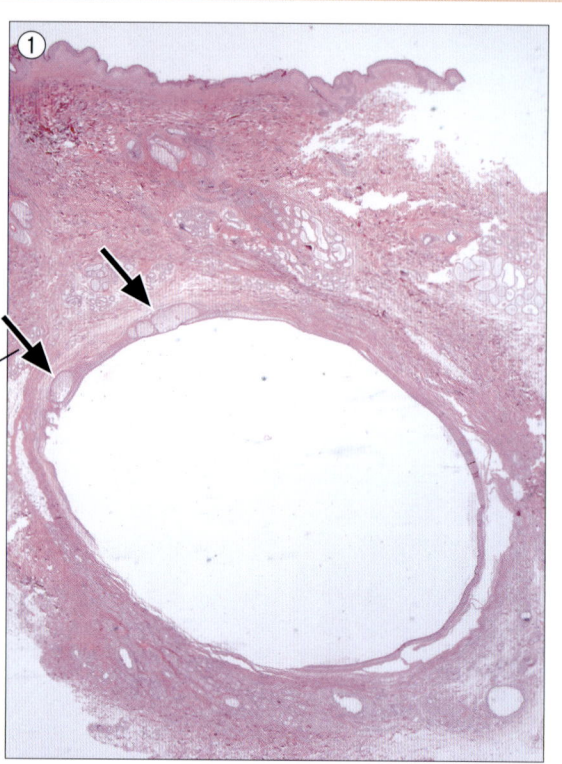

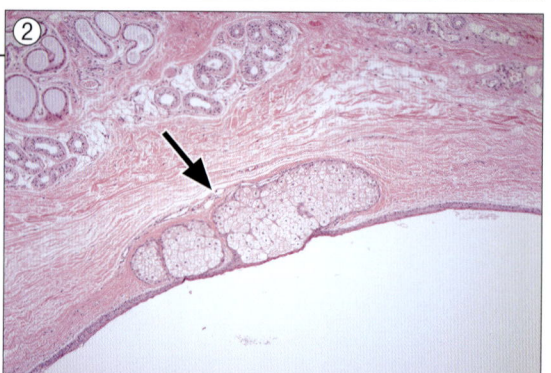

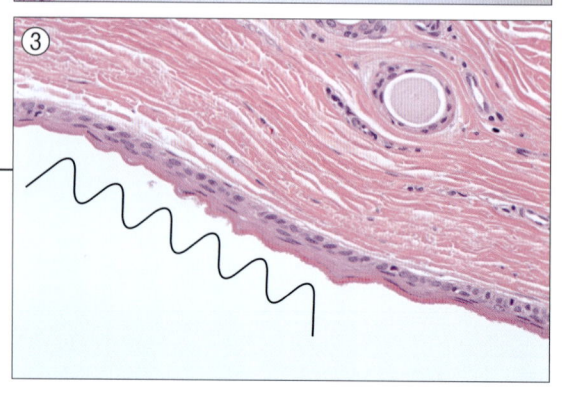

Question 39

問題① 表皮嚢腫を切除した病理組織である．
病変のあった可能性のもっとも高い身体の部位は，次のうちどこか？

【選択肢】 頭部，腋窩，背部，下腿，足底

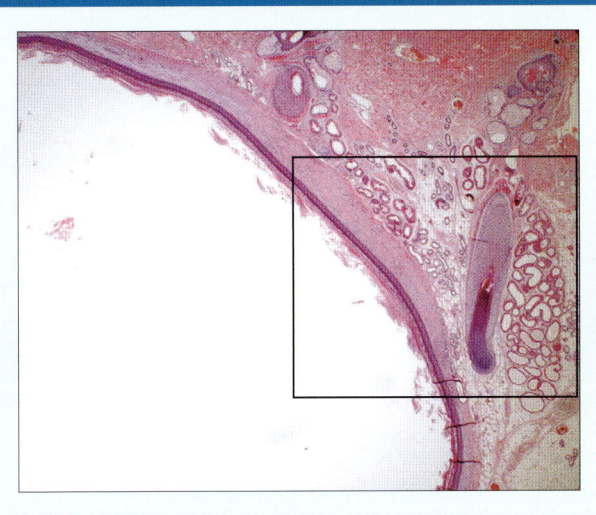

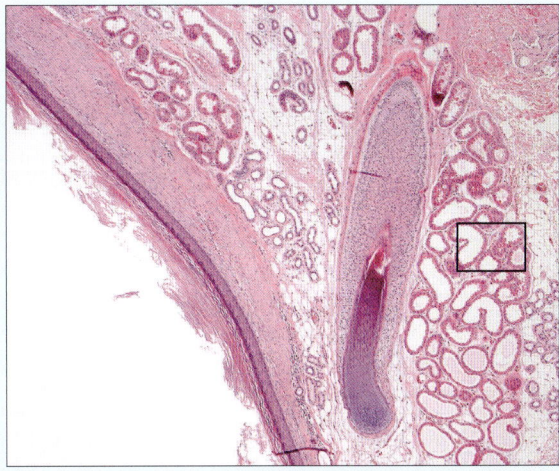

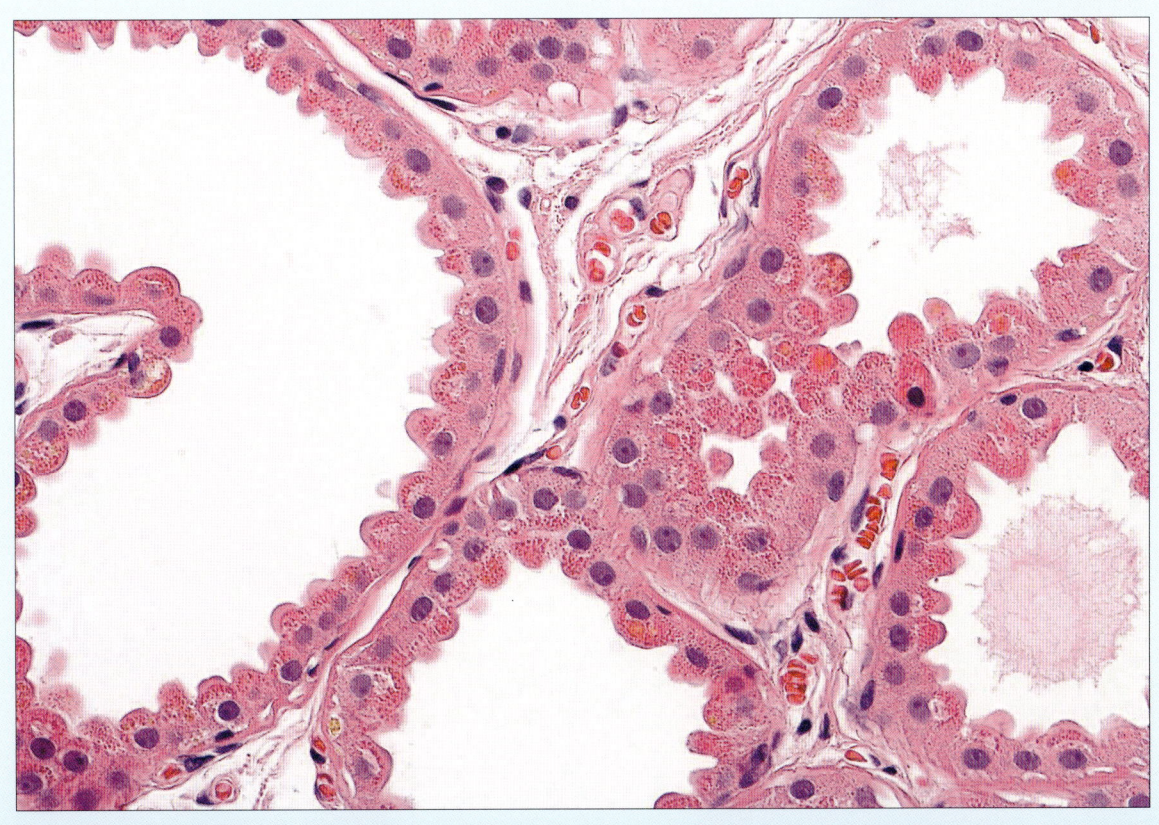

Answer 39

解答① 腋窩 axilla

1	表皮嚢腫（*）の周囲に毛包や汗腺がみられる．
2	四角で囲った部分に内腔の大きな腺組織がある．
3	拡大すると②の腺組織は好酸性顆粒状の細胞質をもつ1層の細胞からなり，管腔側では細胞質が突出してくびれ，管腔内へ放出されている（「脱落」というほうがわかりやすいか）．

これは断頭分泌の像であり，アポクリン腺であることがわかる．アポクリン腺は下記ポイントで述べるように，特定の部位に分布している．腋窩はその代表的な部位である．

形態学的にもアポクリン腺は特徴がある．②の図で，四角で囲った部位がアポクリン腺，丸で囲った部位がエクリン腺であるが，アポクリン腺は分泌部全体も大きく，腺腔も広いのが明らかである．また，アポクリン腺のほうが好酸性が強く，HE染色ではっきりとみえる．このため，弱拡大でもアポクリン腺の存在はすぐに目に飛び込んでくる．慣れれば①の図でもその存在がわかるくらいである．

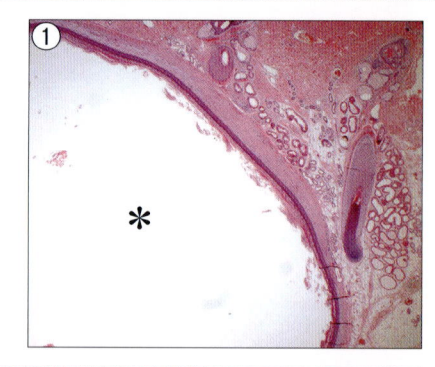

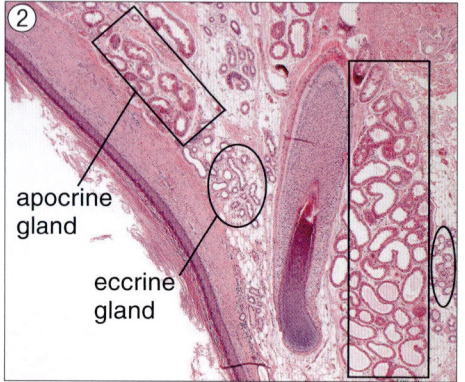

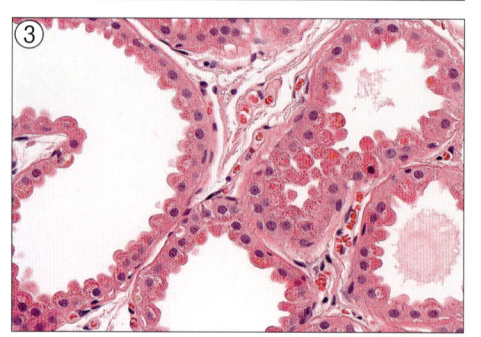

ポイント

アポクリン腺……
- エクリン腺が身体のどの部位にも分布するのに対し，アポクリン腺は外耳道，眼瞼，乳輪，腋窩，臍囲，肛門周囲など特定の部位に分布する．
- エクリン汗腺より分泌部が大きく，腺腔も広い．
- 好酸性の顆粒状の胞体をもつ単層の腺細胞と，筋上皮細胞よりなる．
- 管腔側に細胞質が突出し，ちぎれるようにして，細胞質内の物質が分泌される断頭分泌の様式をとる．
- 導管は毛包内へ開口する．

即答 組織診断！ Question 40

問題① 矢印aで示す像を何というか？
問題② そのような像はどのような上皮でみられるか？
問題③ 矢印bで示す細胞を何というか？

（下の図は上の図の管腔構造の一部を拡大したものである）

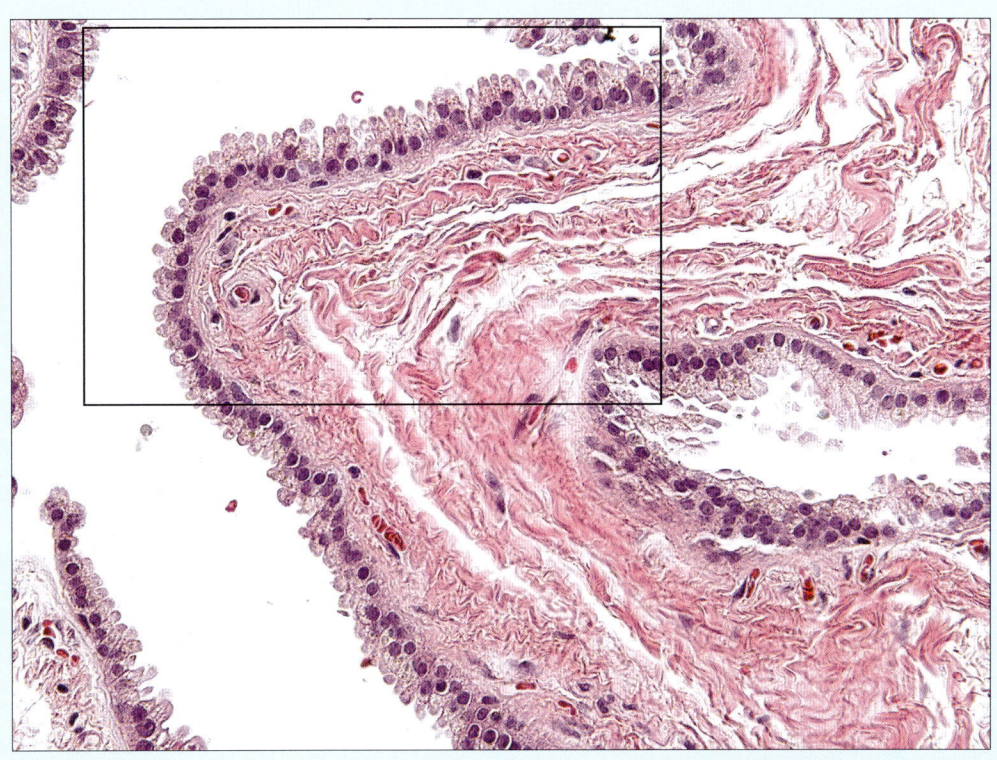

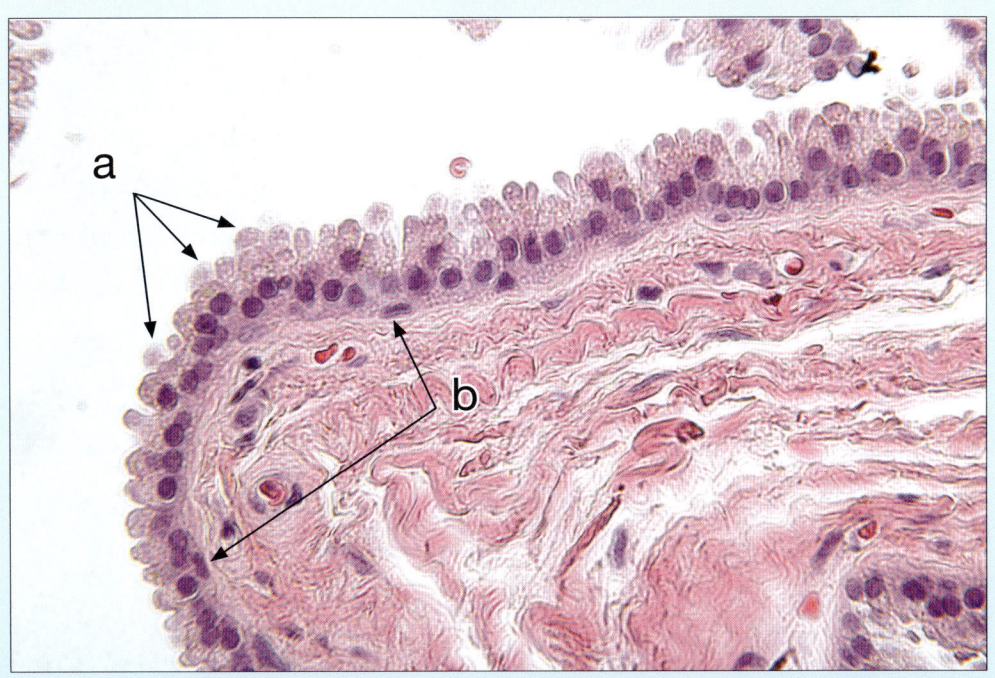

Answer 40

解答① 断頭分泌 decapitation secretion, アポクリン分泌 apocrine secretion
解答② アポクリン（腺）上皮 apocrine epithelia
解答③ 筋上皮細胞 myoepithelial cell

1. 細胞の管腔側の面が内腔に突出して，細胞質がちぎれるように放出される分泌様式をとる．これを**断頭分泌**という．**アポクリン上皮の特徴**である．この内腔に突出している部分を**アポクリンスナウト apocrine snout**という．

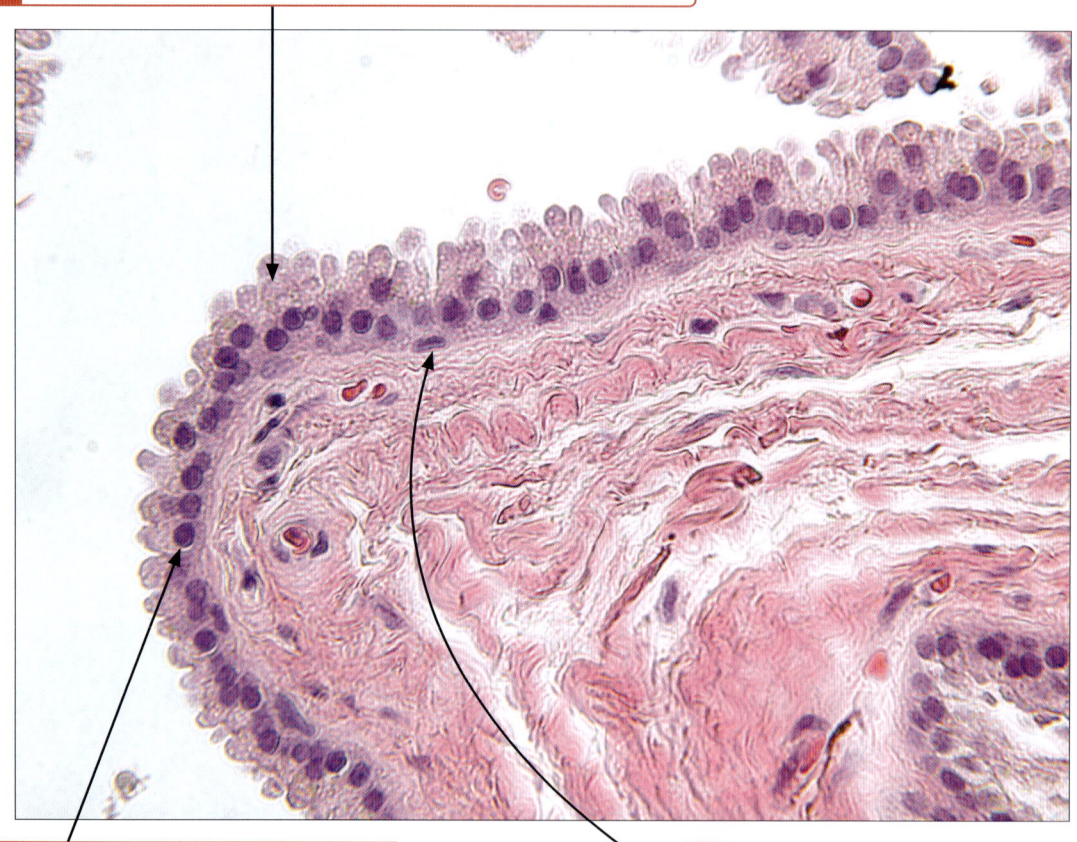

2. アポクリン上皮は大型の円柱状の細胞で，核は類円形である．

3. 上皮と基底膜の間には扁平な筋上皮細胞が介在する．

※ちなみにこの写真は，眼瞼付近に生じたapocrine cystadenomaの一部です．

ポイント

アポクリン腺……

- 腋窩，乳輪，恥丘，外陰，肛囲（これらはPaget病の発生する部位である），外耳道，眼瞼に分布（⟵⟶エクリン汗腺は全身に分布）．
- 毛嚢に開口する（⟵⟶エクリン汗腺は表皮に開口）．
- 断頭分泌を示し，これがアポクリン汗腺（への分化）の指標となる．
- 免疫染色でGCDFP-15陽性となる．

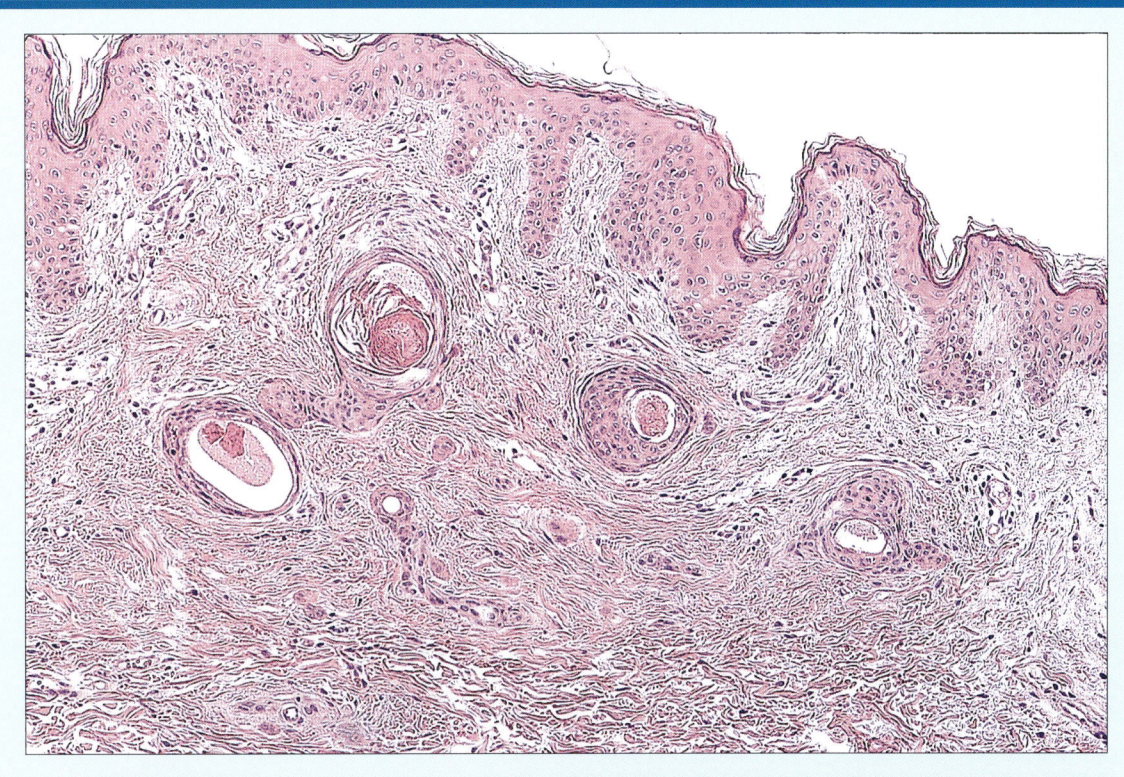

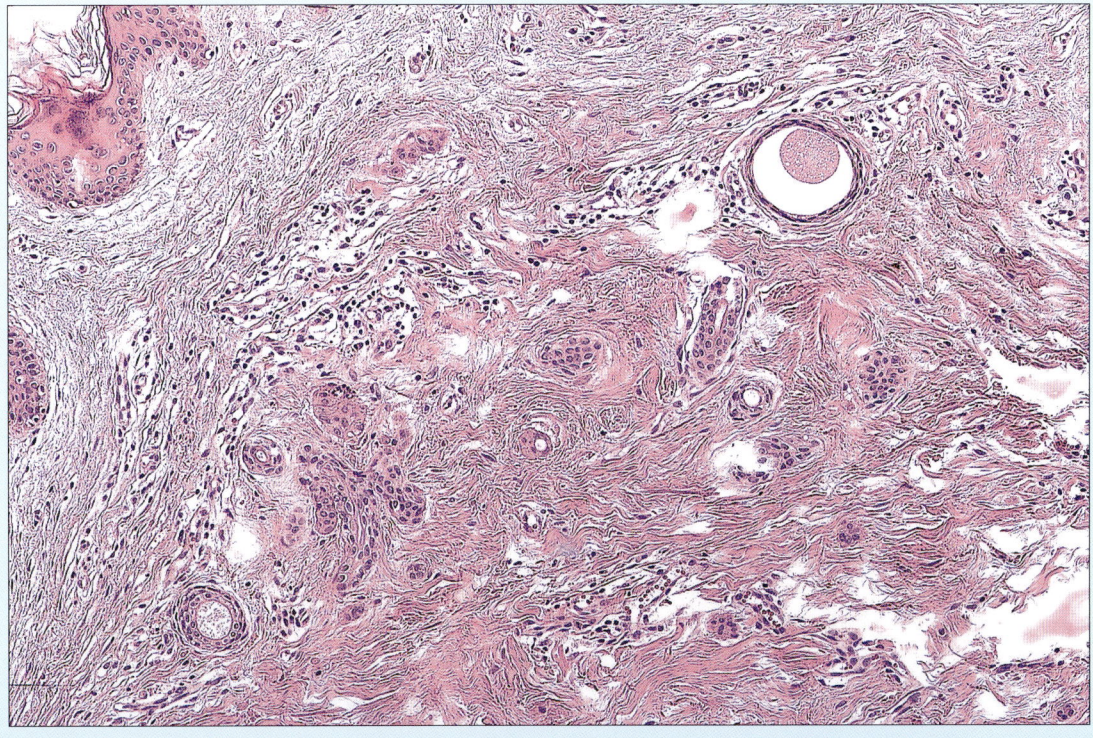

Question 41

問題① この疾患は何か？

解答① 汗管腫 syringoma

1 真皮上層〜中層に管腔形成を示す小胞巣がある（→）．管腔は大部分が二層の細胞よりなっている．一部の胞巣では管腔を取り巻く上皮が一極で多層化して厚くなったり，短い尾のように飛び出した形をしている．管腔内に好酸性物質を入れているものもある．

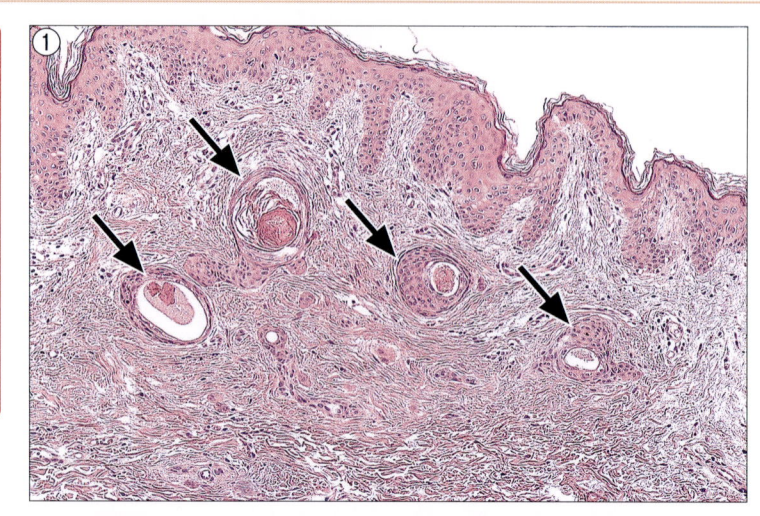

2 別の部位では，管腔を作らない胞巣も混じっている（▶）．また，周囲の間質の線維化が目立つ．

下の **ポイント** に述べる特徴より，汗管腫と診断できる．

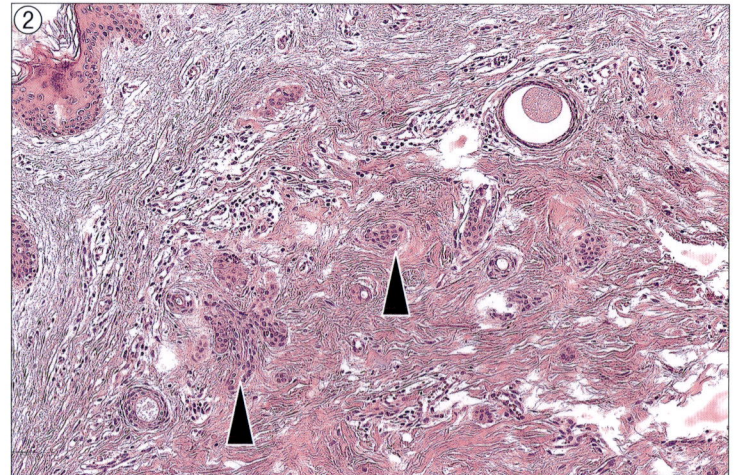

ポイント

汗管腫……

- エックリン真皮内導管の限局性増殖とその周囲の結合織の増殖よりなる腫瘍である．
- 臨床的には，多発する直径1〜3mmほどの，常色，黄色，褐色や淡紅色の小結節である．
- 眼瞼や頬部に生じることが多いが，額部，胸部，腹部や，背部，腋窩，外陰部などにも生じうる．
- 病理組織学的には，真皮上層〜中層に小さな胞巣が多数形成され，管腔形成を示す．管腔を形成する上皮が一部で厚くなり，中には短い尾のように飛び出す．これは「おたまじゃくし様（tadpole-like）」もしくは「コンマ状（comma tail）」と形容され，特徴的である．管腔内に好酸性物質を入れることもある．管腔を形成しない胞巣も混じる．周囲の間質は線維化する．

Question 42

問題① 全体がaのような病変にbやcのような部分がみられる．
この病変は何か？

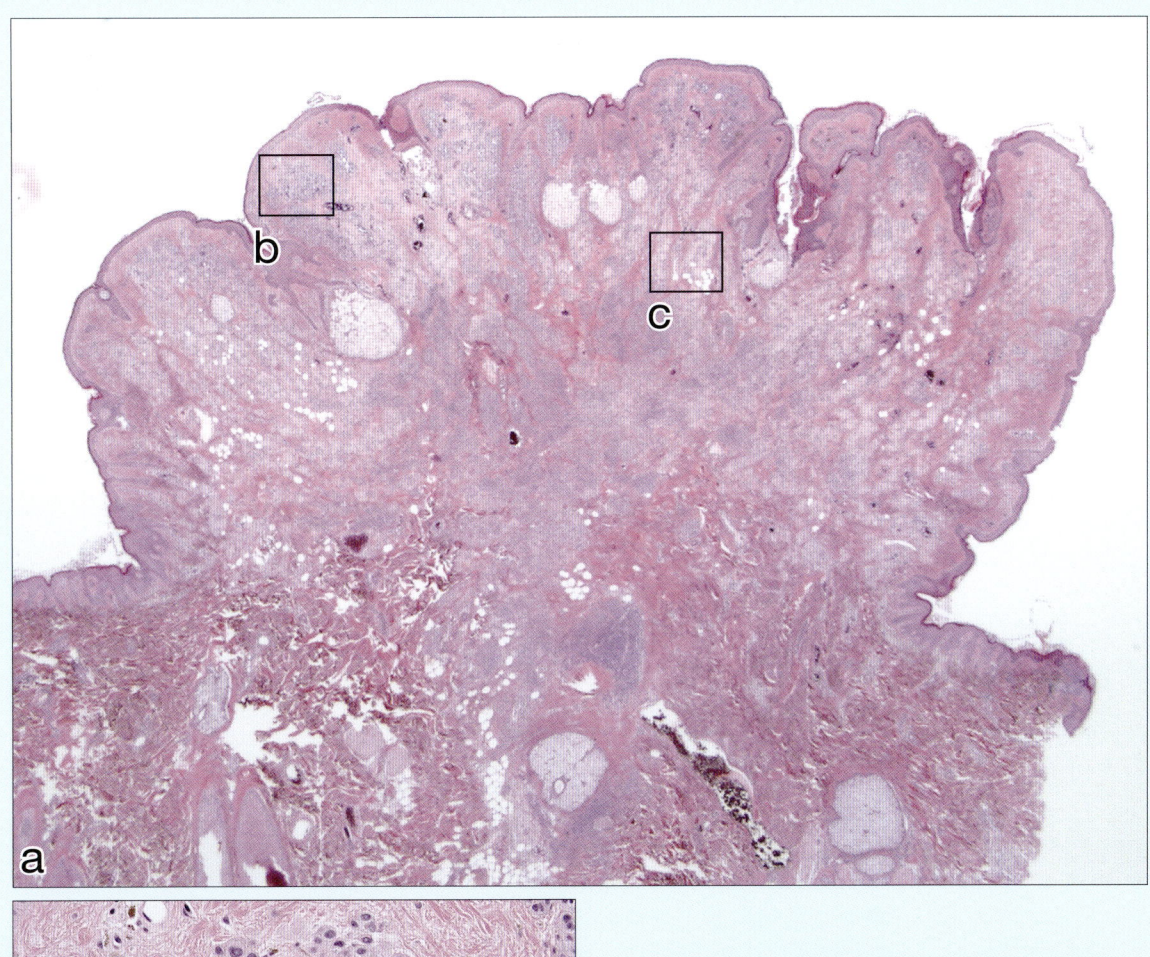

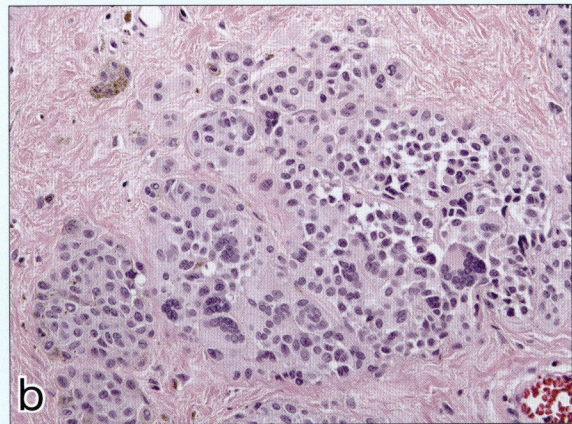

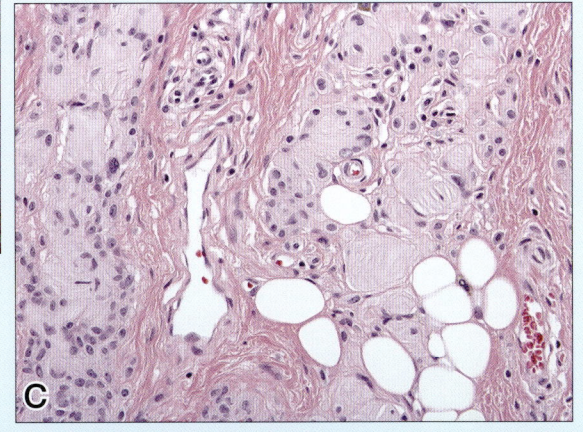

解答① 色素細胞母斑 pigment cell nevus/melanocytic nevus

1. 弱拡大でみると広基有茎性で乳頭状の結節である．

2. 一部に淡紅色の胞体を有する丸い（立体的に考えると立方体〜球形の），大きさや形の均一な細胞がみられる．これは通常の母斑細胞である．

3. この病変は色素細胞母斑であることがわかる．弱拡大の全体像も矛盾しない．

4. 色素細胞母斑の母斑細胞には，さまざまなバリエーションがみられることに留意する．

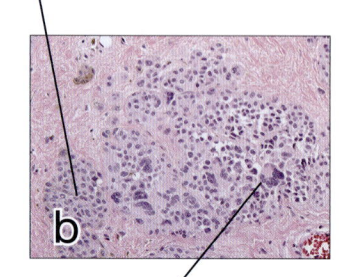

5. **母斑巨細胞**：多核の大きな母斑細胞である．核は数個のものから多数の核をもつものまである．異型細胞と思わないように注意．

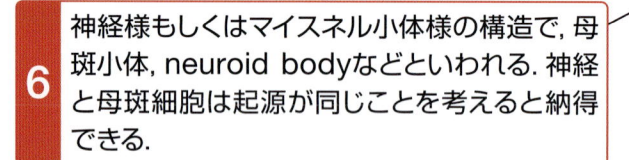

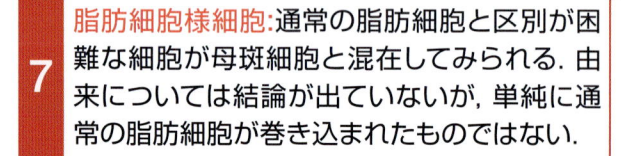

6. 神経様もしくはマイスネル小体様の構造で，母斑小体，neuroid body などといわれる．神経と母斑細胞は起源が同じことを考えると納得できる．

7. **脂肪細胞様細胞**：通常の脂肪細胞と区別が困難な細胞が母斑細胞と混在してみられる．由来については結論が出ていないが，単純に通常の脂肪細胞が巻き込まれたものではない．

8. 実は，この組織の他の部分にはこのような典型的な母斑細胞の胞巣がみられる（d, e）．

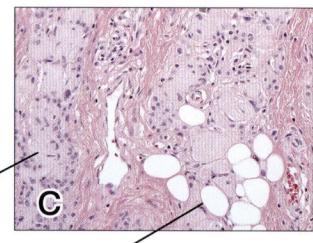

［参考：d, e］

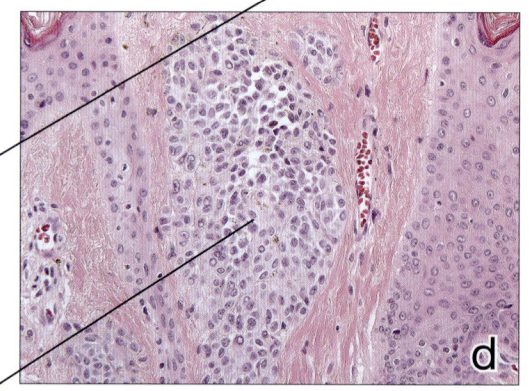

ポイント

色素細胞母斑……

- 上記のように母斑細胞にはバリエーションがあることを認識したうえで，通常の母斑細胞がみられれば，色素細胞母斑と診断する．

参考文献　勝俣道夫：日皮会誌 118: 1483, 2008

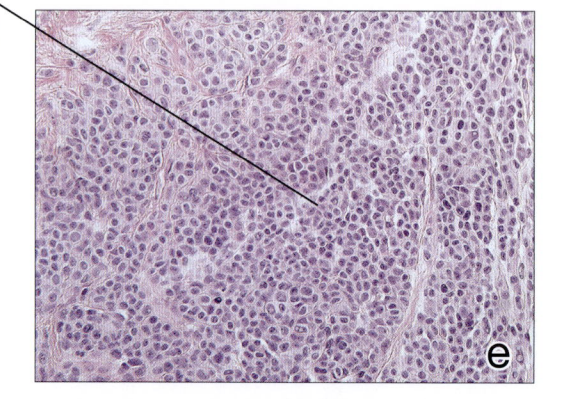

即答 組織診断！ Question 43

問題① この疾患は何か？

問題② 矢印（→）は何という細胞か？

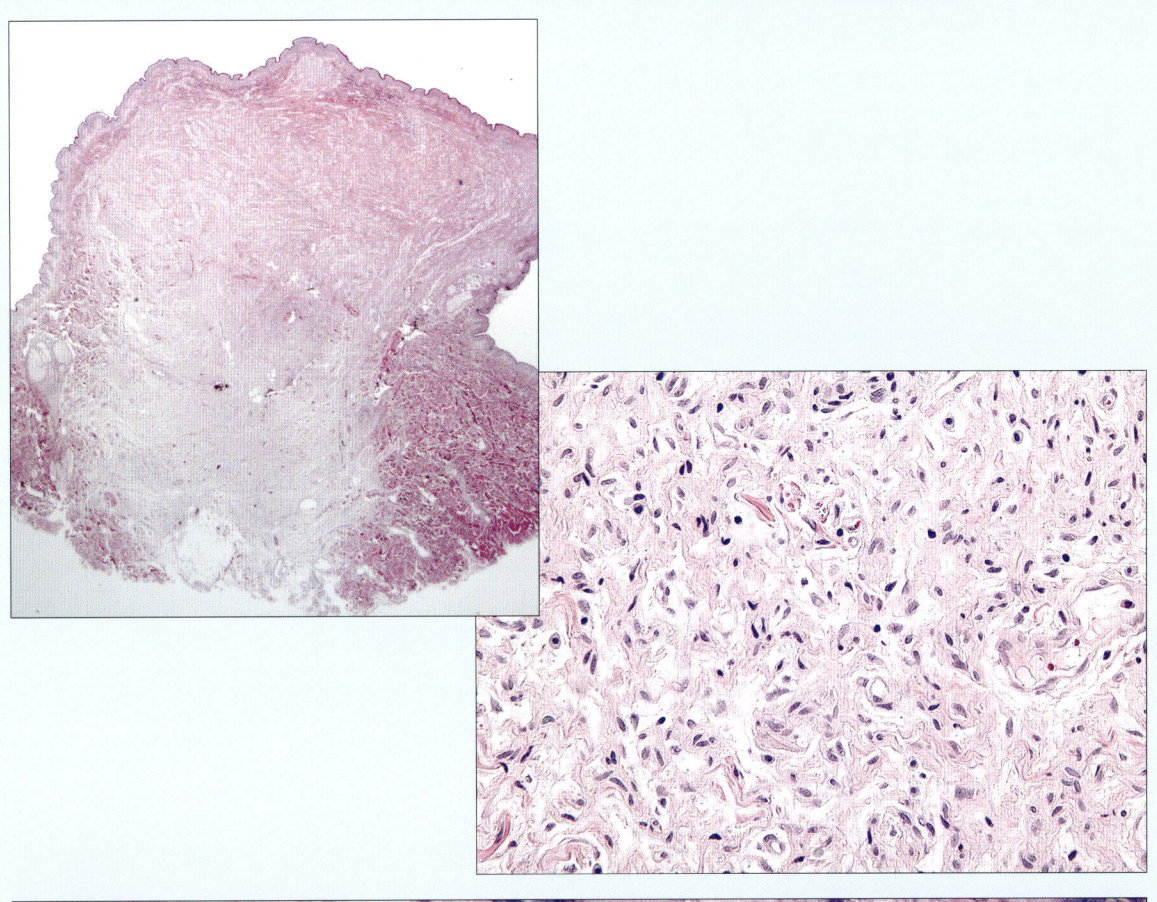

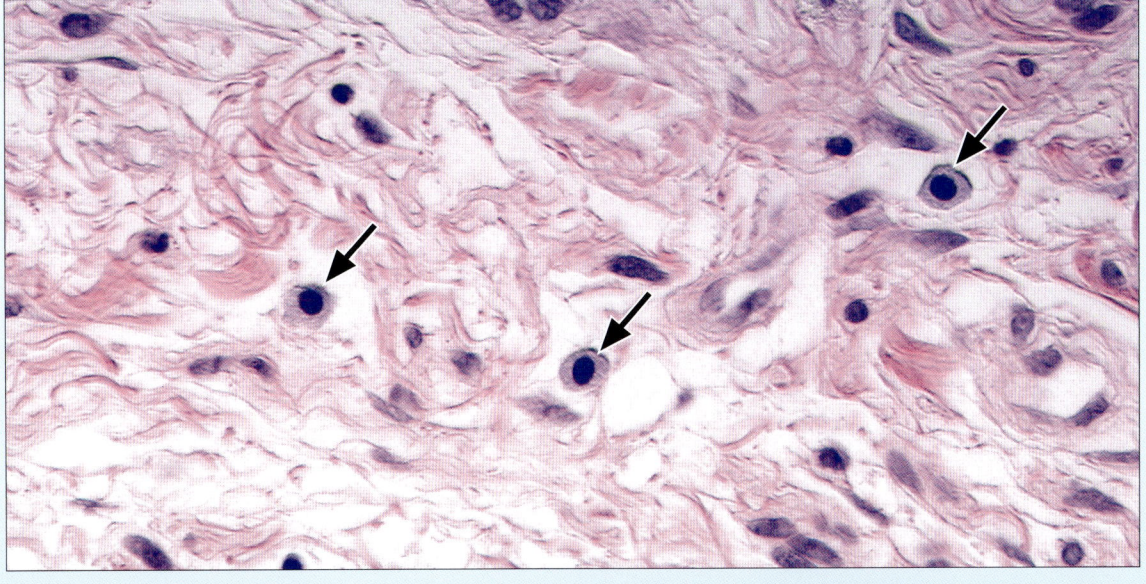

Answer 43

解答① 神経線維腫 neurofibroma
解答② 肥満細胞 mast cell

1. 被膜はないが，境界が比較的明瞭な膨張性増殖を示す．
2. 腫瘍内部は比較的均一である． 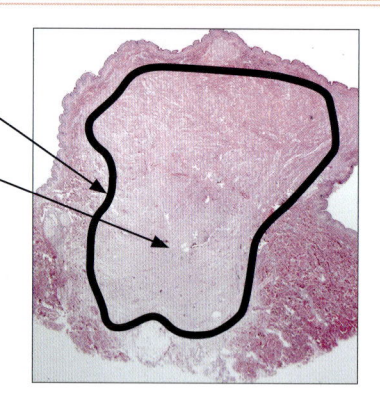
3. 繊細な線維性成分が波状・渦状に走り，その中に増殖する紡錘形細胞からなる．
4. 紡錘形細胞は，短紡錘形で，核は勾玉（まがたま）様に彎曲する傾向がある．
5. 毛細血管（▶）や肥満細胞（→）を認めることが比較的多い．

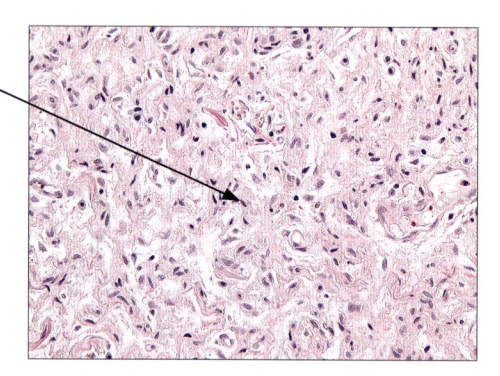

肥満細胞：胞体は円形に近く，中心に好塩基性の丸い核があり（「目玉焼き」と称される），細胞質は豊富で，HE染色でもやや紫色にみえる（顆粒を反映しており，強拡大でみると光学顕微鏡でもツブツブしてみえる）．

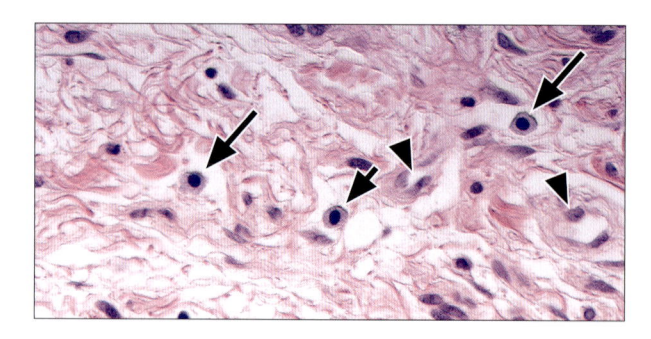

ポイント

神経線維腫……

- 皮膚の末梢神経腫瘍の中では多くみられる．
- 軟らかい皮内腫瘍（皮下に及ぶこともある）で，ドーム状隆起や広基有茎性の小結節になることが多い．
- 多発するときはレックリングハウゼン病も考える必要がある．
- 紡錘形細胞は実は単一ではなく，シュワン（Schwann）細胞，線維芽細胞，神経周膜細胞で構成される．

Question 44

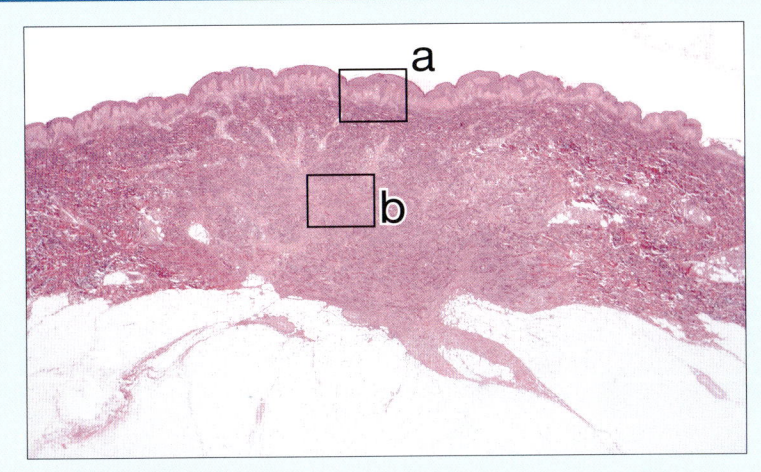

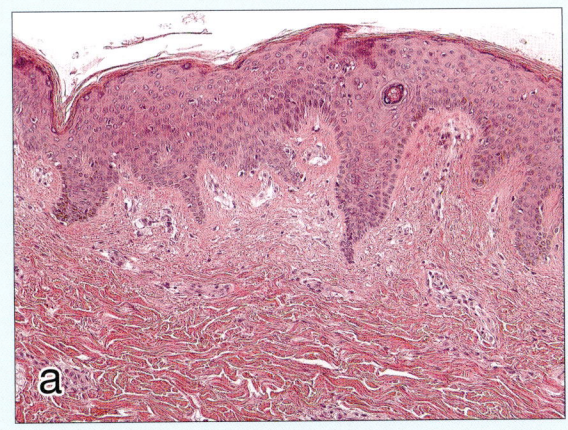

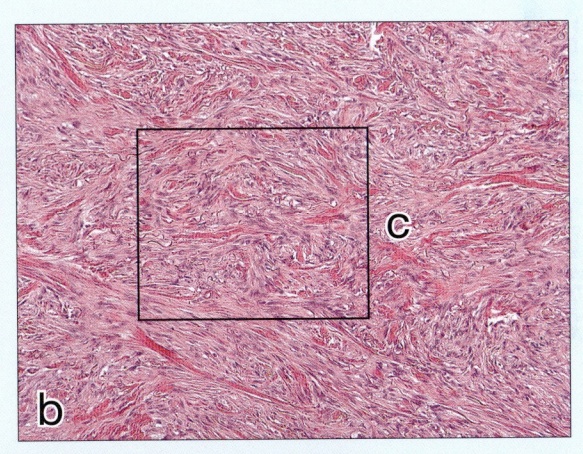

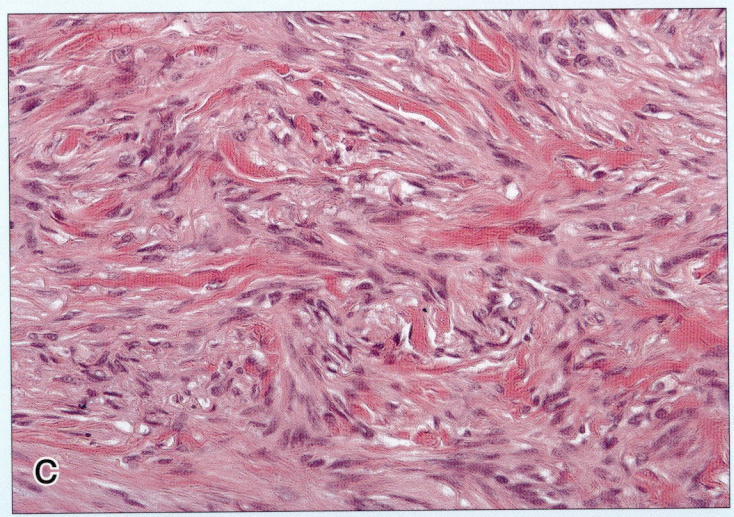

問題① この疾患は何か？

解答① 皮膚線維腫 dermatofibroma

1. 真皮に境界明瞭な結節状の病変が形成されている．

2. 脂肪織へも浸潤しているが，隔壁に沿って圧排性に入っているだけである．
   ※強拡大でみると一見境界不明瞭にみえるが，この弱拡大でみると境界明瞭である．この境界明瞭であるという点が皮膚線維腫（DF）の診断に重要である．隆起性皮膚線維肉腫（DFSP）では弱拡大でも境界は不明瞭であり，脂肪織へも蜂の巣状に脂肪細胞間に分け入るように浸潤する．

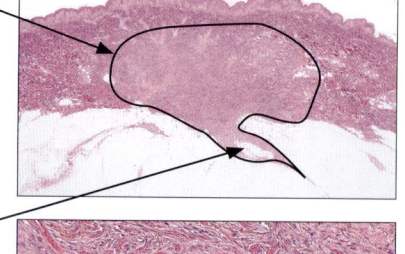

3. 中拡大でみると，配列に一定の流れ・規則があるようにみえる．
   ※ただし，DFSPのときにみられるstoriform patternほどの規則性はない．

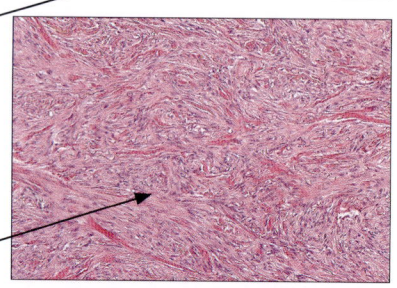

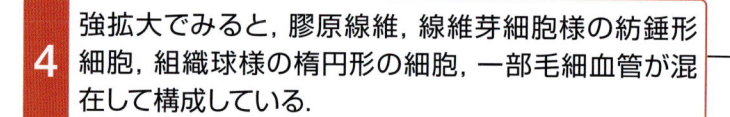

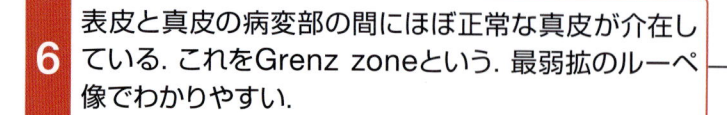

4. 強拡大でみると，膠原線維，線維芽細胞様の紡錘形細胞，組織球様の楕円形の細胞，一部毛細血管が混在して構成している．

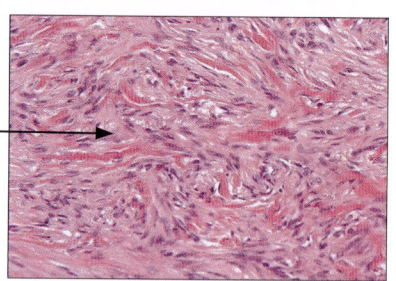

5. 病変直上の表皮は肥厚してbasal pigmentationがみられる．

6. 表皮と真皮の病変部の間にほぼ正常な真皮が介在している．これをGrenz zoneという．最弱拡のルーペ像でわかりやすい．

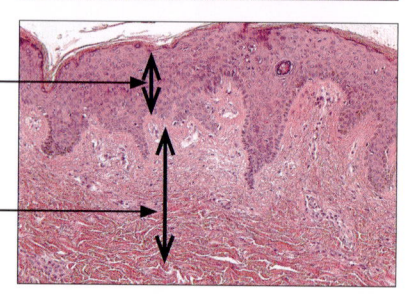

ポイント

皮膚線維腫……

- 褐色調で，弾性硬の，軽度隆起した皮内結節である．
- 線維芽細胞様細胞〜組織球様細胞，膠原線維，血管内皮が増殖して，真皮に結節状の病変を形成する．
- これらの構成要素の割合は症例によって異なるため，組織像はvariationがある．
- 免疫組織学的にfactor XIIIa陽性である．一方DFSPではCD34陽性である．ただし，DFでも一部CD34陽性となることもあり，免疫染色だけで鑑別してはならない．HEの所見が大切である．

Question 45

問題① この疾患は何か？

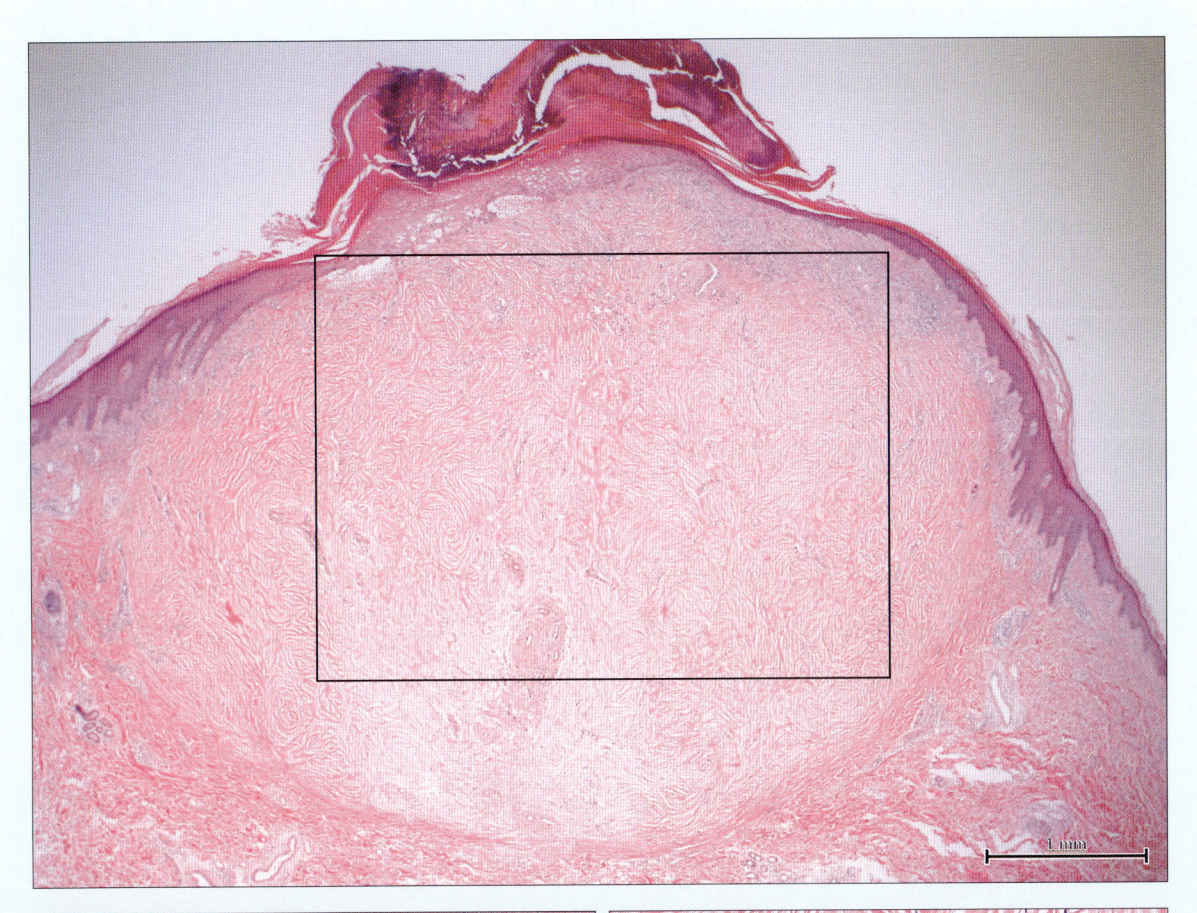

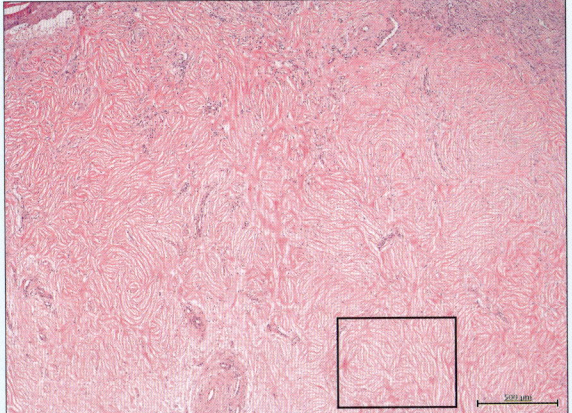

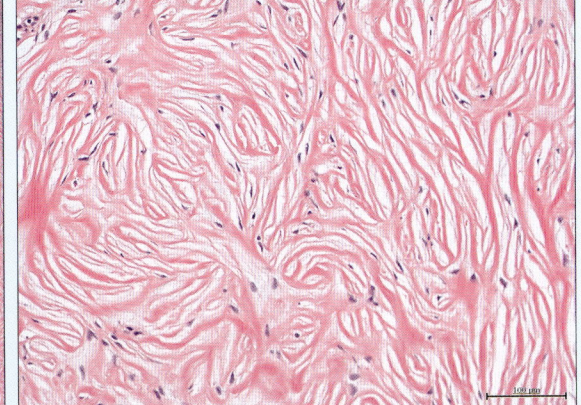

解答① 硬化性線維腫 sclerotic fibroma

1 境界明瞭な皮内結節である．境界の明瞭さは，弱拡大で全体をみて判断するのがコツ．

2 中拡大でも，規則正しい特徴的な配列を呈していることがわかる．

3 さらに拡大すると，硝子化した膠原線維が唐草模様状*に配列している．細胞成分はきわめて少ない．

＊「渦巻き状」や「タマネギの断面状」など，いろいろな表現がなされていますが，私は個人的には唐草模様に一番近いと思うのですが，いかがでしょうか？

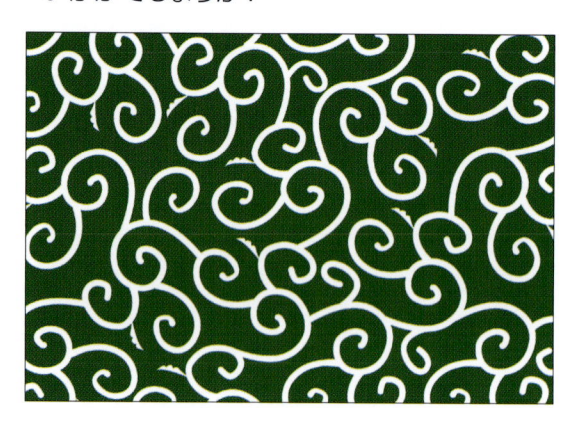

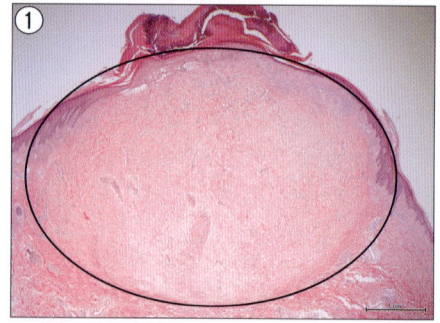

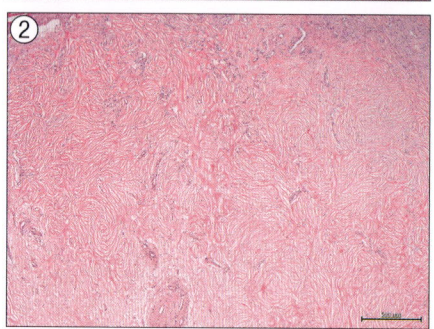

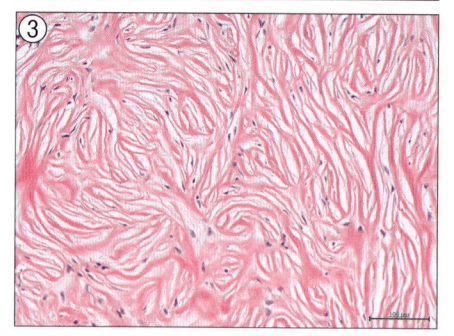

ポイント

硬化性線維腫 sclerotic fibroma……

- 中年の頭頸部や手指に好発する，通常単発で弾性硬の結節である．
- 光沢のある常色の結節で，あまり特徴はなく臨床診断はむずかしいことが多いが，組織像はきわめて特徴的である．
- 組織学的には真皮内の境界明瞭な結節状の病変で，硝子化や膨化した膠原線維が渦巻き状，タマネギの断面状を呈し，その線維間に空隙のある特異な配列を示す（文字で説明するのはむずかしいが，組織像を一度みれば忘れない）．細胞成分は乏しい．
- 発症機序としては，増殖能をもった真の腫瘍とする説や，dermatofibromaなどの腫瘍の変性した終末像をみているとする説などがある．

参考文献　宮本明栄ほか：皮膚臨床 52: 873, 2010

Question 46

問題① この疾患は何か？

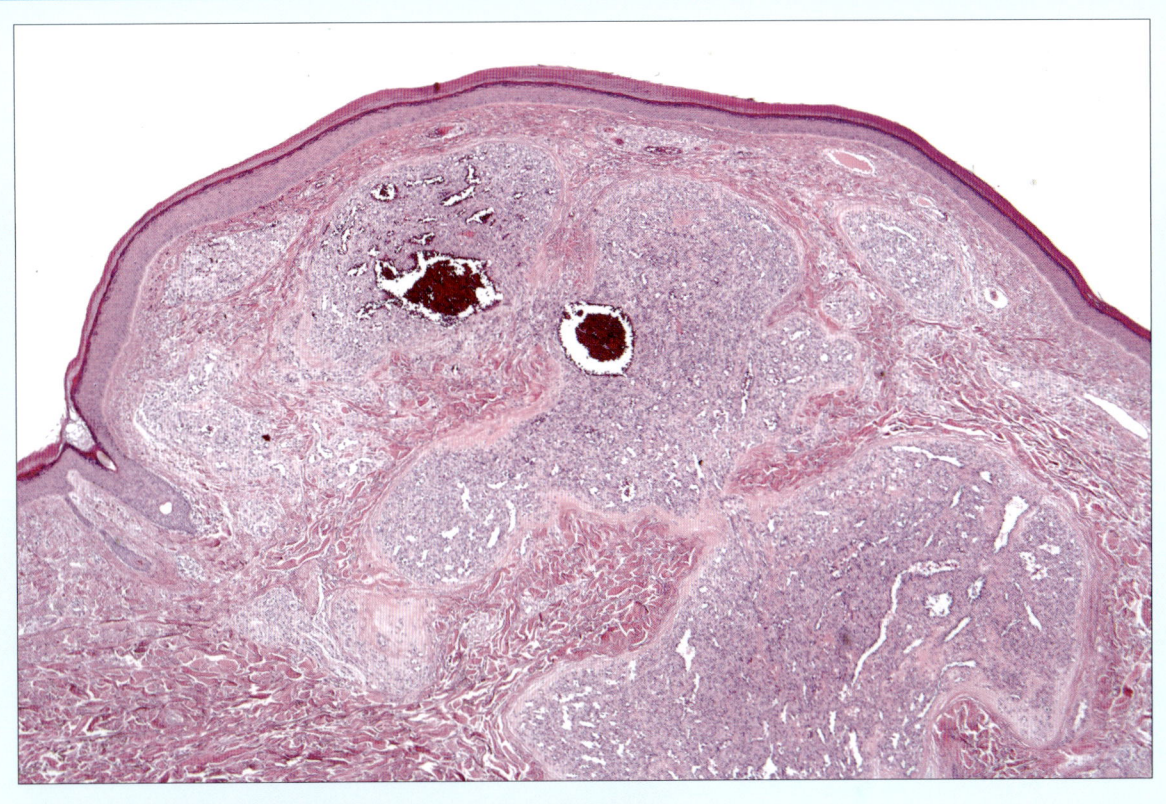

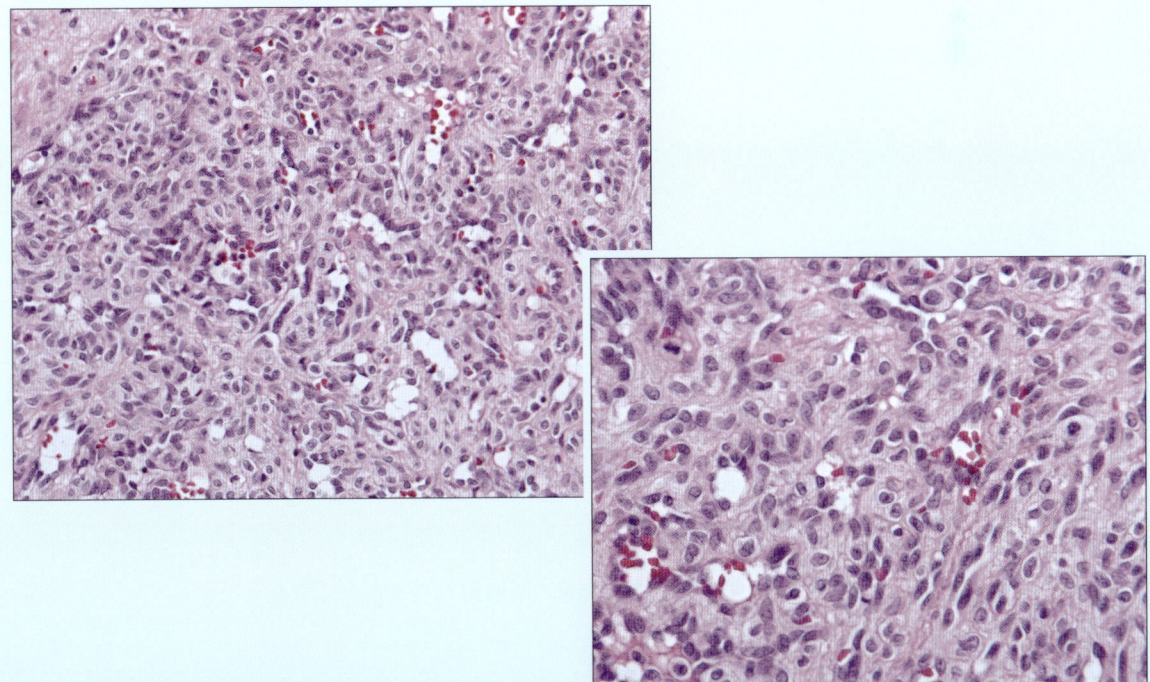

Answer 46

解答① 血管拡張性肉芽腫 granuloma teleangiectaticum
（同義語：化膿性肉芽腫 pyogenic granuloma）

1 全体像は境界明瞭．

2 病変は真皮上層にある．

3 分葉状の胞巣からなっている．

4 胞巣内に大小多数の管腔が形成され，中に赤血球を入れている．すなわち血管であることがわかる．

5 増殖している細胞は血管内皮細胞である．すなわち毛細血管の増生である．

6 血管腔は円形のものからかろうじて血管腔を形成している裂隙状のものまである．

7 内皮細胞の核は腫大し，大きく，血管腔内に突出する．

この症例では明らかではないが，

参考 全体を表皮突起が延長して取り囲む，いわゆるepidermal collarette（表皮襟）のみられることが多い．

参考 間質は繊細な膠原線維で浮腫性である．

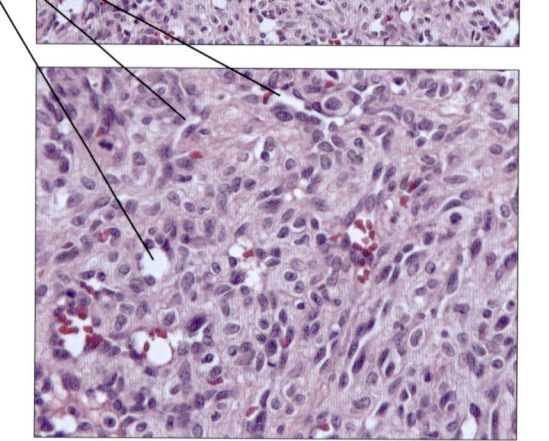

ポイント

血管拡張性肉芽腫……
- 手指に好発する．
- 易出血性の紅色の大豆大程度の結節で，半球状隆起，広基有茎性などを呈する．
- 外傷が契機になることがある．
- 反応性の血管増殖であり，真の腫瘍ではない．

Question 47

問題① この疾患は何か？

問題② 上の図の拡大像である．aのような細胞を何と呼ぶか？

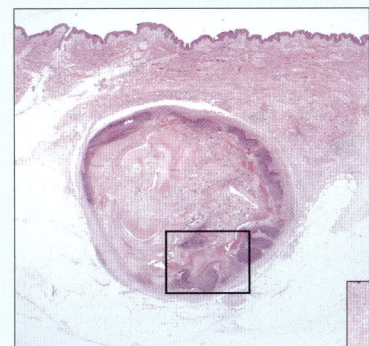

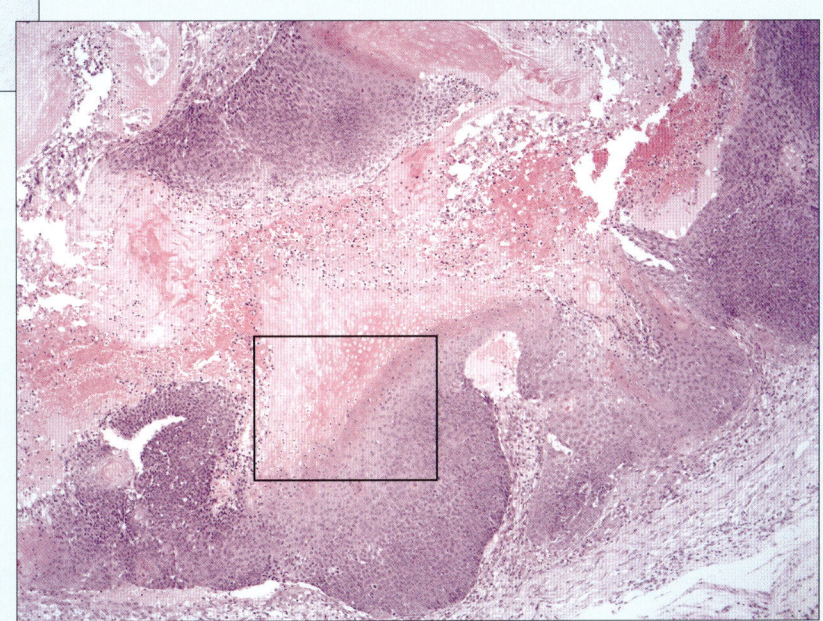

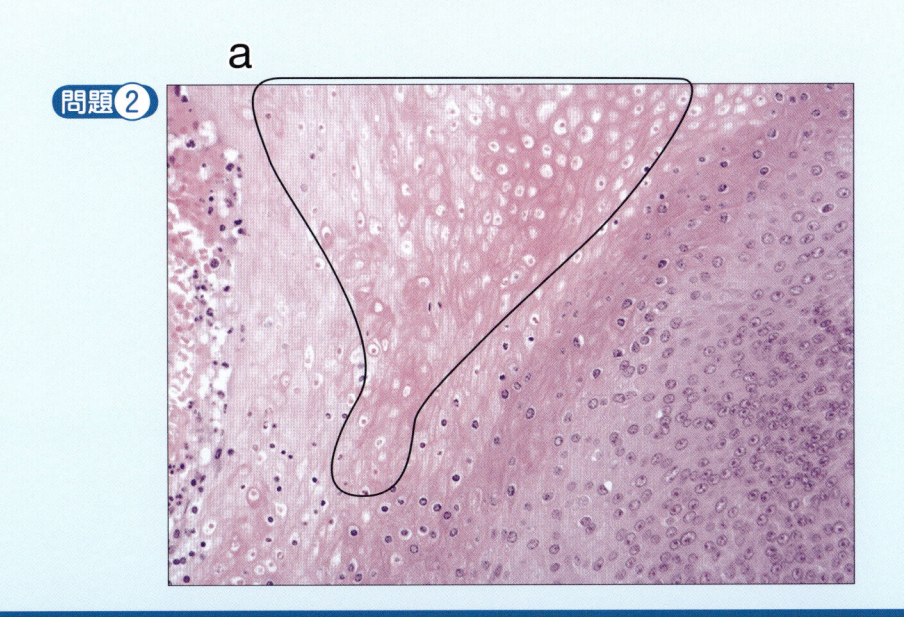

Answer 47

解答① 石灰化上皮腫 calcifying epithelioma
解答② 陰影細胞 shadow cell

1 真皮深層から皮下組織にかけて，境界明瞭な結節状の病変が形成されている．この拡大でも，好塩基性の強いところと好酸性の部分があるのがわかる．

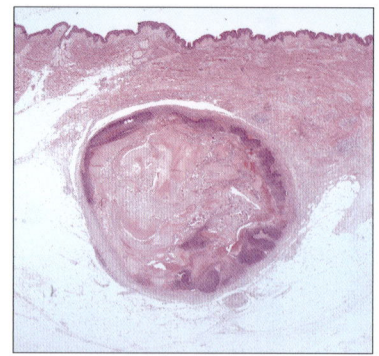

2 好塩基性の強い部分から徐々に好酸性の部分へ移行している．

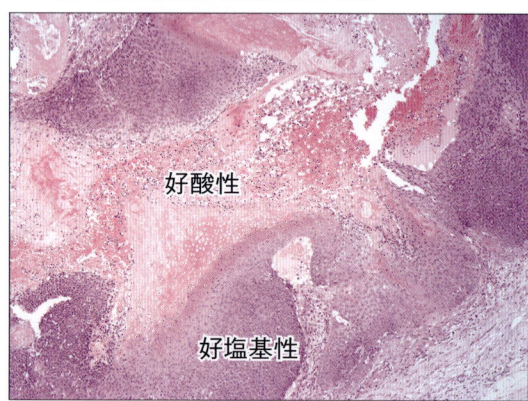

3 腫瘍胞巣は2種類の細胞で構成される．ひとつは，類円形の核を有する好塩基性の細胞で密に増殖し，細胞の境界は不明瞭である．これを好塩基性細胞（basophilic cell）という．もう一つは好酸性の胞体を有し，核が抜けて空胞状を呈する陰影細胞（shadow cell）である．これらの細胞の間には移行像がある．

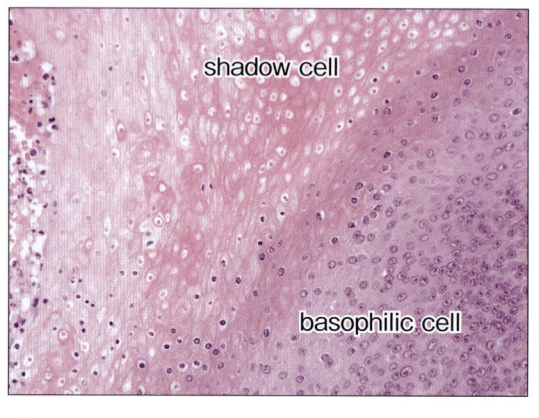

陰影細胞の部分などに石灰化を生じてHE染色では濃い紫色の無構造物質としてみられることがある．また，間質に異物反応（異物肉芽腫：組織球，異物型巨細胞）がみられることが多い．

ポイント

石灰化上皮腫……
- 好塩基性細胞，陰影細胞という組み合わせ，それぞれの細胞の独特の形態・色調を覚える．
- 石灰化上皮腫は，毛母細胞に関連する腫瘍である．その意味でpilomatricoma, pilomatrixomaともよばれる．

即答 組織診断！ Question 48

問題① この組織に塊状にみられるものは何か？

問題② それを確認する特殊染色をあげよ．

問題③ その染色で何色に染まるか？

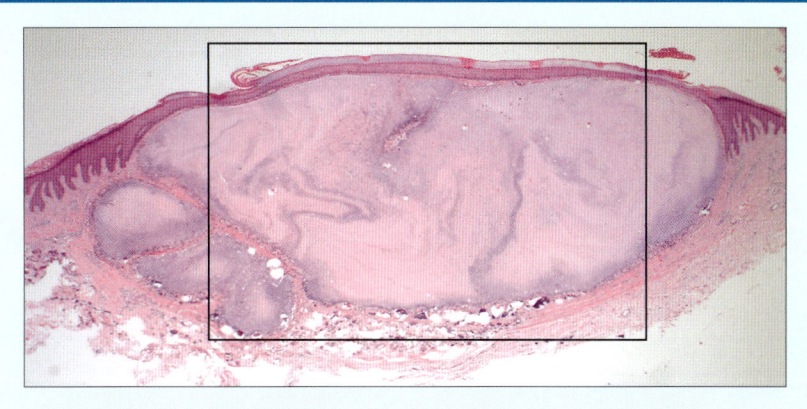

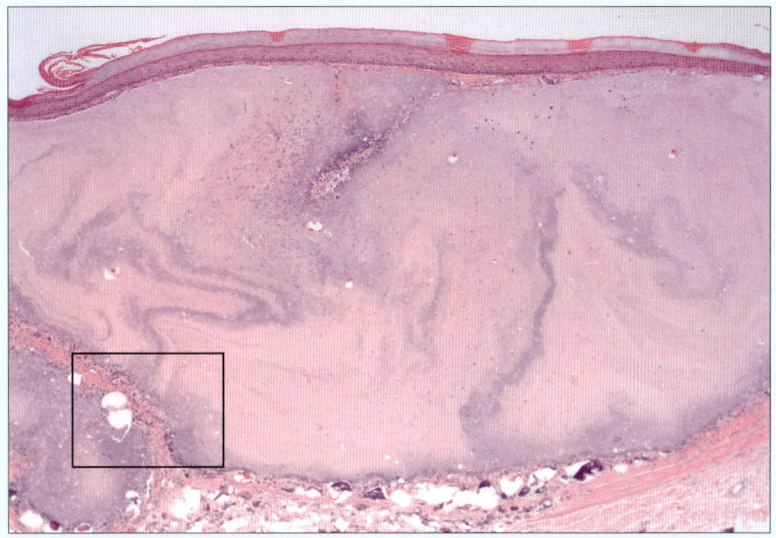

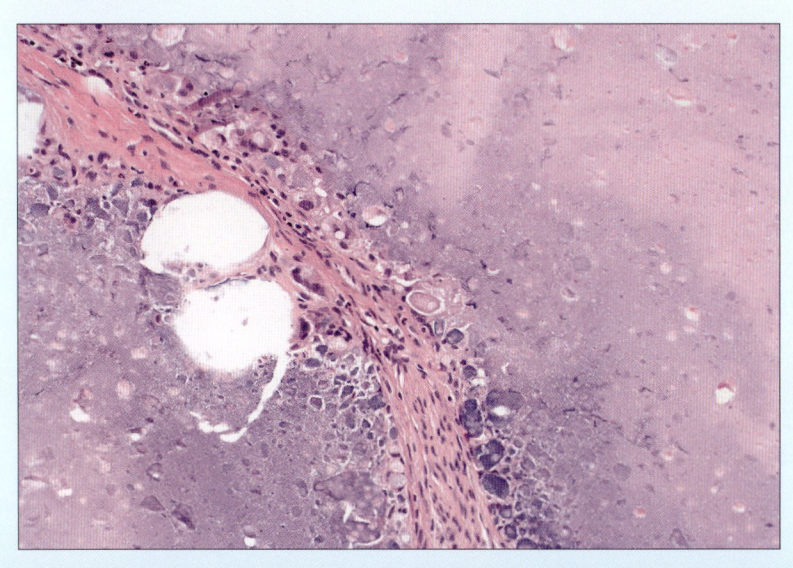

Answer 48

- **解答①** 石灰化（石灰沈着）calcinosis
- **解答②** コッサ染色 von Kossa stain
- **解答③** 黒色 black

1 真皮に境界明瞭な塊状の病変がある．（中央は染まりが悪いが周囲は）HE染色で好塩基性に染まっている．

2 拡大を上げると，比較的均一な病変であることがわかる．

3 さらに拡大を上げると，この病変には細胞成分が含まれず，無構造な物質であることが判明する．また，HE染色で好塩基性に染まっている．

このような物質は多くの場合，石灰沈着である．コッサ染色を行い，黒染することを確認する．（ただし，多くの場合は石灰沈着が自明のため行わないことの方が多い）

※ 表皮下に石灰沈着の結節があり，細胞成分はみられないことから，subepidermal calcified noduleと診断できる．本症は小児の顔面に好発するが，四肢にも生じる．硬い結節で，浅い位置に石灰沈着があるため，黄白色に透見される．組織学的には，真皮に塊状の石灰沈着がみられ，多少の異物反応を伴う．

ポイント

石灰沈着……
- カルシウム塩はHE染色で好塩基性の無定形，顆粒状，塊状物質として観察される．

コッサ染色……
- 組織中のカルシウム塩に硝酸銀を作用させてカルシウムと結合している陰イオン（リン酸基・炭酸基）と銀を反応させ，生じたリン酸銀・炭酸銀を還元して黒く可視化する（銀が還元されて金属銀となると黒くなることを利用している）．

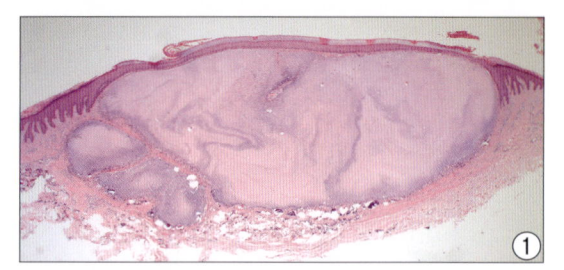

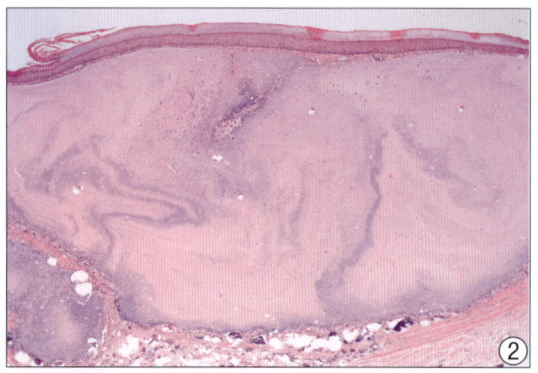

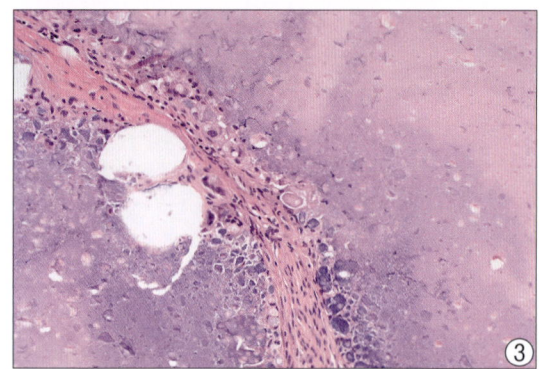

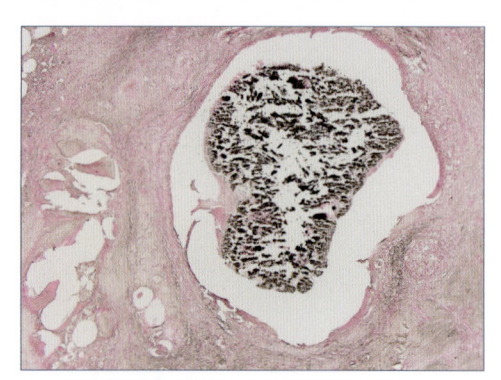

参考：コッサ染色で黒く染まった石灰沈着の像
（Visual Dermatology 2011年4月号「基本のPathology 45（石灰沈着）」p.420 図4より，今山修平先生の許可をいただき転載しました）

Question 49

問題① 矢印（→）のような細胞は何に分化しているか？
問題② この疾患は何か？

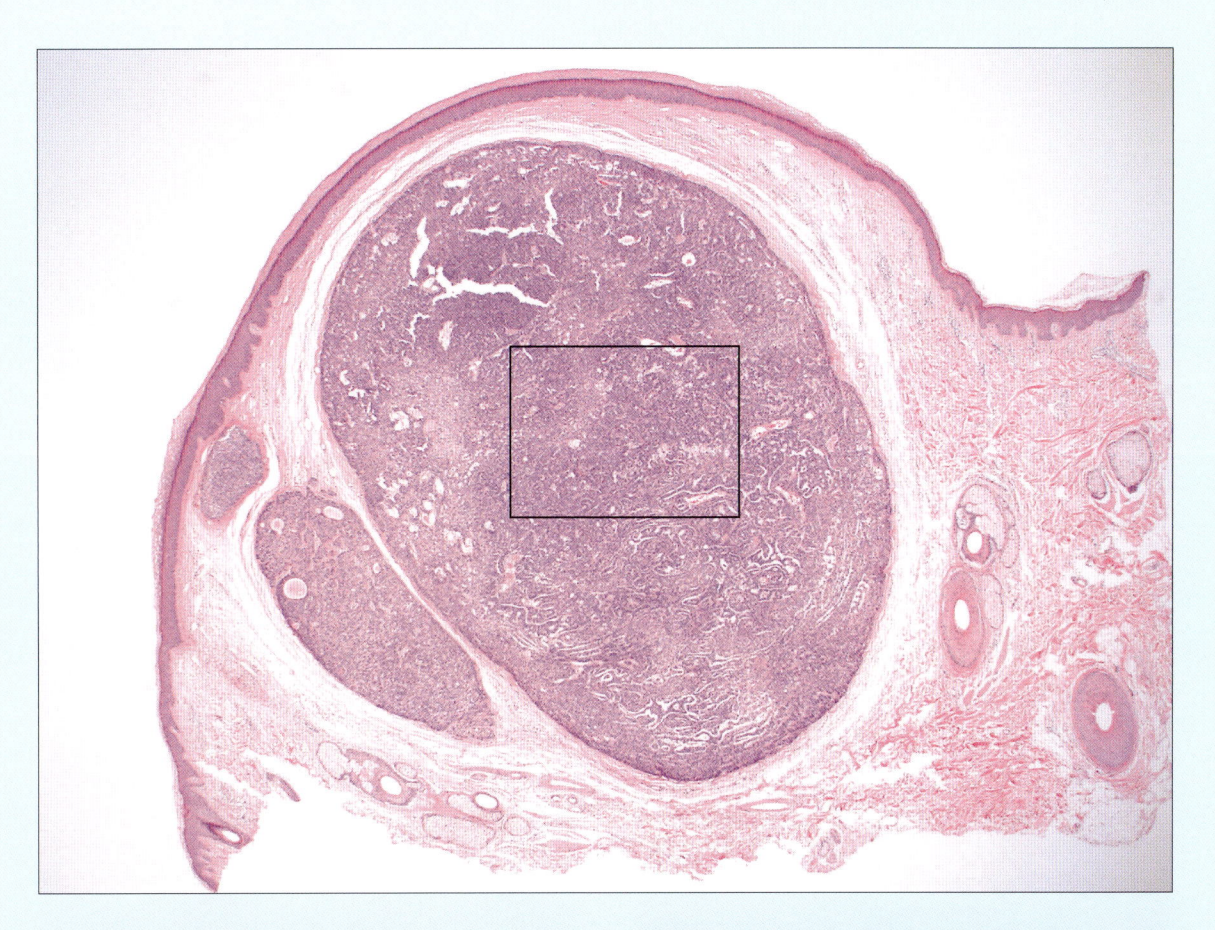

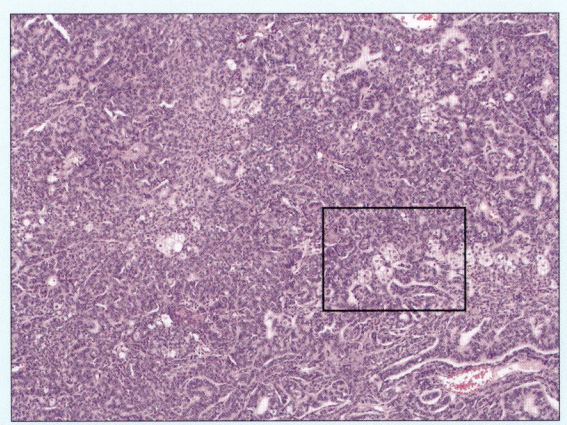

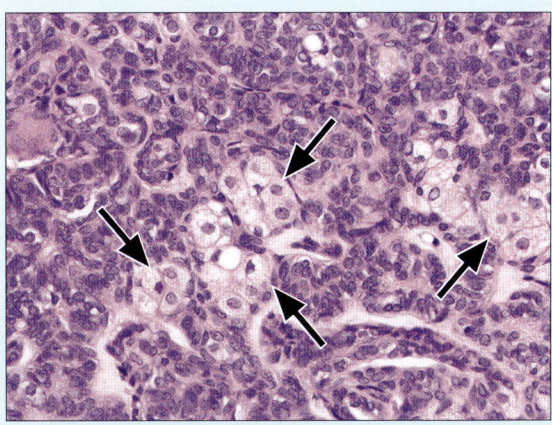

Answer 49

解答① 脂腺細胞 sebocyte
解答② 脂腺腫 sebaceoma

1 真皮内のきわめて境界明瞭な結節状の病変である．このシルエットをみただけでも良性の病変であると推測できる．弱拡大像をしっかりと観察することは大切である．

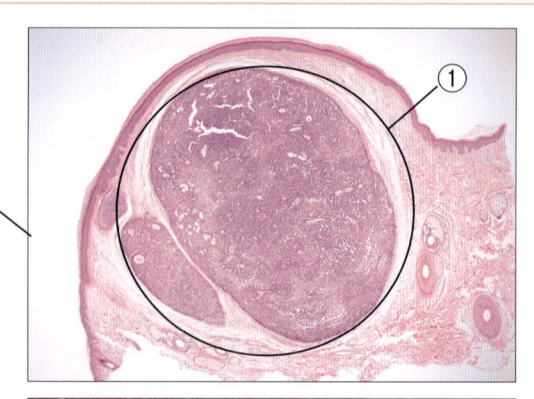

2 好塩基性の細胞に混じって，明るい胞体の細胞が散在している（→）．明るい細胞をみたら，「脂腺系かもしれない」と考えてみる．

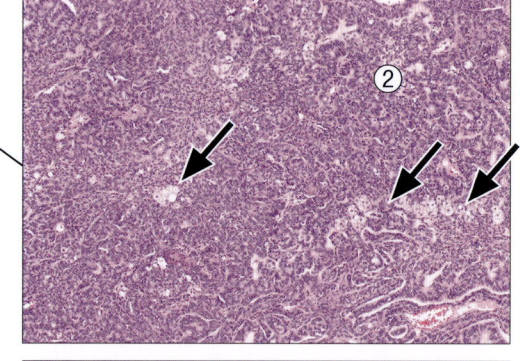

3 拡大すると，明るくみえている細胞は，細胞質が泡沫状で，核は中央に位置し，脂肪滴に押されるように存在する（→）．これは脂腺細胞への分化である．

4 その周囲にあって大部分を占める，胞体が小さく，好塩基性の核をもつ細胞は，（脂腺）胚細胞である．

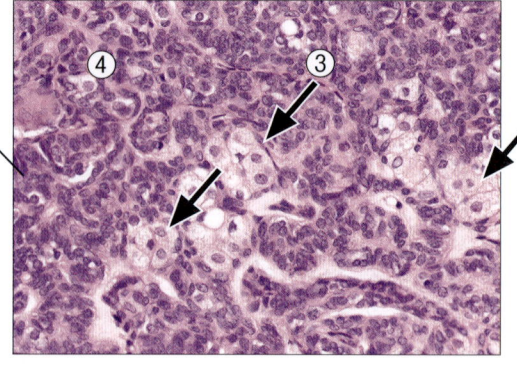

参考 正常な脂腺では，明るい脂腺細胞の周囲を取り巻くように胚細胞が位置している．

参照 ➡ Question 50 (p.118)

ポイント

脂腺腫 sebaceoma……

- 真皮内に主座を置く結節状の病変で，境界は明瞭である．
- 主として脂腺の胚細胞が増殖し，脂腺細胞への分化は個散在性または小集簇性にみられる．
- しばしば脂腺管への分化もみられる．
- 名前がよく似ているが，脂腺腺腫sabaceous adenomaでは，成熟した脂腺細胞が大多数を占め，胚細胞は周囲に位置するだけである．

参考文献 泉 美貴：みき先生の皮膚病理診断ABC ② 付属器系病変，秀潤社，東京，p.132-133, 2007.

即答 組織診断！ Question 50

問題① aおよびbの細胞をそれぞれ何というか？
問題② この疾患は何か？

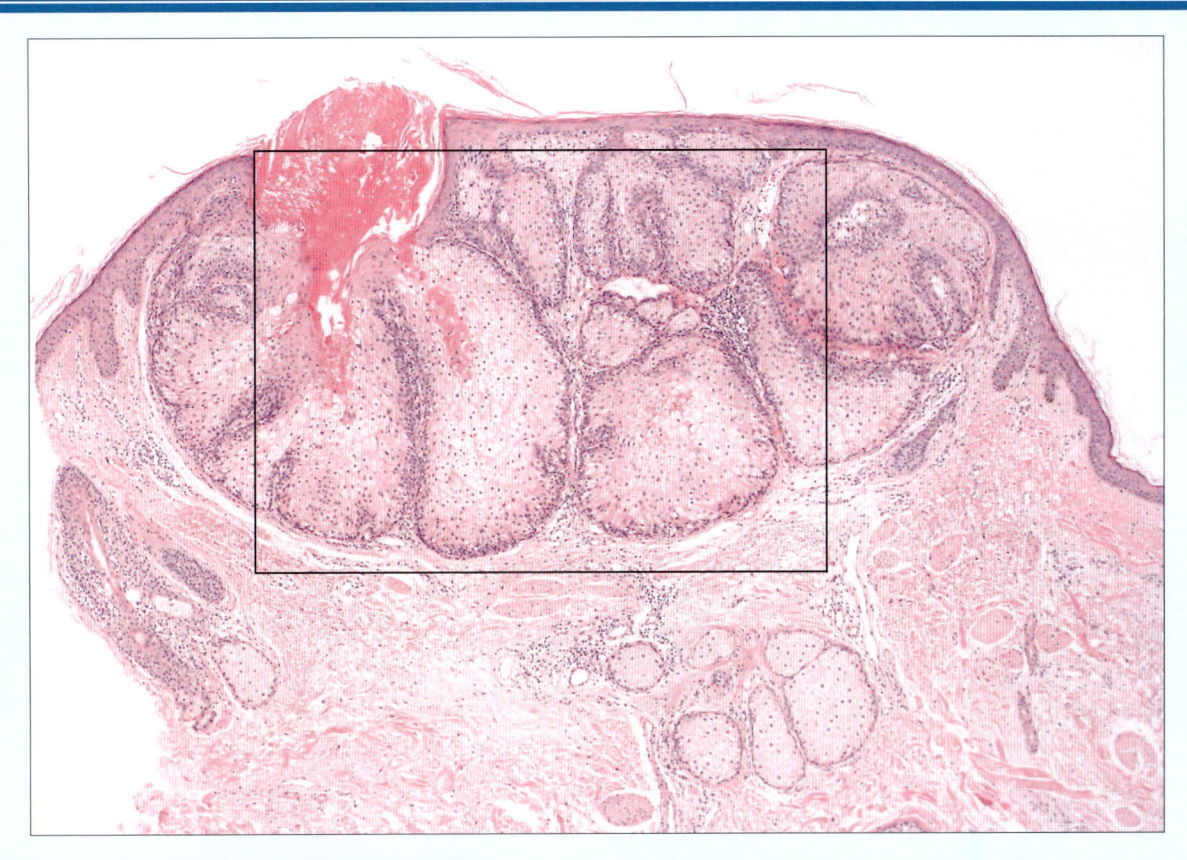

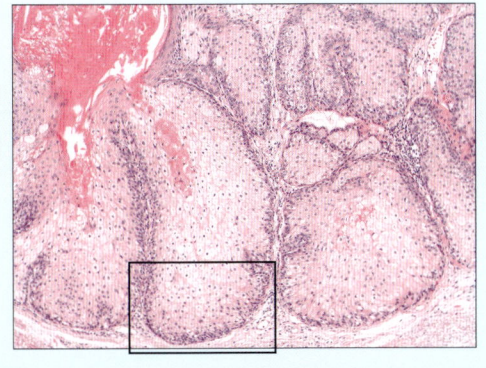

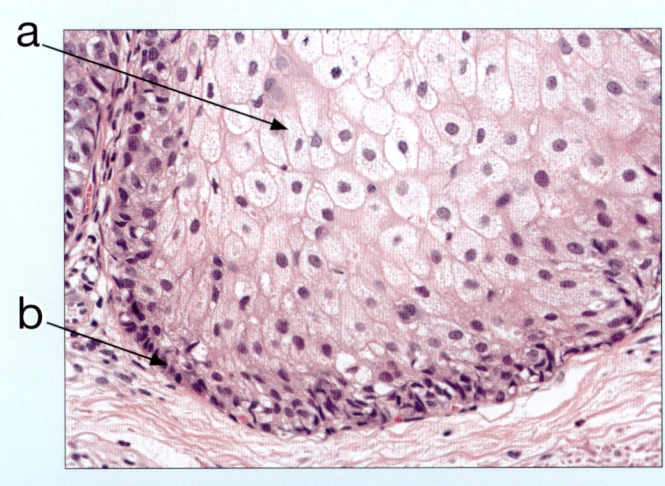

Answer 50

解答① a 脂腺細胞 sebocyte, b 脂腺胚細胞 sebaceous germinative cells
解答② 脂腺腺腫 sebaceous adenoma

1. 境界明瞭な真皮内の結節状病変である．このシルエットから良性であると推測できる．
2. 病変は表皮と連続している．
3. 脂腺が直接表皮に開口している． 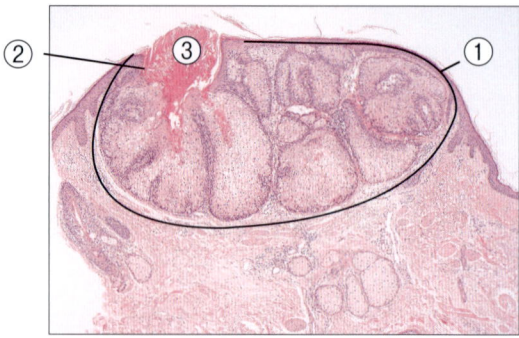
4. 全体像は比較的正常の脂腺に近い構造である．すなわち周囲に好塩基性の脂腺胚細胞（*）が位置して，中央に泡沫状の明るい大きな胞体をもつ脂腺細胞（**）が増殖している． 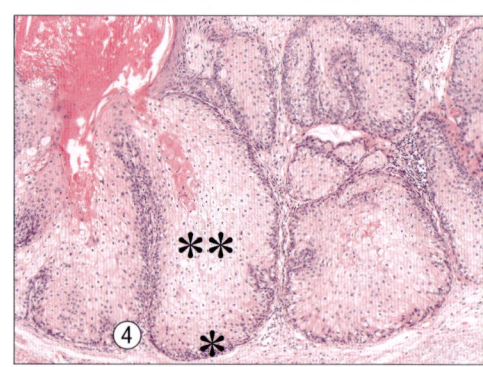
5. 脂腺胚細胞は数層あり，正常の脂腺よりも増加している．

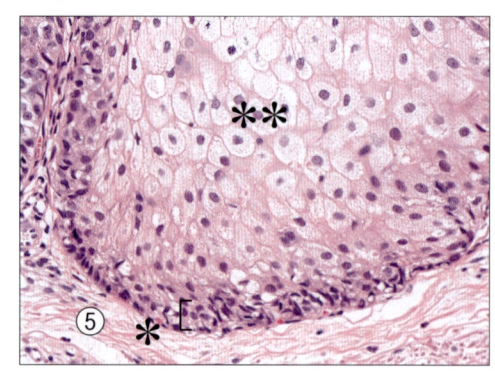

参照 ➡ Question49 (p.116)

ポイント

脂腺腺腫 sebaceous adenoma……

- 主として成熟した脂腺細胞が増殖する．
- 一見正常の脂腺に近い構造をとる．
- 周囲を囲む脂腺胚細胞も多少増殖している点が正常の脂腺とは異なる．
- 脂腺管を介することなく脂腺が直接表皮に開口することも，正常の脂腺と大きく異なる．
- 前問は「脂腺腫」で，本問は「脂腺腺腫」である．この違いを理解する．
- 脂腺腫sebaceomaは，主として脂腺胚細胞が増殖し，脂腺細胞への分化は個散在性または小集簇性にみられるにすぎない．すなわち正常の脂腺とは構造があまり似ていない．

参考文献 泉 美貴：みき先生の皮膚病理診断ABC ②付属器系病変，秀潤社，東京，p.130-131, 2007.

即答 組織診断！ Question 51

問題① aのような構造物を何というか？
問題② この構造物は通常どこに開口しているか？
問題③ bのような分泌様式を何というか？
問題④ この組織は高齢者の顔の丘疹であるが，診断は何か？

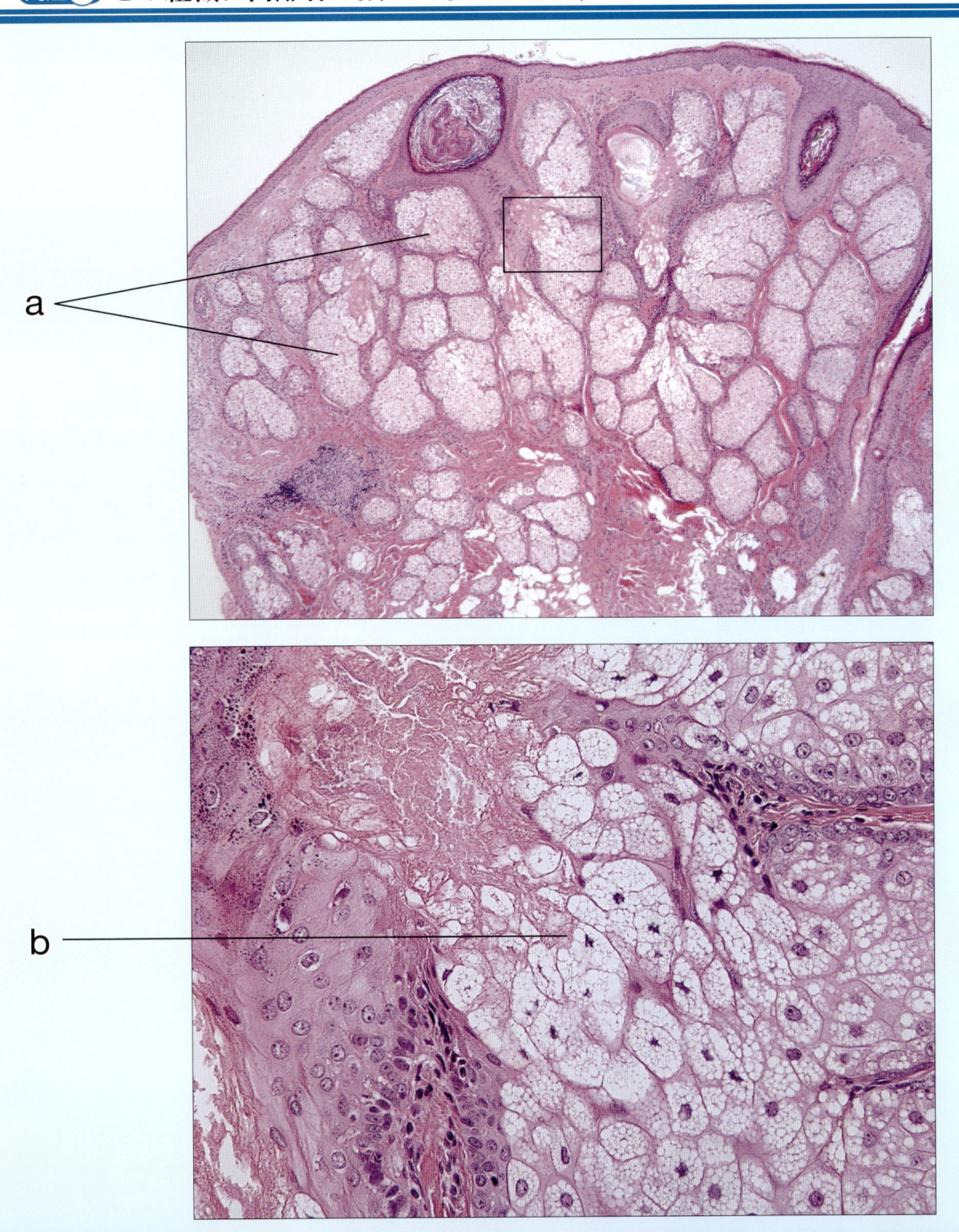

Answer 51

- 解答① 脂腺 sebaceous gland
- 解答② 毛嚢へ開口する It opens into hair follicule
- 解答③ 全分泌 holocrine secretion
- 解答④ 脂腺増殖症 sebaceous hyperplasia

1. 脂腺は，毛嚢（の漏斗部と峡部の境界）に開口する．

2. （この写真では開口部そのものは見えないが）脂腺が毛嚢と連続している．

3. 脂腺の細胞は，細胞全体が崩壊して，中身の脂質を脂腺管内へ放出する．これを**全分泌**という．

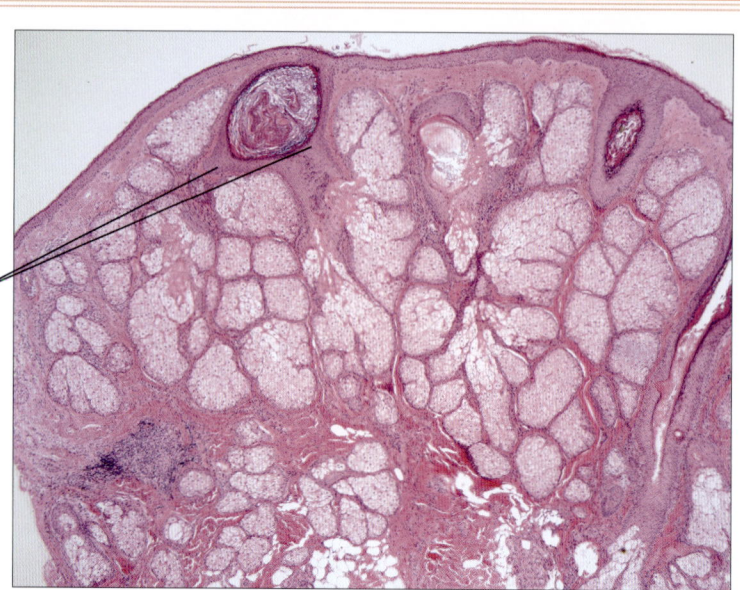

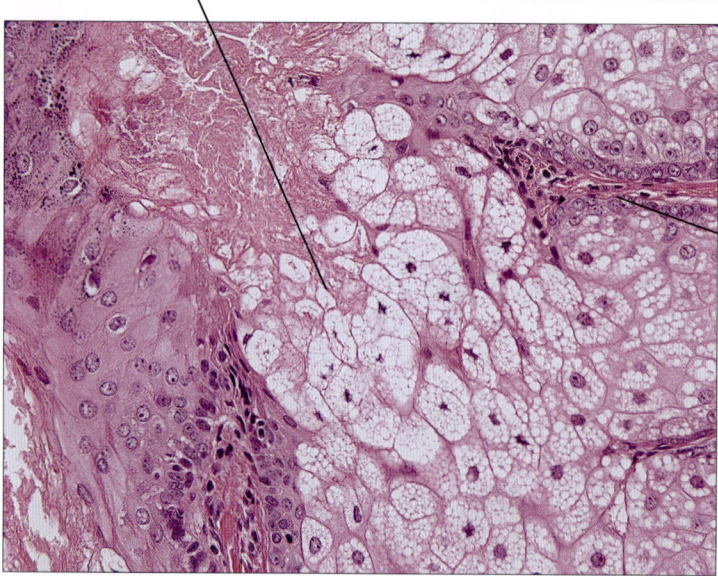

4. 脂腺は，すべてが泡沫状の細胞質をもつ淡明な細胞からなるのではなく，その供給源となるN/C比の高い好塩基性の細胞（杯細胞）が周囲を取り巻いている．

ポイント

脂腺増殖症……
- 高齢者の顔によくみられる．
- 中央がやや陥凹した，黄色の小結節である．
- 脂腺が増殖して隆起するが，中心の毛嚢の部分がくぼむため，このような臨床像になる．
- あくまでも正常の脂腺の構造を保ったまま，増殖する．

Question 52

問題① 矢印で示す構造は何か？

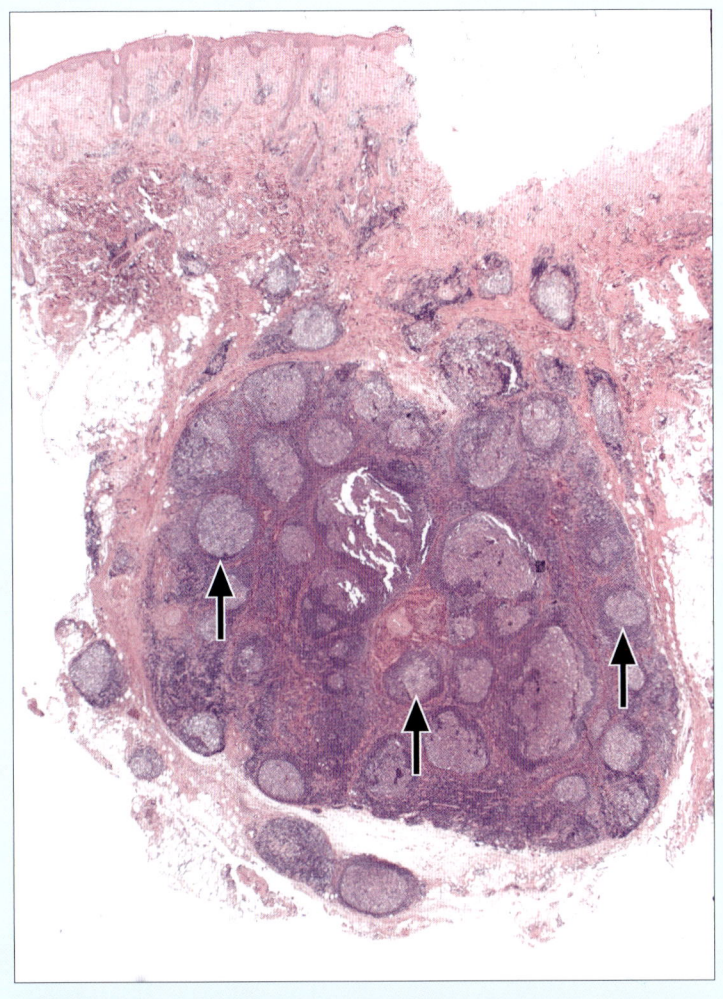

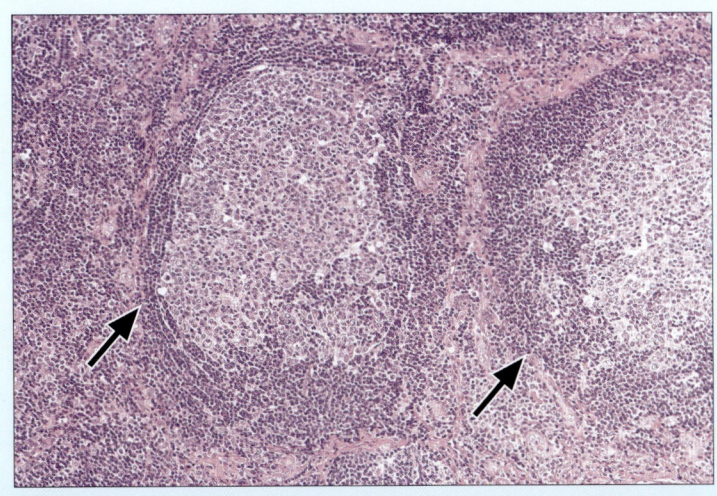

Answer 52

解答 ① リンパ濾胞　lymphoid follicle

1 丸で囲んだような丸い構造が多数みられる．

2 この構造は中心が明るく周囲が暗い二層構造になっている．
これはリンパ濾胞である．正確には二次濾胞である．
中央の明るい部分が胚中心 germinal center（GC）（＝濾胞中心），周囲の暗い部分がマントル帯 mantle zone（MZ）で，その外側に辺縁帯 marginal zone がある．これらは主にB細胞が成熟する領域である．その周囲にT細胞領域が分布する．

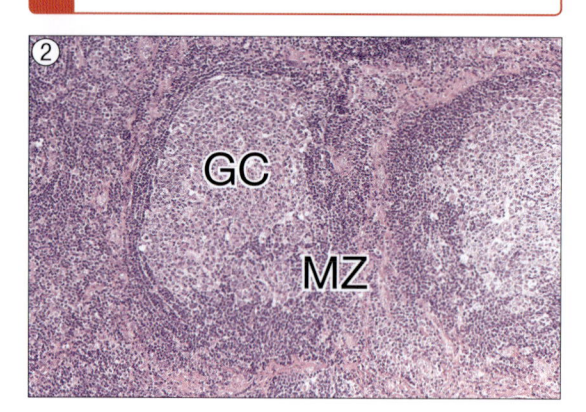

3 ちなみに，さらに拡大すると，多数の好酸球浸潤が明らかになり，診断は木村病である．

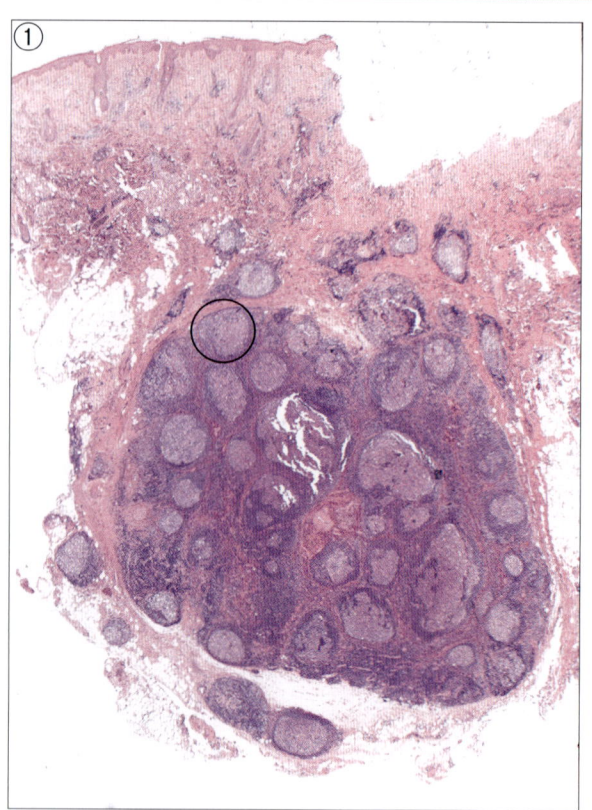

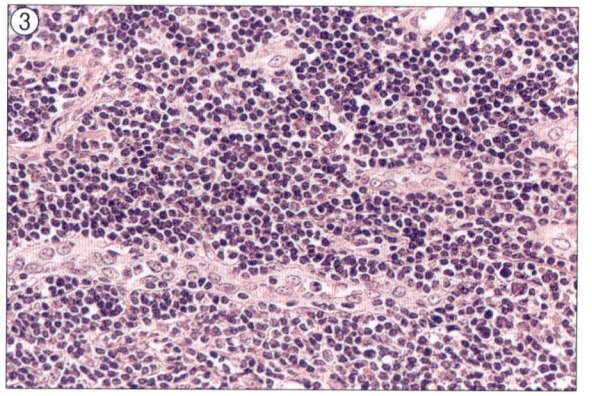

> **ポイント**
>
> **リンパ濾胞……**
> ・リンパ濾胞では，B細胞が抗原提示を受けて増殖し，免疫グロブリン遺伝子のクラススイッチおよび体細胞高頻度突然変異がおこり，その中から抗原との親和性の増大したB細胞が選択され（抗原結合の強さによる淘汰がおこる），最終的には形質細胞へと分化する．つまり，B細胞の成熟する領域である．

Question 53

問題① *印の部分のような状態を何というか？
問題② このような組織を呈する疾患をあげよ．

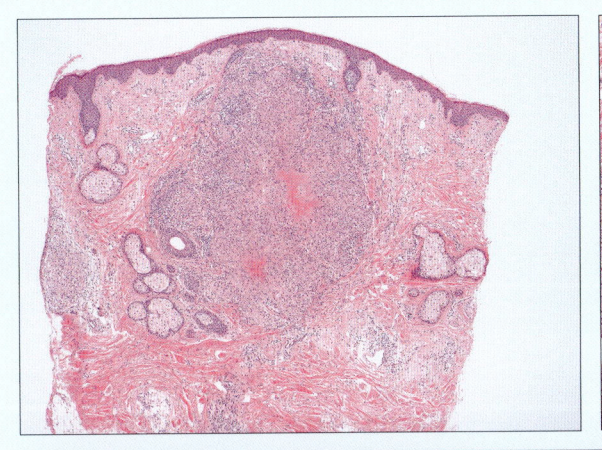

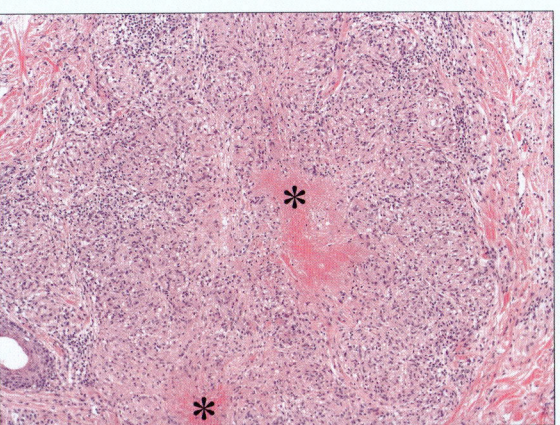

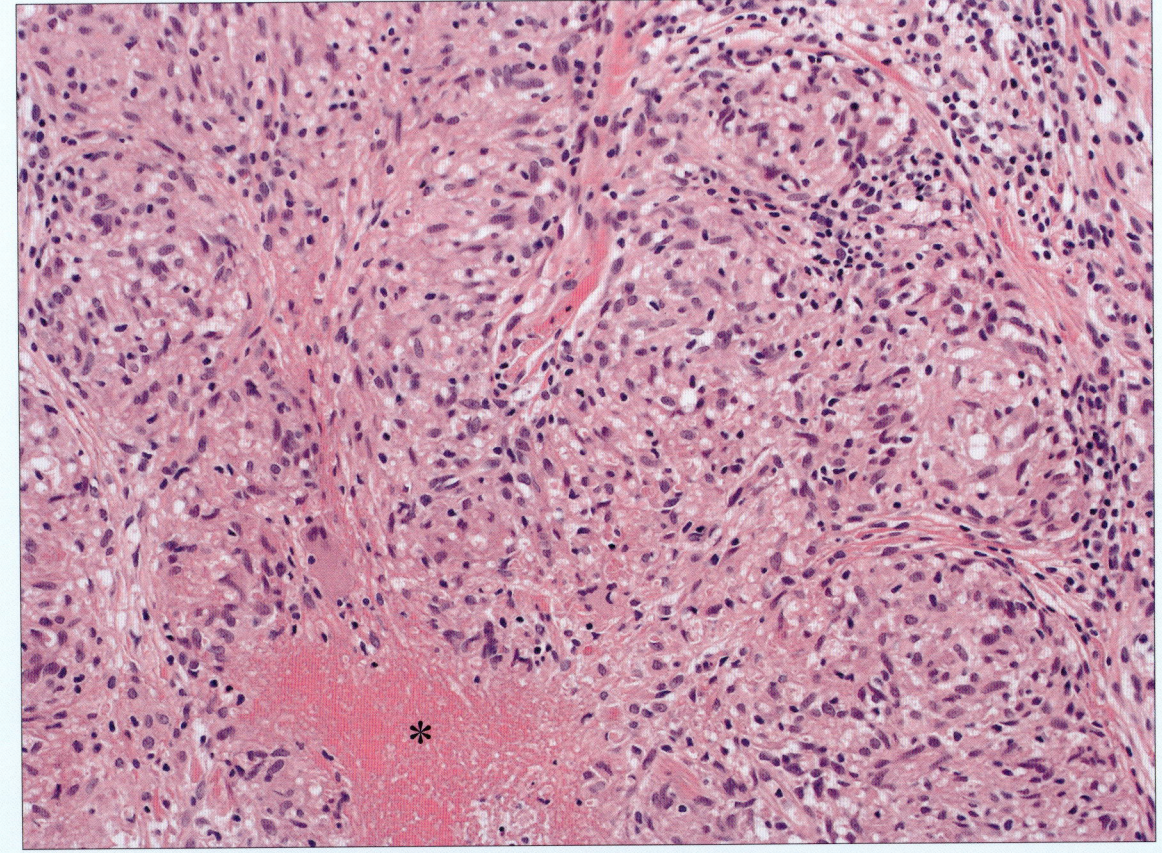

Answer 53

解答① 乾酪壊死 caseous necrosis（caseation necrosis）
解答② 顔面播種状粟粒性狼瘡 lupus miliaris disseminatus faciei（LMDF），結核 tuberculosis

1 弱拡大では結節状の病変で（点線の囲み），周囲は好塩基性であるが（＊印），中心（実線の囲み）は強く好酸性に染まっている．

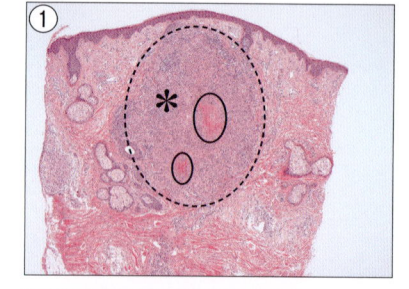

2 拡大をあげると，周囲は細胞成分が多いが（細胞の核は好塩基性に染まるため，弱拡大で好塩基性にみえる領域は，細胞が多いことを示唆する）（＊＊印），中心の好酸性に染まる部分は無構造（実線の囲み）である．

3 さらに拡大をあげると，中央は好酸性に染まる無構造物質（実線の囲み）であり，周囲は一部にリンパ球を混じる組織球の集合で，肉芽腫（＊＊＊）であることが判明する．

総合すると，乾酪壊死を伴った肉芽腫と判断できる．

乾酪壊死を伴う肉芽腫といえば結核であるが，LMDFも忘れてはならない．ただし，LMDFは臨床像の個疹の性状と分布より推測できる．

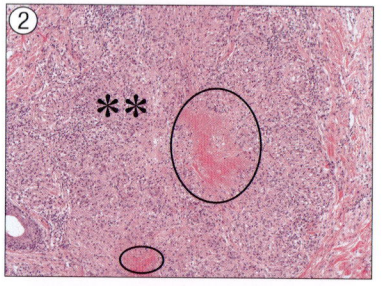

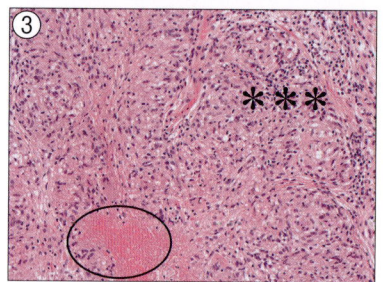

ポイント

乾酪壊死……

・乾酪壊死は組織の壊死の一形態である凝固壊死であり，組織学的構造は失われ，HE染色ではエオジンに淡染する細粒状～無構造物質としてみられる．軟らかくタンパク質に富んだ黄白色の死細胞の塊であるため，病変割面が肉眼的にチーズ（乾酪とはチーズのこと）のような外観を呈することから名づけられている．結核の場合，結核菌の菌体成分の刺激により，組織球は類上皮細胞やラングハンス（Langhans）型巨細胞（核が胞体辺縁部に馬蹄形に配列）に分化して肉芽腫を形成する．その周囲をリンパ球が取り囲む．これを類結核肉芽腫 tuberculoid granulomaという．

顔面播種状粟粒性狼瘡　lupus miliaris disseminatus faciei（LMDF）……

・眼瞼部を中心に頬部などにも及び，米粒大までの紅色～紅褐色小結節が多発する．一部では肉芽腫を反映して黄色を帯びてみえることもある．乾酪壊死を生じるため結核が原因とされてきたが，現在では否定されている．肉芽腫の形成される機序は不明で，毛包脂腺系の成分への反応などが推測されている．

Question 54

問題① 矢印（→）のような細胞を何というか？
問題② それらの集まった下の写真のような組織を何というか？
問題③ このような組織がみられる代表的疾患は何か？

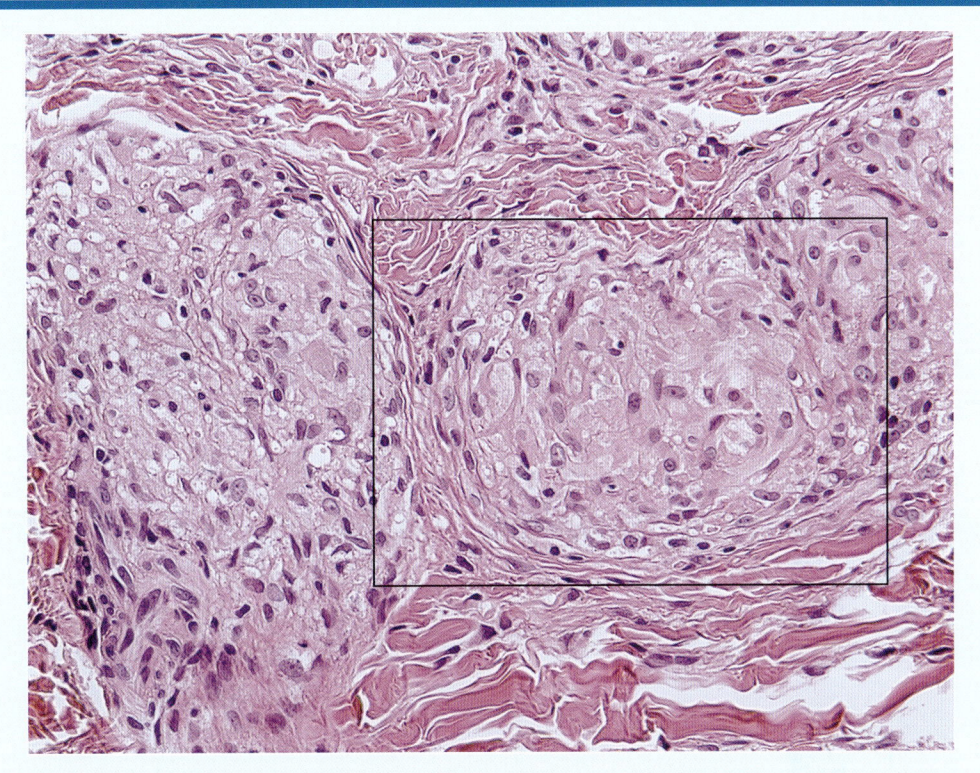

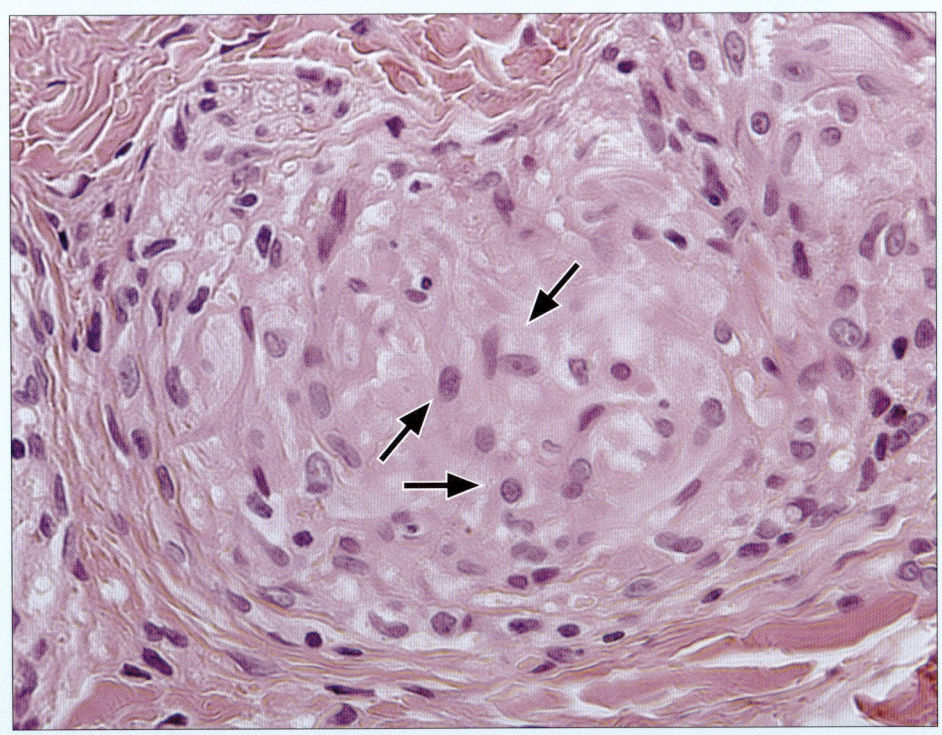

Answer 54

- **解答①** 類上皮細胞 epithelioid cell
- **解答②** （類上皮細胞）肉芽腫（epithelioid cell）granuloma
- **解答③** サルコイドーシス sarcoidosis

1 類上皮細胞：その本態は組織球であり，豊富な好酸性の胞体と楕円形で淡く染色される核をもち，上皮細胞に似ることからこの名前がある．

2 類上皮細胞などの組織球系の細胞が集合して結節状になったものを肉芽腫という．この写真ではみられないが，多核巨細胞（これも組織球の変化したもの）を混じることも多い．

3 この写真のように乾酪壊死を伴わず，リンパ球浸潤も少ない類上皮細胞からなる肉芽腫は，サルコイドーシスによくみられ，サルコイド肉芽腫ともいわれる．

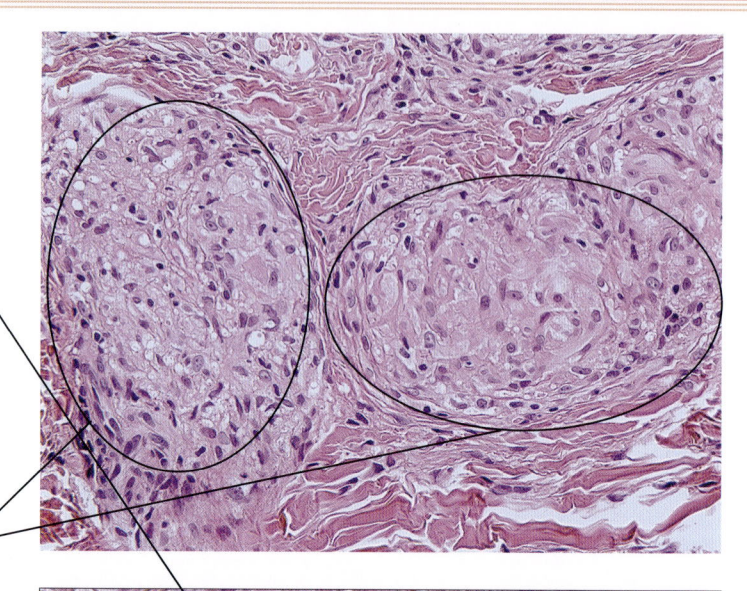

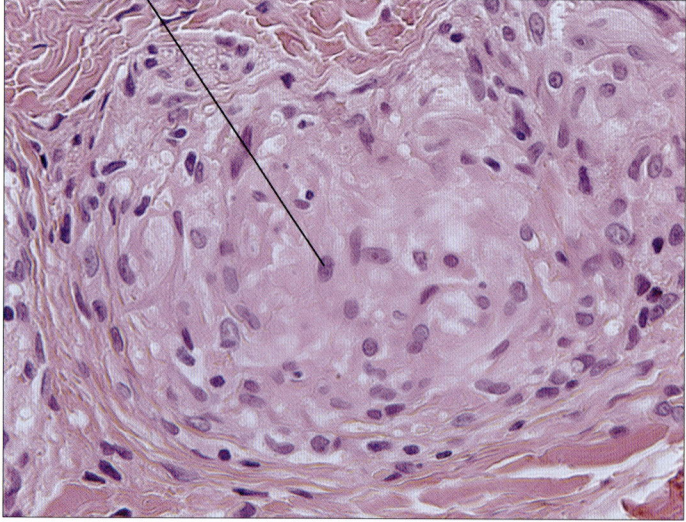

ポイント

肉芽腫……

- 組織球（マクロファージ）が密に集合したものである．付随する所見により分類されている．
- 乾酪壊死がなく，リンパ球浸潤が少ないもの：サルコイド肉芽腫
- 乾酪壊死があり，周囲にリンパ球浸潤を伴うもの：類結核肉芽腫
- 膠原線維の類壊死を放射状に類上皮細胞が取り囲むもの：柵状肉芽腫

即答 組織診断！ Question 55

ある嚢腫状の病変の壁の拡大像である．

問題① aのような細胞を何というか？

問題② aの細胞に取り込まれているbは何か？

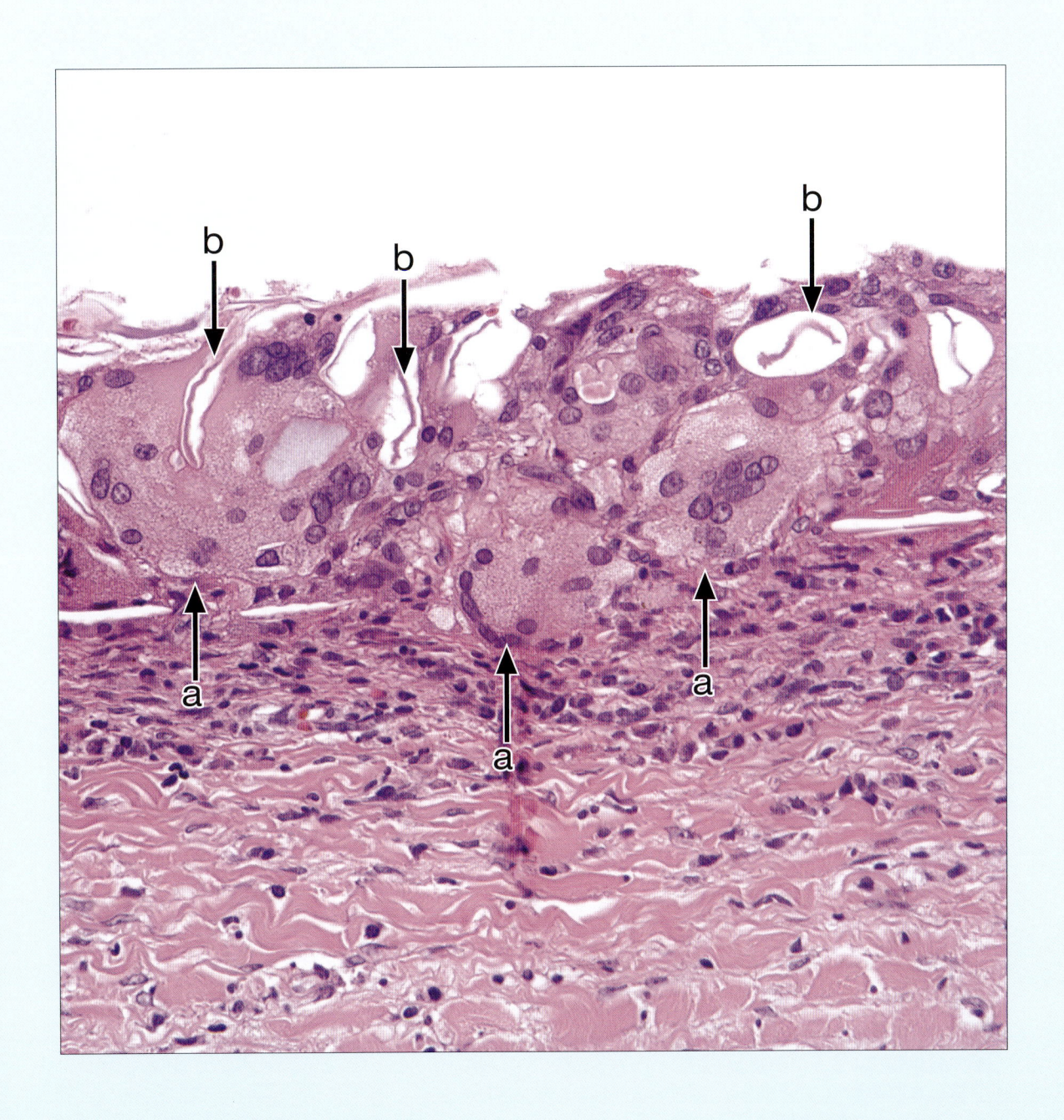

Answer 55

解答① 異物型巨細胞 foreign body giant cell
解答② 角質 keratinous debris

角質（通常の角層にみられる堆積した角質が剥がれてバラバラになったものと考えると想像しやすい）が，巨細胞に貪食されつつある．

異物型巨細胞（胞体の大きな多核の細胞で，核は不規則に配列している）．

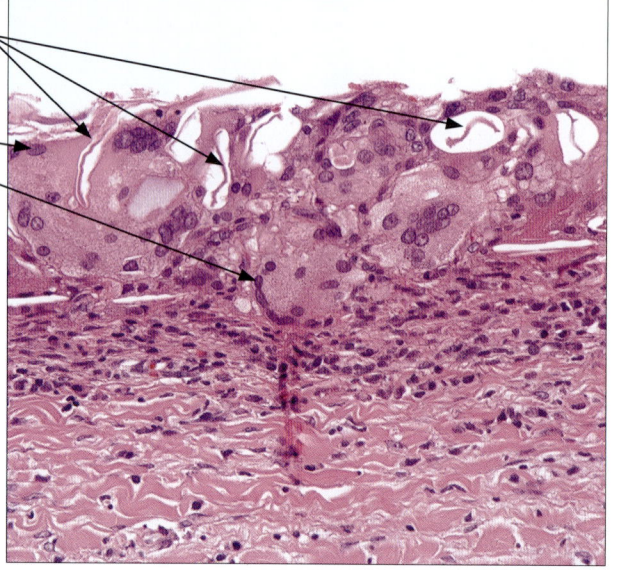

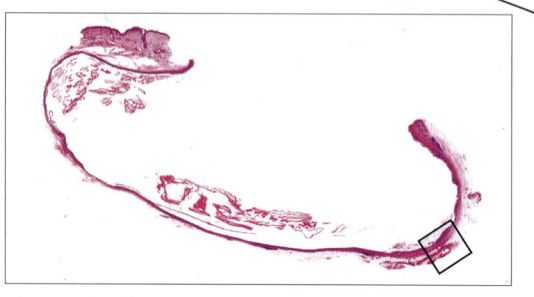

出題の組織は，このような粉瘤（epidermal cyst）の壁の拡大像です．一部で壁がruptureして，異物肉芽腫に置換されていました．

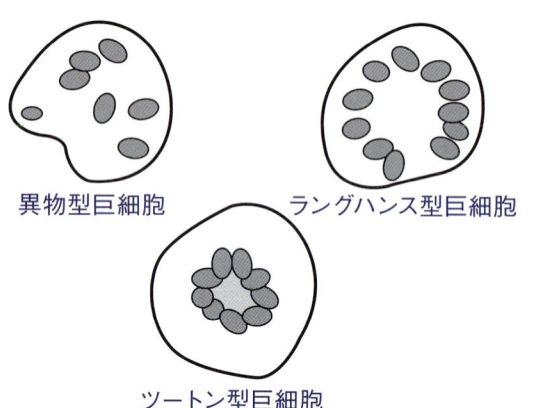

異物型巨細胞　ラングハンス型巨細胞
ツートン型巨細胞

巨細胞の分類：

異物型巨細胞（foreign body giant cell）：組織球が異物（細菌，真菌，組織破壊物など）を貪食しながら巨大化・融合したもの．核は不規則に配置する．

ラングハンス型巨細胞（Langhans giant cell）：核は周辺に規則正しく環状から馬蹄形に並ぶ．結核やサルコイドーシスなどでみられる．

ツートン型巨細胞（Touton giant cell）：脂質を貪食した組織球で，中央部の好酸性細胞質を核が取り囲み，その外側を泡沫状の明るい細胞質が取り囲む．黄色肉芽腫等でみられる．

ポイント

巨細胞……

- 巨細胞の分類とそれがみられる疾患を整理して覚える．
- 異物型巨細胞がいるということは何らかの異物があって，それを処理しようとしているということなので，その異物が何かを探していくことが大切．この例ではそれが角質である．
- 角質は通常は生きた表皮から剥がれ落ちるもの，すなわち「体の外」にしかないものなので，真皮内に現れると異物として認識され，排除しようとする働きがおきる．
- そのような反応が起きる代表例はruptured epidermal cyst（臨床的には炎症性粉瘤）である．壁が破れて内部の角質が真皮内に流出すると炎症が起き，排除しようとする．

Question 56

問題① 矢印（→）のような細胞を何というか？

問題② そのような細胞の集まった下図の組織を何というか？

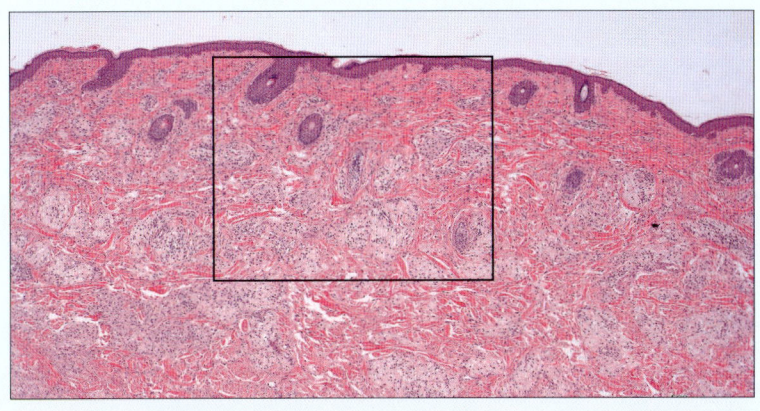

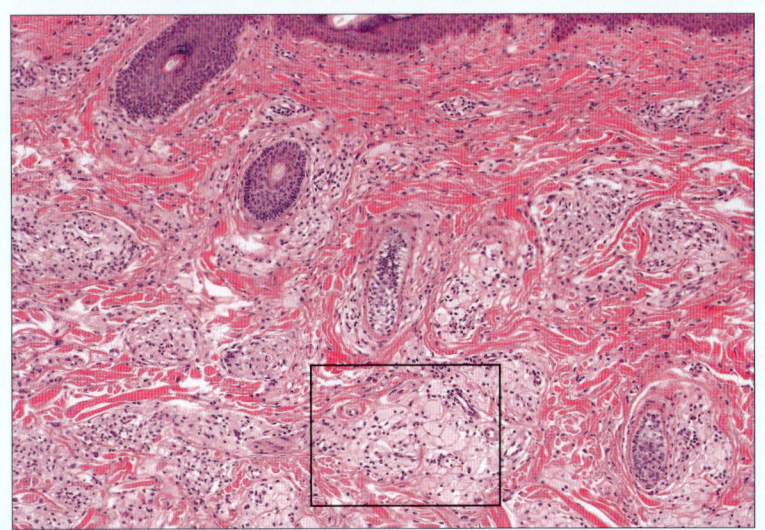

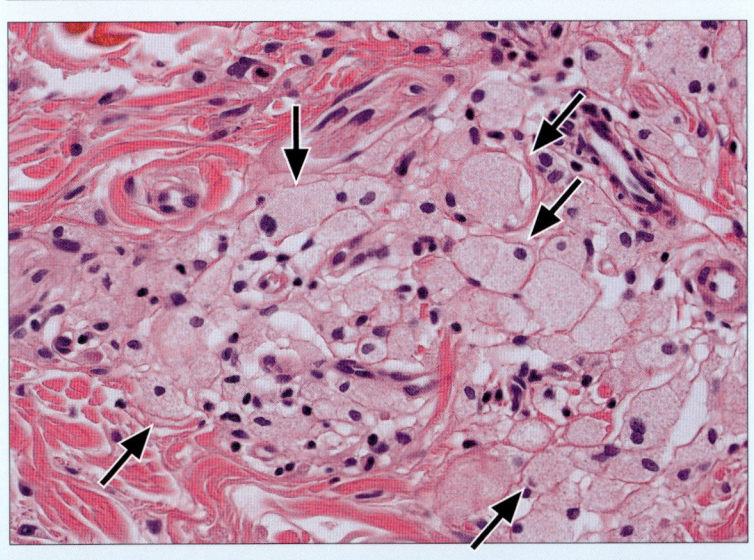

Answer 56

解答① 泡沫細胞 foam cell
解答② 黄色腫 xanthoma

1 真皮の膠原線維間に散在性に胞巣がみられる.

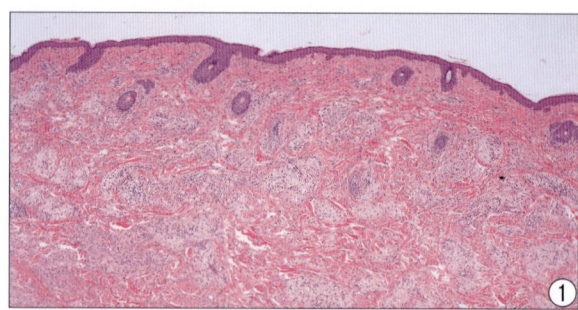

2 拡大すると, 胞体の明るい細胞からなる胞巣である

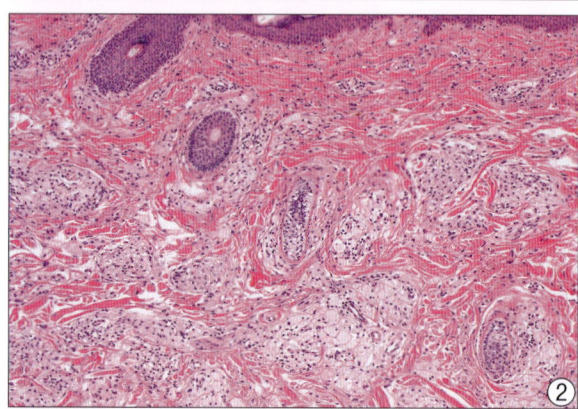

3 さらに拡大すると, 個々の細胞の細胞質は豊富で泡沫状 (水面に浮かぶ細かい泡のような状態) である. このような細胞を泡沫細胞という.

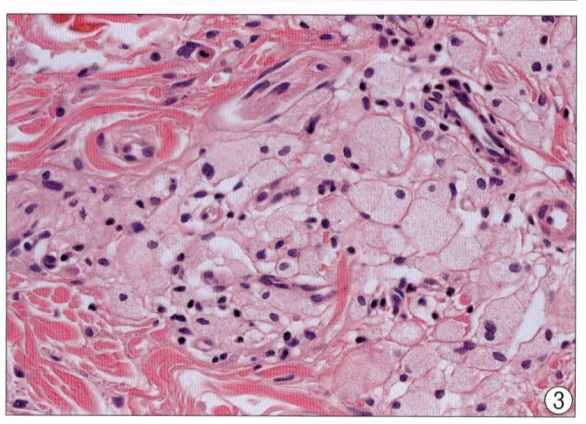

泡沫細胞は脂質を貪食した組織球である. 泡沫細胞が集簇した状態を黄色腫とよぶ. ちなみにこの組織は, 眼瞼黄色腫 (xanthoma palpebrarum, xanthelasma) である.

ポイント

眼瞼黄色腫……

- 上眼瞼の内眼角部に好発する扁平隆起性の黄色局面.
- 高脂血症を伴うこともあるが, 約半数は伴わない.
- 組織学的には, 表皮は菲薄化し, 真皮の血管周囲や膠原線維間に泡沫細胞が胞巣を形成する.
- 必ずしも高脂血症を伴わない理由としては, 局所の要因があげられる. 局所的な刺激 (摩擦などの外力や炎症) が誘因となり, 血液中のリポタンパク質が血管外に漏出して酸化され, これをマクロファージが取り込んで泡沫細胞となる, といった機序が考えられている.

Question 57

問題① 矢印（→）aをはじめとしてこの写真に多数みられる細胞を何というか？
問題② 矢印（→）bをはじめとしてこの写真にいくつかみられる細胞を何というか？
問題③ 矢印（→）bの細胞が出現する疾患を1つあげよ．

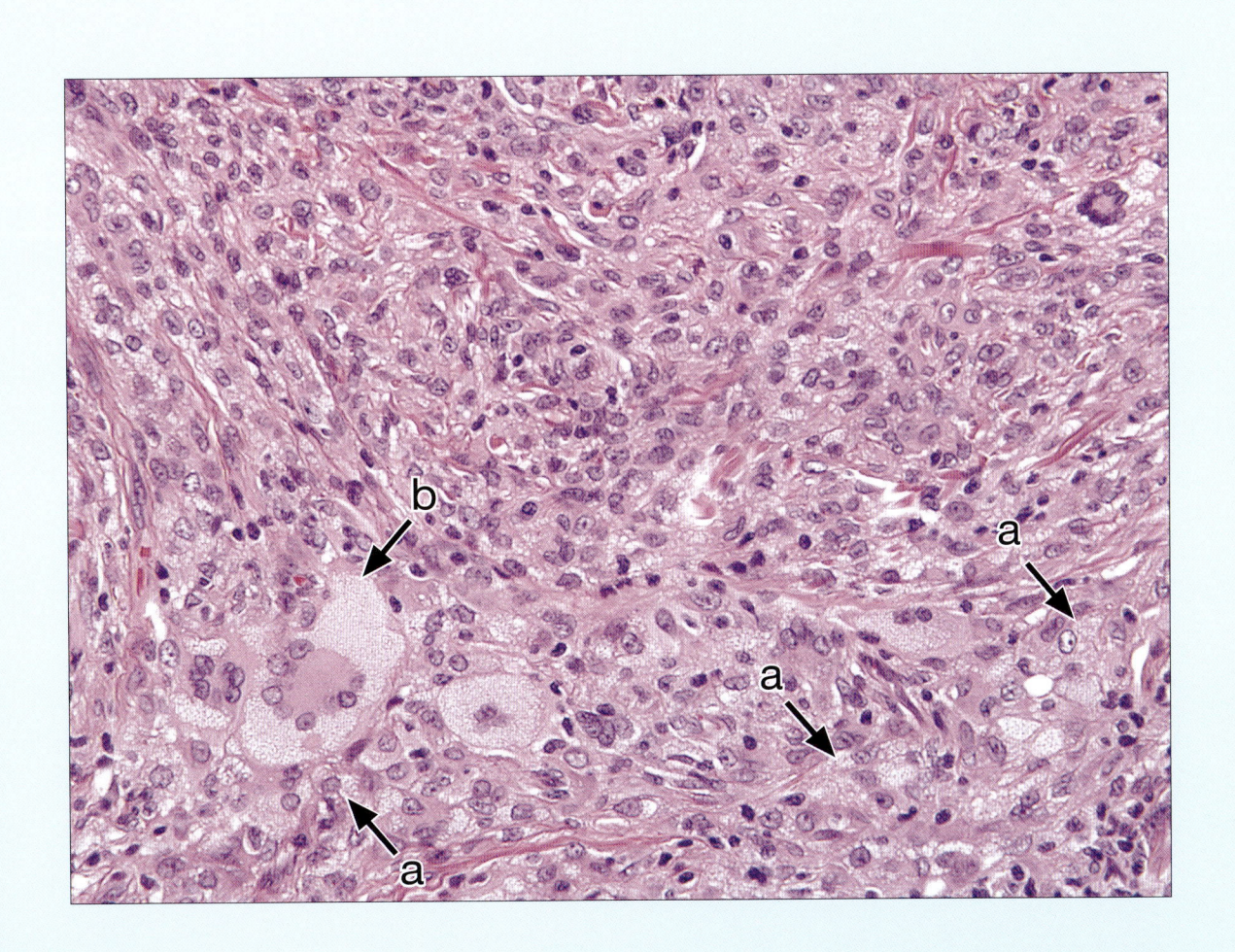

Answer 57

- **解答①** 泡沫細胞 foam cell
- **解答②** ツートン型巨細胞 Touton giant cell
- **解答③** 黄色肉芽腫 xanthogranuloma（そのほか，黄色腫 xanthoma，皮膚線維腫 dermatofibroma，necrobiotic xanthogranuloma など）

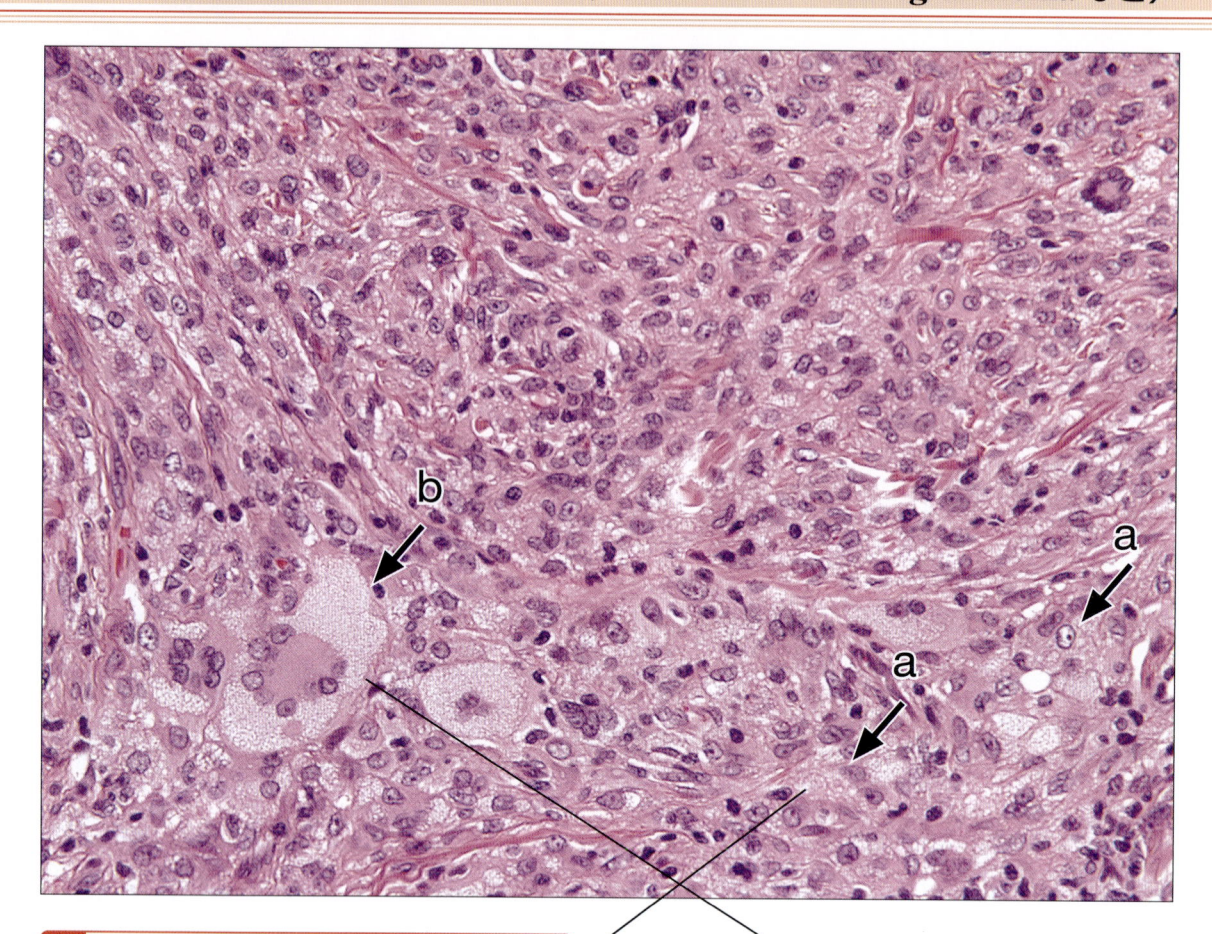

1 aは，明るい泡沫状の豊富な胞体を持った，核がやや大きく淡明，核小体のはっきりした細胞で，泡沫細胞である．

2 bは，中央部の好酸性細胞質を核が取り囲み，その外側を泡沫状の明るい細胞質が取り囲む多核の大型細胞で，ツートン型巨細胞である．

ちなみに，この疾患は黄色肉芽腫である．

ポイント

- ◆泡沫細胞は脂質を貪食した組織球である．
- ◆その組織球が巨細胞となったものがTouton（ツートン）型巨細胞である．
- ◆ツートン型巨細胞では，中央部の好酸性細胞質を核が取り囲み，その外側を泡沫状の明るい細胞質が取り囲む（右図，Q55参照）．
- ◆ツートン型巨細胞は，黄色肉芽腫で出現頻度が高い．

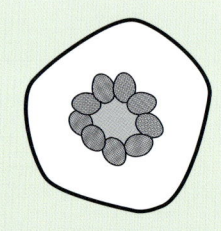

Question 58

問題① 皮膚病変の組織である．診断は何か？

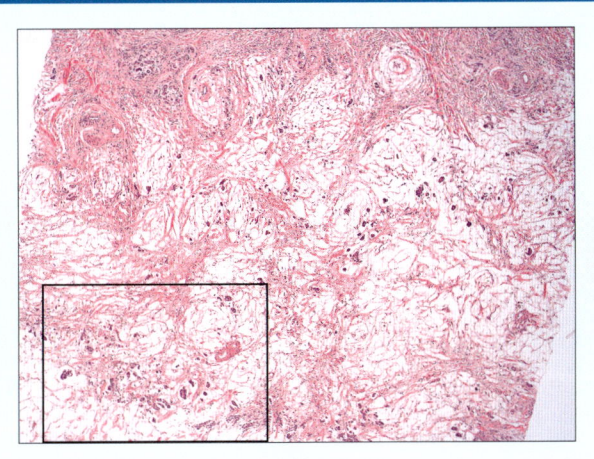

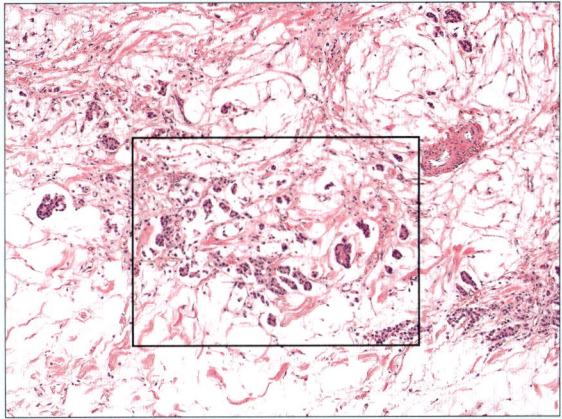

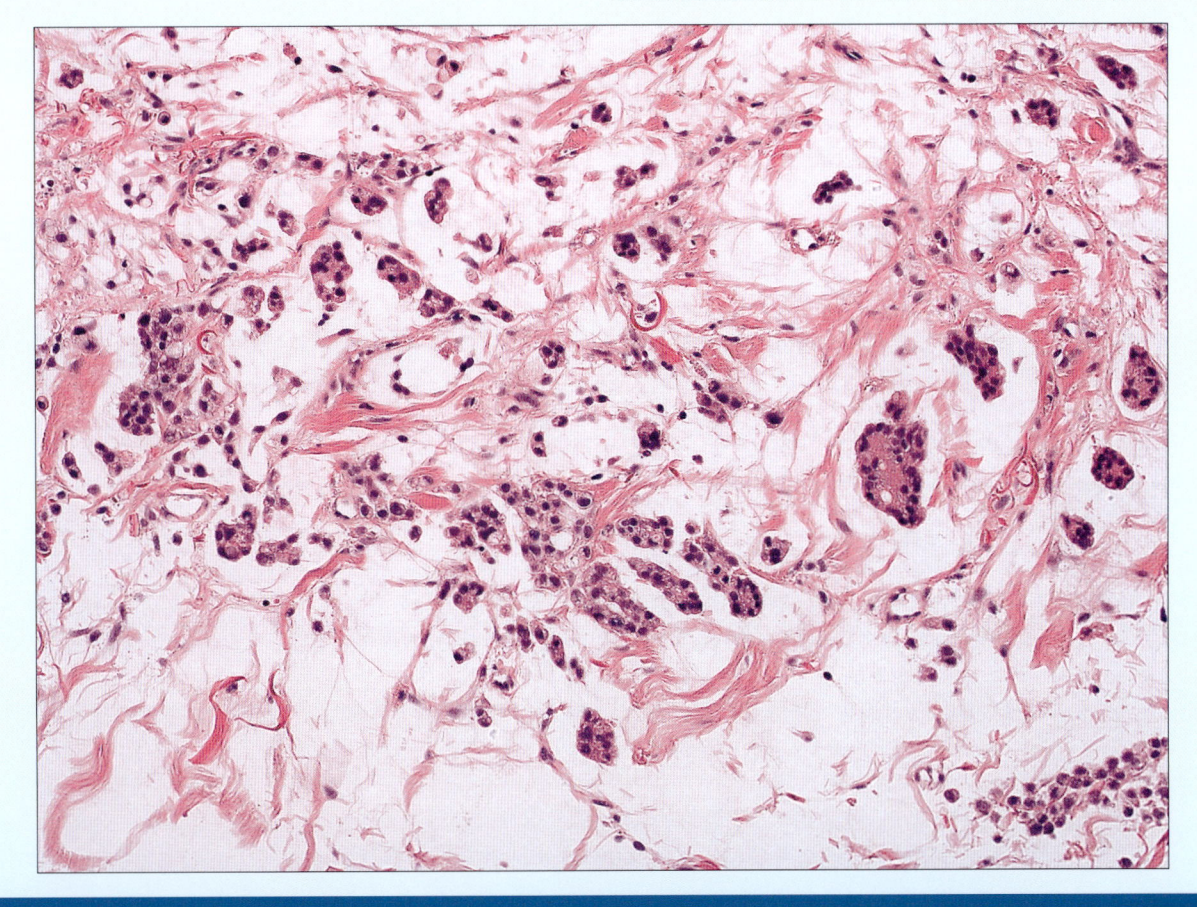

Answer 58

解答❶ （腺）癌の皮膚転移 cutaneous metastasis of adenocarcinoma

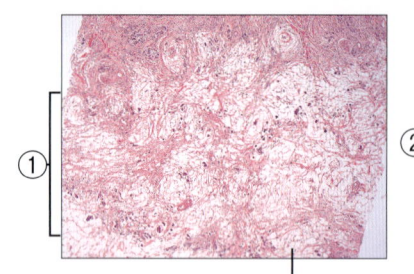

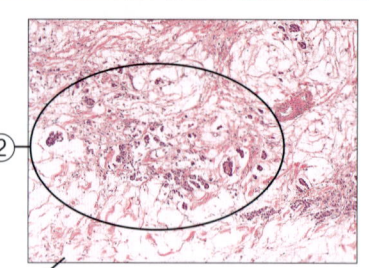

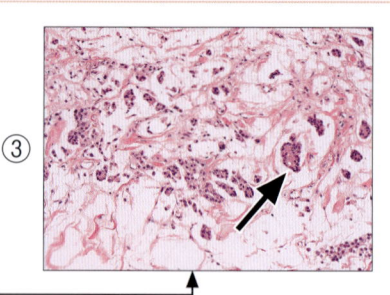

1, 2 真皮下層から脂肪織にかけて浮腫を伴って，小さな胞巣が散在している．

3 異型な核を有する細胞よりなる胞巣で，一部で管腔を形成している（➤）．つまり，腺癌である．浮腫性の間質に浮遊するように胞巣が散在している．

4 Questionには示さなかったが，真皮乳頭層も浮腫を来し，同様の胞巣がみられる．ここでは印環細胞もみられる（▶）．やはり腺癌と考えられる．

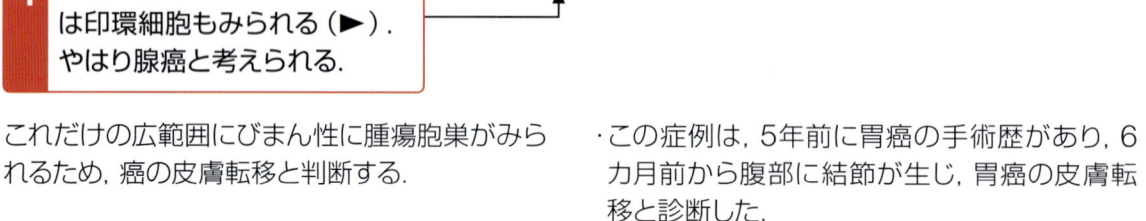

・これだけの広範囲にびまん性に腫瘍胞巣がみられるため，癌の皮膚転移と判断する．

・この症例は，5年前に胃癌の手術歴があり，6カ月前から腹部に結節が生じ，胃癌の皮膚転移と診断した．

ポイント

内臓悪性腫瘍の皮膚転移……

- 直接浸潤，またはリンパ行性や血行性に転移する．
- 転移巣の組織は原発巣の組織にある程度類似しているが，分化度が変化していることもあり，転移巣の組織だけから原発巣を特定することはむずかしいことが多い．
- 臨床的に結節型，丹毒様癌（炎症型ともいわれ，丹毒のように発赤した局面を形成），鎧状癌（硬化型ともいわれ，板状硬結を来す）などに分類されるが，これら以外にもさまざまな臨床をとり得る．
- 結節型では，真皮から皮下脂肪織にかけて腫瘍細胞が胞巣を形成する．丹毒様癌では，リンパ管内に腫瘍細胞塊がみられる．鎧状癌では，腫瘍細胞が膠原線維間に分け入るように増殖している．とくに膠原線維間に腫瘍細胞が1列に並ぶ様子はIndians in a fileと称される．

Question 59

問題① ＊印の部分にはどのような変化がおこっているか？

問題② この病理組織像にみられる病態を何というか？

問題③ このような病理組織像を呈する疾患をあげよ．

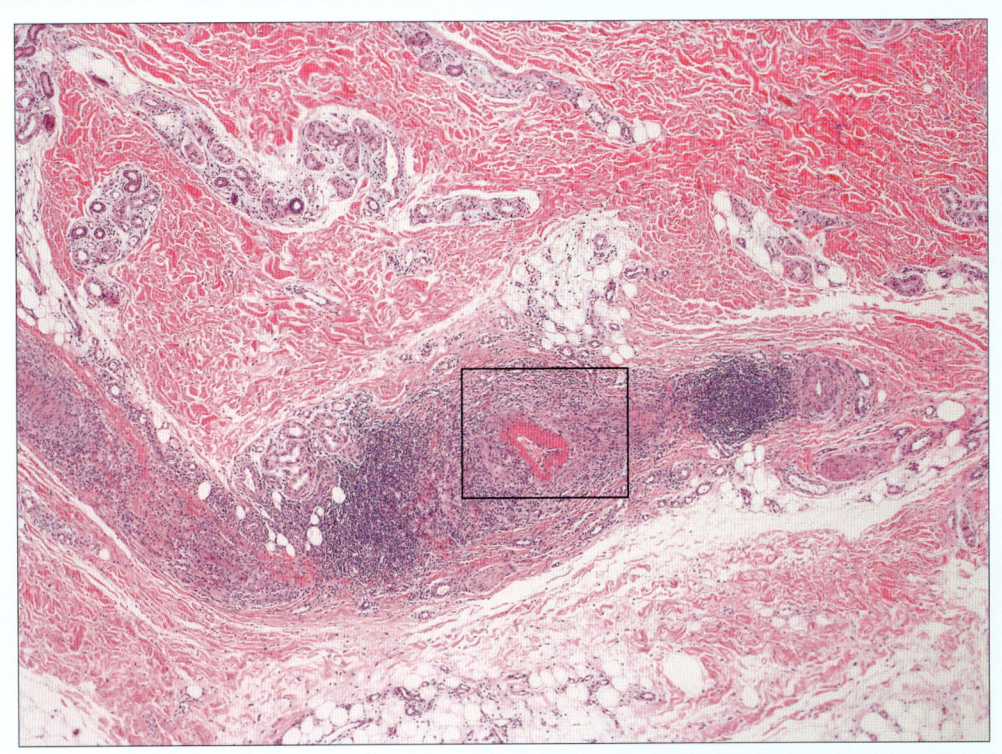

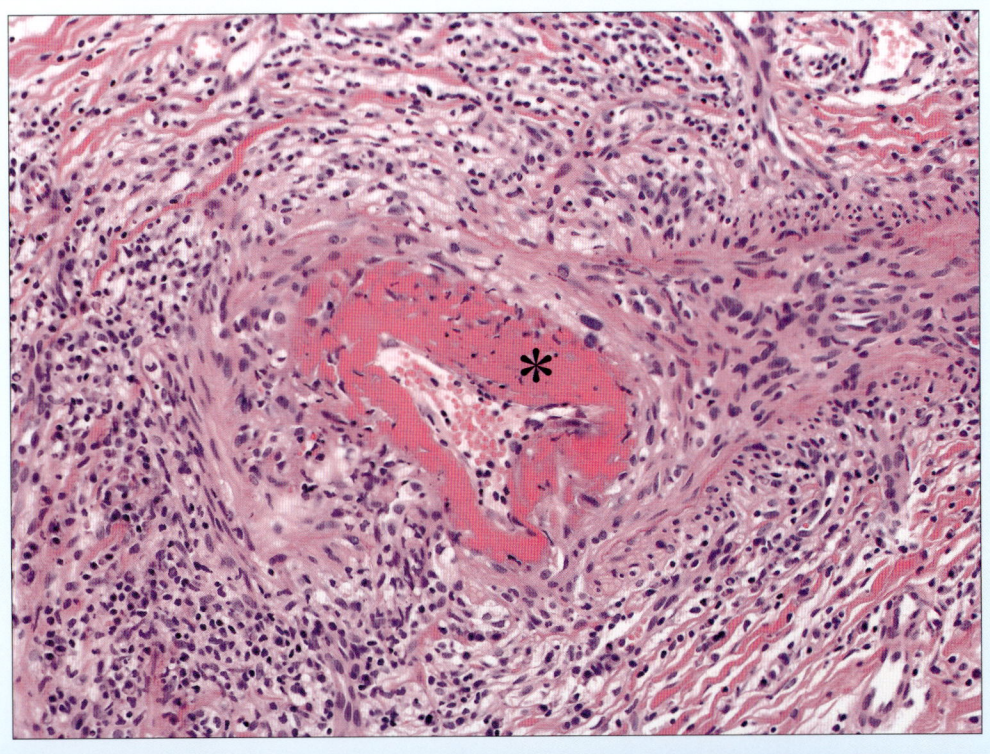

Answer 59

解答① フィブリンの析出（フィブリノイド変性）
fibrin deposition（fibrinoid degeneration）
解答② 壊死性血管炎 necrotizing vasculitis
解答③ 結節性多発動脈炎 polyarteritis nodosa

1 真皮脂肪織境界部付近の病変である（丸囲み）．

2 拡大すると，壁構造（▶）がみられ血管であることがわかる．血管壁の内側に好酸性の無構造な物質が沈着している．これはフィブリンである．血管には本来血管壁を裏打ちするものとして血管内皮細胞があるが，この組織ではみられない．つまり，内皮細胞が消失して，そこにフィブリンが析出しているのである．さらに，血管壁内やその周囲に密に炎症細胞が浸潤し，一部で血管壁は破壊されて破綻している（▶）．

このようなものを壊死性血管炎という（通常「血管炎」というと壊死性血管炎のことを意味する）．血管炎は，侵される血管のレベル（太さ）によって分類されている．結節性多発動脈炎では，真皮脂肪織境界部〜脂肪織内の小〜中型の筋性動脈が障害される．真皮内の細小動脈や毛細血管は侵されない．③，④に別症例を示す（この血管は斜め縦切れになっている）．

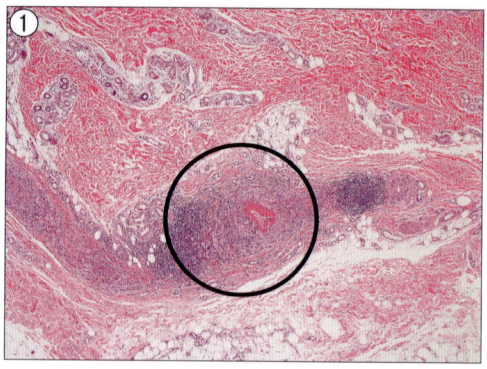

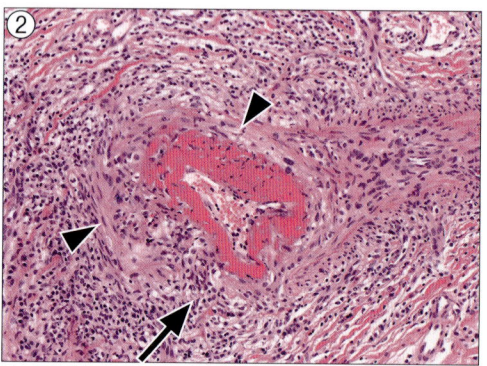

［③④別症例］

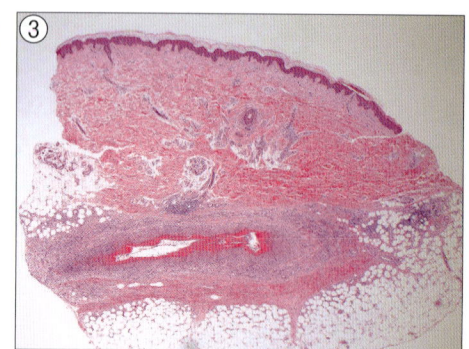

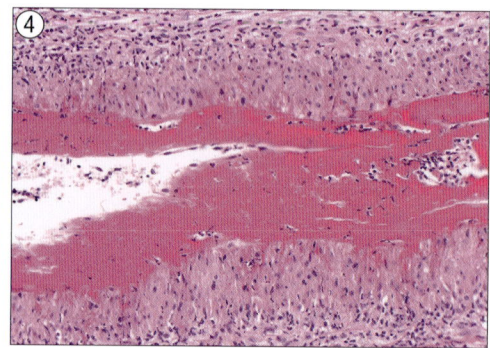

ポイント

フィブリンの析出（フィブリノイド変性）……

- 接尾語-oidは「〜のようなもの」という意味であるから，フィブリノイド変性（fibrinoid degeneration）は，「フィブリンのようにみえる変性」という意味となる．しかし実際はフィブリンそのものが析出しているので，厳密にいうと少し不適切な用語ということになる．
- 血管内皮細胞は単に管を形成する壁としての役割だけではなく，凝固線溶系を調節している．よって，内皮細胞が障害されるとフィブリンが析出する．逆にいえば，フィブリンの析出という所見から内皮細胞の障害を推測するのである．フィブリンの析出が血管炎の診断において重視されるゆえんである．

Question 60

問題① この疾患は何か？

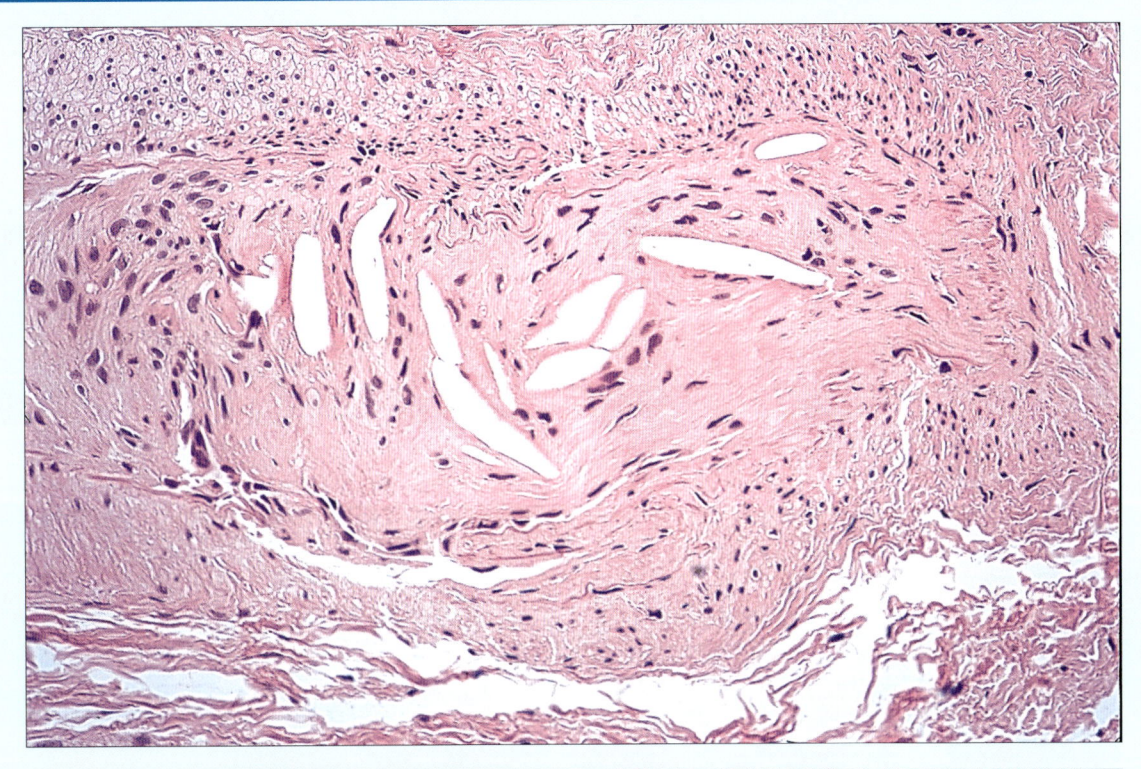

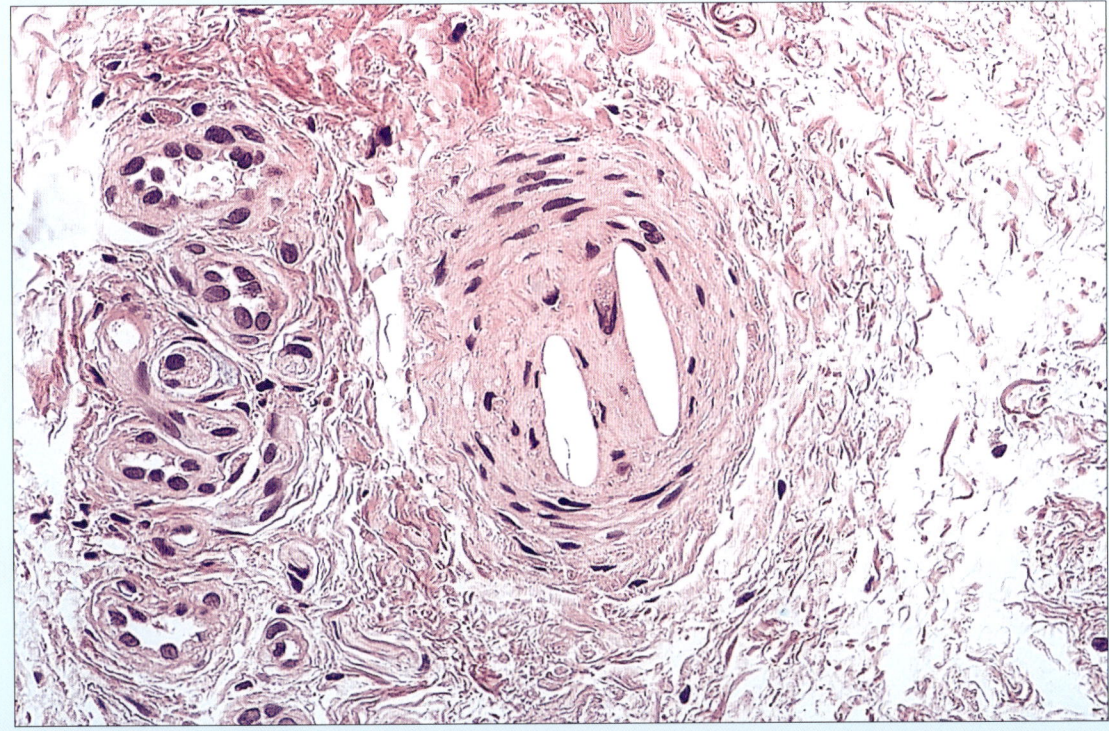

Answer 60

解答① コレステロール結晶塞栓症
cholesterol crystal embolization（CCE）

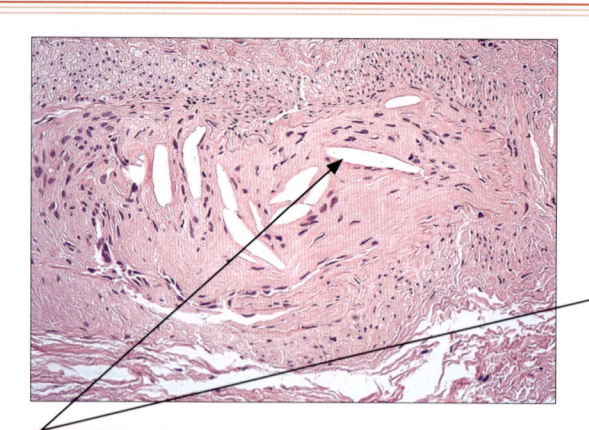

1 真皮から皮下に存在する血管の塞栓像と、その内部に**紡錘形あるいはスリット状の裂隙**として観察されるコレステロール結晶（の抜けた跡）がきわめて特徴的.

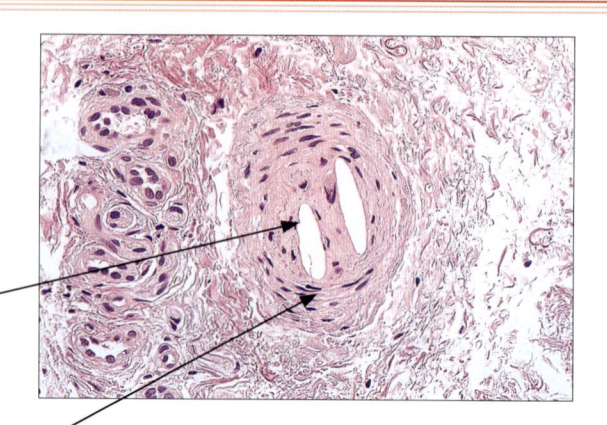

2 血管内皮は腫大・肥厚し、コレステロール結晶を中心に組織球による肉芽腫反応を認める.

なお，この症例はJ Visual Dermatol 3: 1310, 2004に臨床写真と解説があります．臨床写真もごらんになってください．きわめて重要な疾患のため，臨床・病理ともにぜひ「即答」できるようになって下さい．

ポイント

コレステロール血症塞栓症……

- CCEは，大血管に存在する粥状硬化巣の崩壊によって，コレステロール結晶が飛散し，末梢の小血管を塞栓し，各種臓器障害を来す病態である．
- 誘因としては，血管内操作・血管手術などの機械的損傷や抗凝固療法が多いが，明らかな誘因のないこともある．
- 高齢男性に多く，高血圧，高脂血症，動脈硬化性疾患，慢性腎不全，糖尿病など基礎疾患を有することが多い．
- 障害されやすい臓器として，腎臓，皮膚，膵臓，肝臓，脾臓，消化管，心筋，骨格筋などがあげられるが，中でも腎障害は高率で，その程度は予後を左右する．
- 皮膚症状は発症早期からみられ，足趾・足底に好発し，網状皮斑（livedo），チアノーゼ，結節，潰瘍，壊死などであり，その色調からblue toe（あるいはpurple toe）syndromeといわれる．
- 診断は皮膚症状，臓器障害，血管内操作や抗凝固療法の有無から推測され，主に皮膚生検によって確定診断される．
- 治療はまず，血管内操作，抗凝固療法の速やかな中止が必要である．軽症例では血管拡張剤の投与で軽快するが，重症例ではLDLアフェレーシス，透析，ステロイド投与などが行われているが，確立されたものはなく，早期診断が重要である．
- 皮膚病変は早期より出現し，生検も容易で，高率に特徴的な組織像が得られるため，CCEの診断にきわめて重要である．臨床症状と経過より疑ったら積極的に生検し，早期に診断することが皮膚科医の使命である．

Question 61

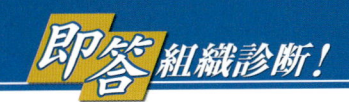

問題① 皮下の結節性病変である．この疾患は何か？

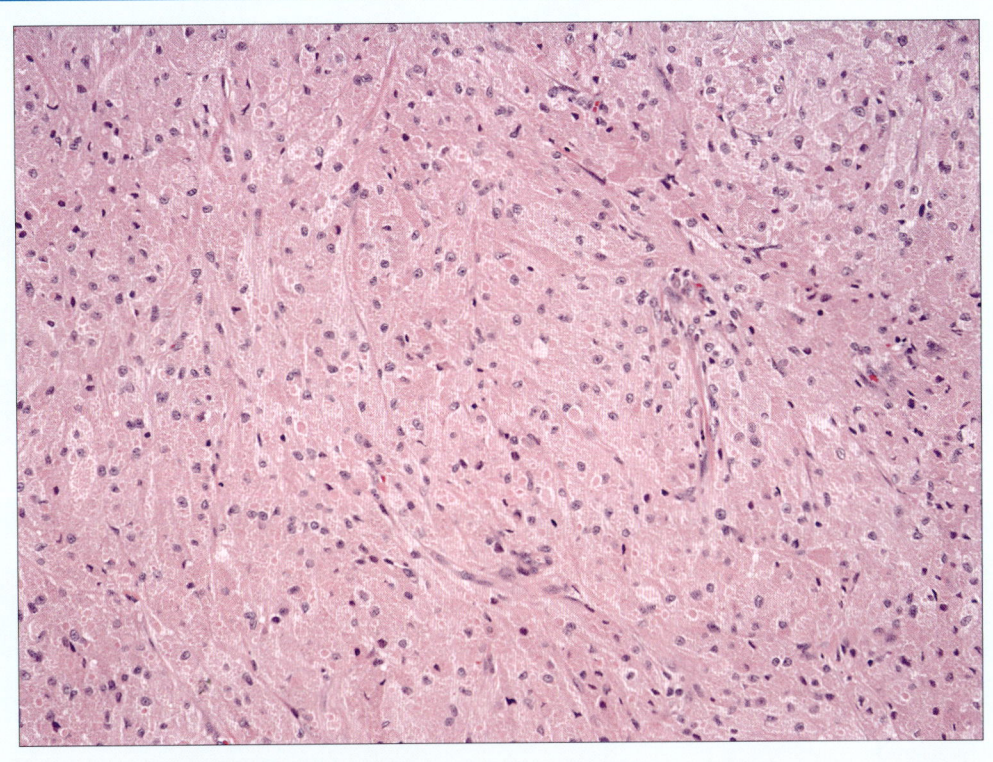

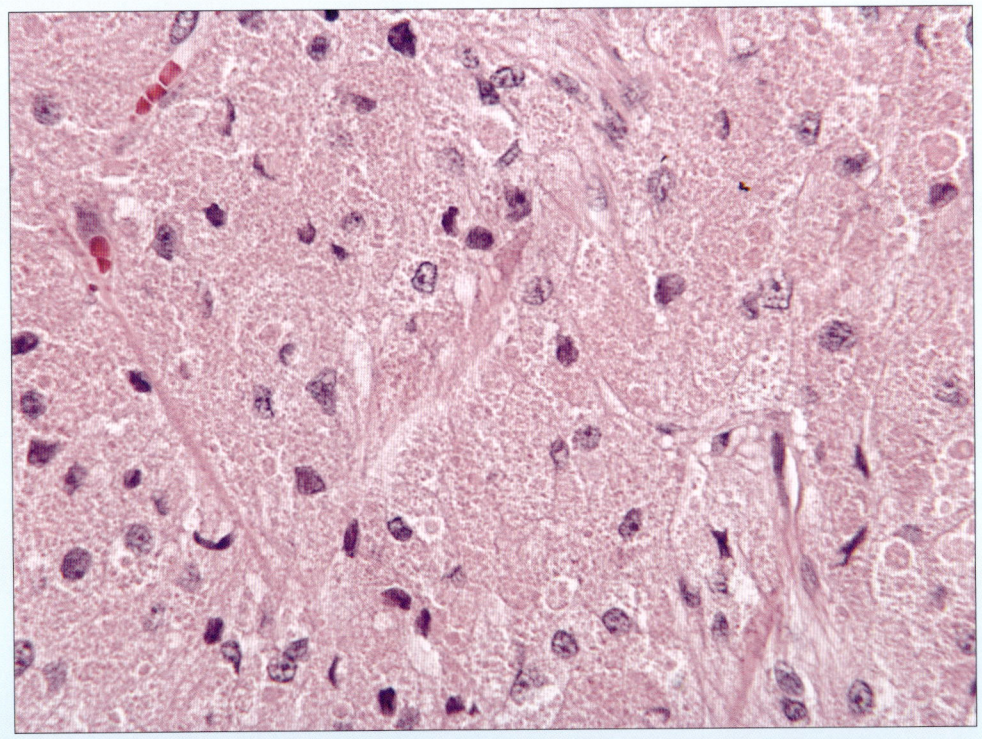

Answer 61

解答① 顆粒細胞腫 granular cell tumor

1 弱拡大で見ると全体が均一である．そのような場合，任意の場所で拡大をあげて細胞の性状を細かく観察すればよい．（一方，弱拡大でいくつかの構成要素がありそうな場合，それぞれの場所をみていく必要がある．弱拡大で見るべき箇所を確認する作業は大切であるので，いきなり拡大をあげないように．）

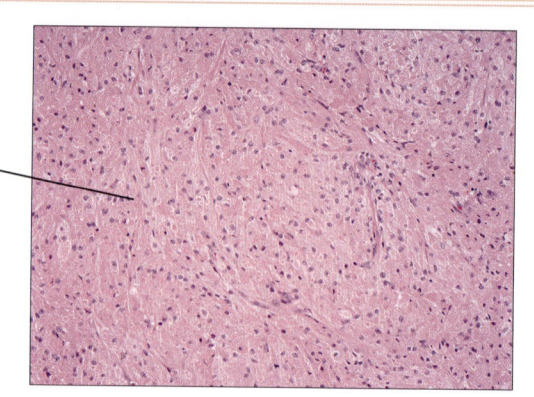

2 腫瘍細胞は，大型で多角形で，小型類円形の核をもち，細胞質は豊富で，**好酸性の顆粒**を有する．

極めて特徴的な所見

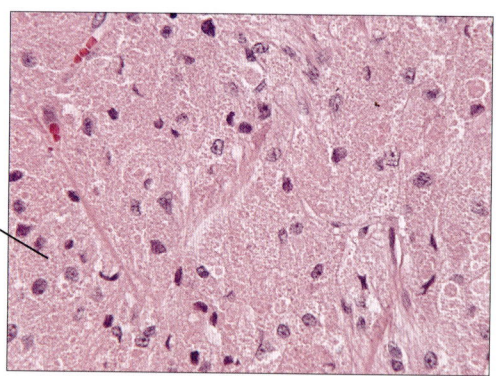

3 免疫染色ではS100タンパク染色陽性．これで診断が確認できる．

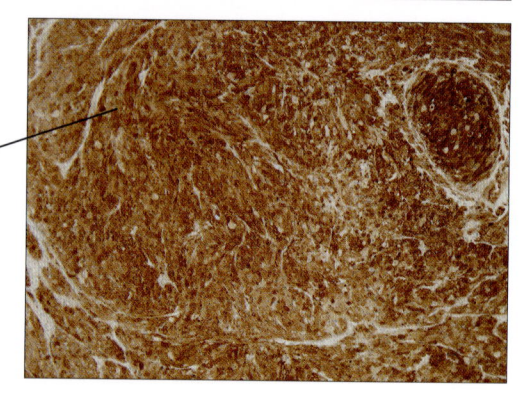

ポイント

顆粒細胞腫……

- **神経への分化**を示す．
- **微細顆粒（PAS陽性，ジアスターゼ抵抗性）を有する豊富な細胞質**をもつ．
- 腫瘍細胞はS100タンパク，NSEに対する免疫染色陽性である（神経への分化）．
- 皮膚では，真皮や皮下に発生するが，小結節で臨床診断は不可能である．
- 皮膚科関連では，舌など口腔内にできることを知っておくとよい．
- そのほか消化管や気道・肺など種々の臓器にも生じる．

Question 62

問題① a〜dの部分をそれぞれ何というか？
問題② cのもつ顆粒を何というか？

（右の図はそれぞれ左の図の拡大である）

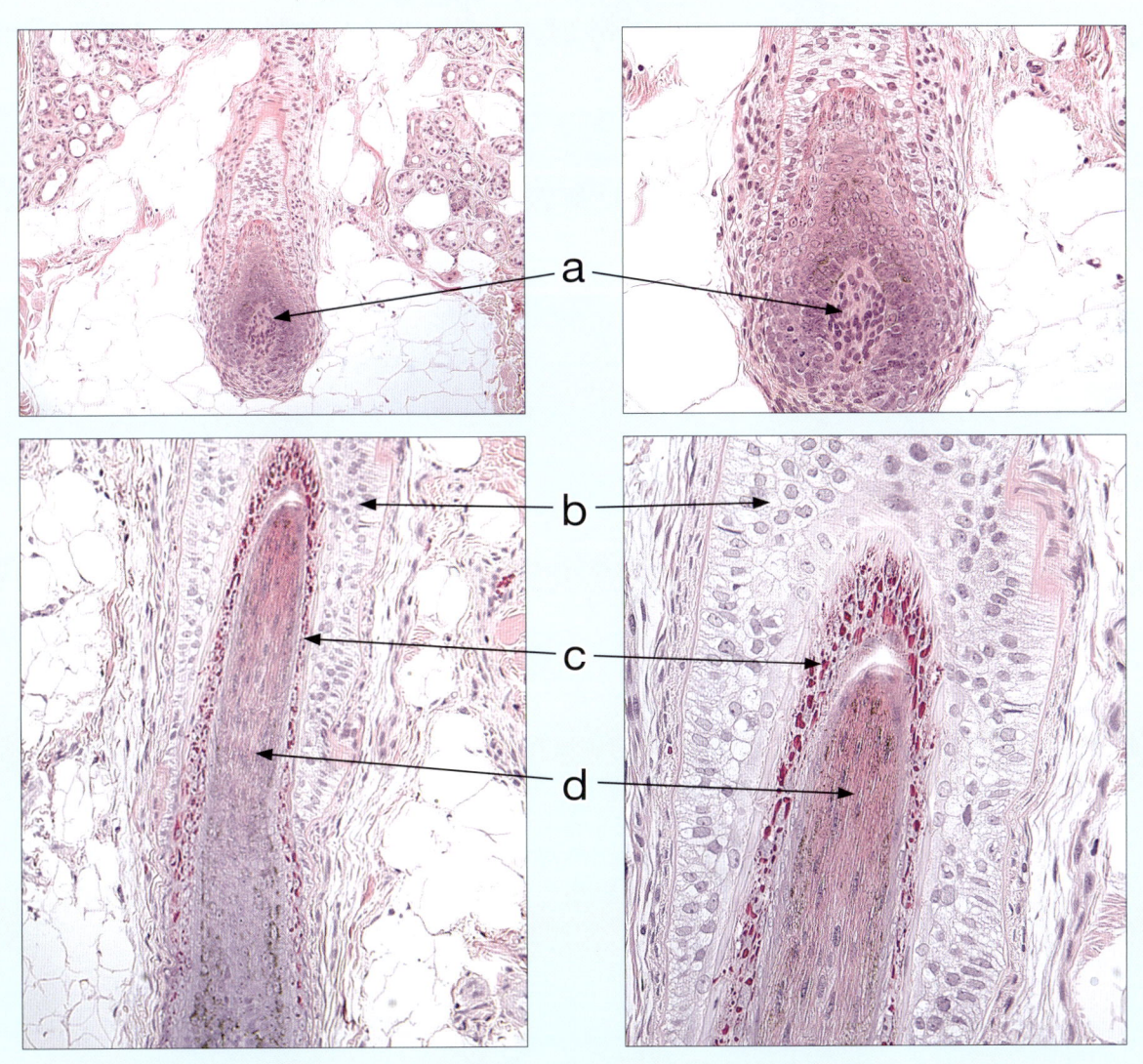

Answer 62

解答① a：毛乳頭 dermal papilla　　b：外毛根鞘 outer root sheath
c：内毛根鞘 inner root sheath　d：毛（毛根）hair（hair root）

解答② トリコヒアリン顆粒 trichohyaline granule

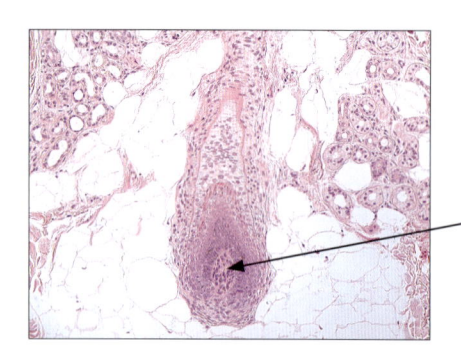

毛乳頭：
毛囊上皮の下端に包み込まれるように下方から入り込んでいる間質である（毛乳頭は上皮ではない）．それに接している毛囊の最下端が毛母基である．

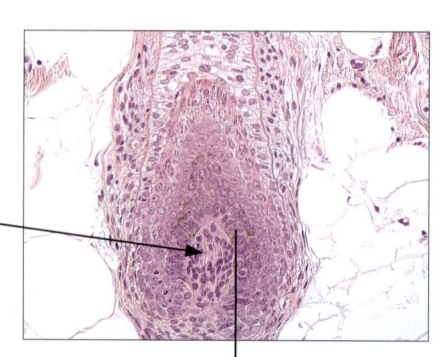

毛母基

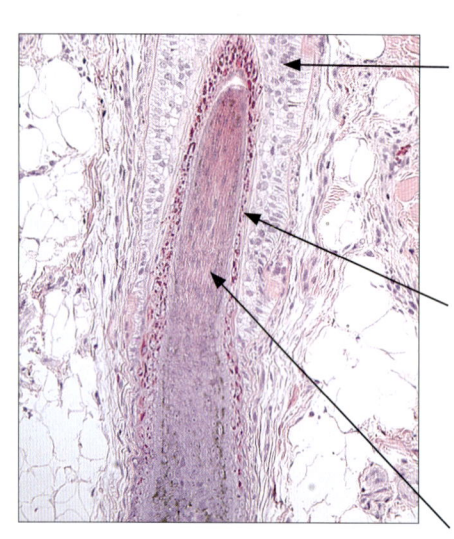

外毛根鞘：
グリコーゲンを含むため淡明な細胞である．最外層は柵状に配列する．

内毛根鞘：
外毛根鞘の内側に位置し，トリコヒアリン顆粒という好酸性の顆粒をもつ．

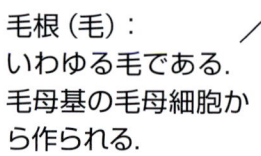

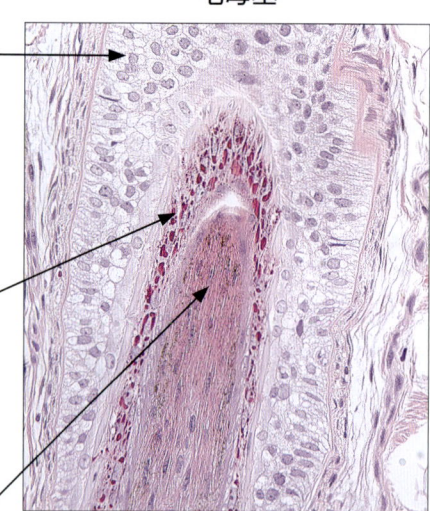

毛根（毛）：
いわゆる毛である．毛母基の毛母細胞から作られる．

ポイント

周囲の正常組織もみるのがコツ！

- 今回提示したものは，別の疾患で採取した組織の中に含まれていた毛の組織です．
- このように，病理組織をみるときは，目的とする所見をみた後は，周囲にある正常構造もよくみて，ついでに勉強すると効率よく学習できます．
- 正常を知らないと異常も理解できないですから，正常をよくみることは重要な作業です．

Question 63

問題① 矢印（→）の示す構造物は何か？

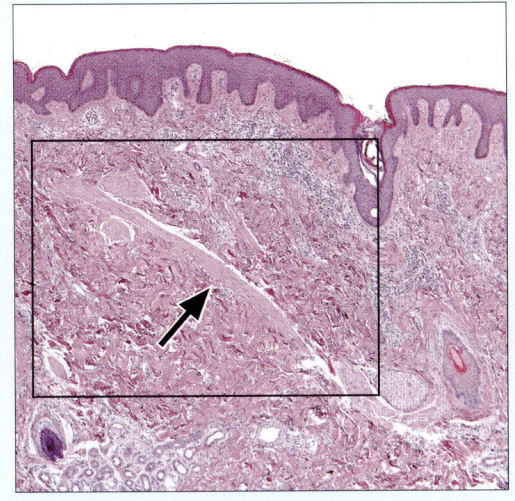

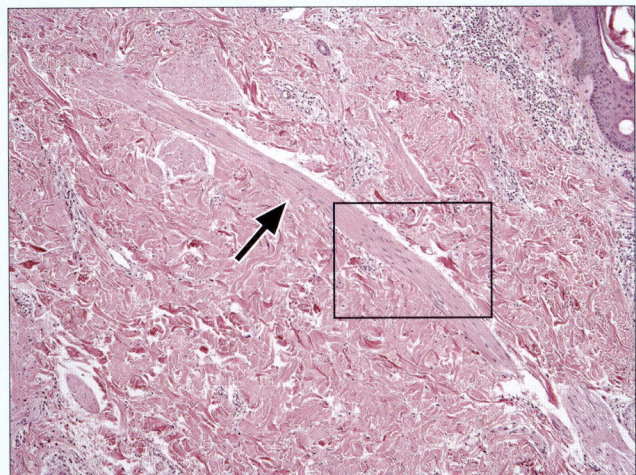

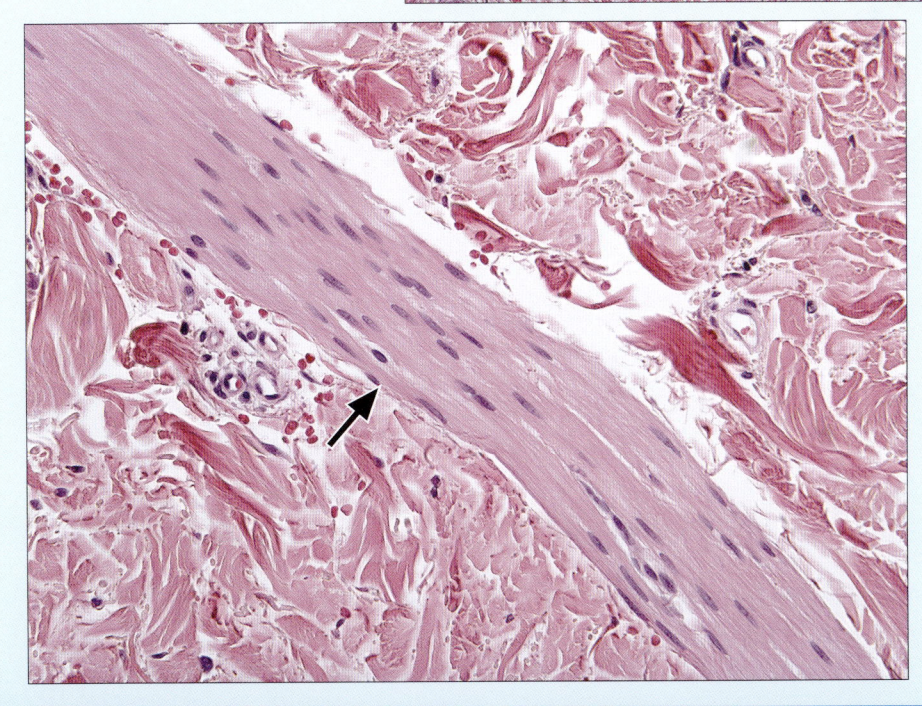

Answer 63

解答① 立毛筋 arrector pili muscle

1 脂腺や毛の断面がある．この面では全体はみえないが，このあたりに毛包があることがわかる．

2 真皮浅層から毛にむかって斜めに走行する構造物である．

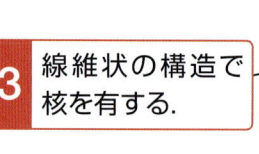

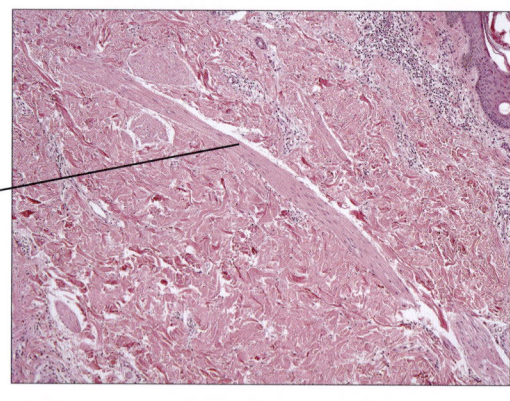

3 線維状の構造で核を有する．

4 胞体は好酸性で，核は細長く，両端が鈍である．

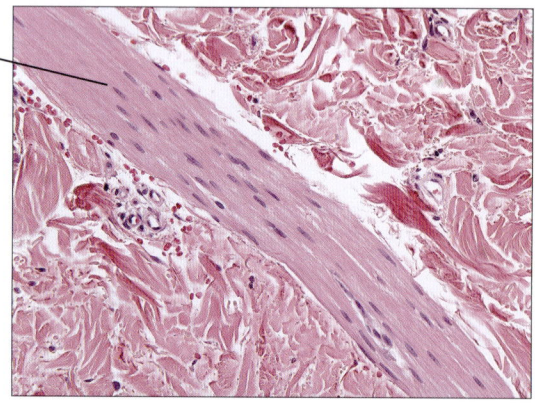

ポイント

立毛筋……
- 真皮上層と外毛根鞘毛隆起を両端とする平滑筋．
- アドレナリン作動性交感神経支配．
- 収縮すると毛が垂直方向に立って，鵞皮（がひ）(horripilation，いわゆる鳥肌)となる．

Question 64

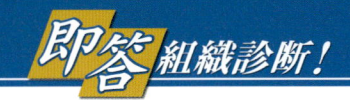

問題① 図のような構造を何というか？

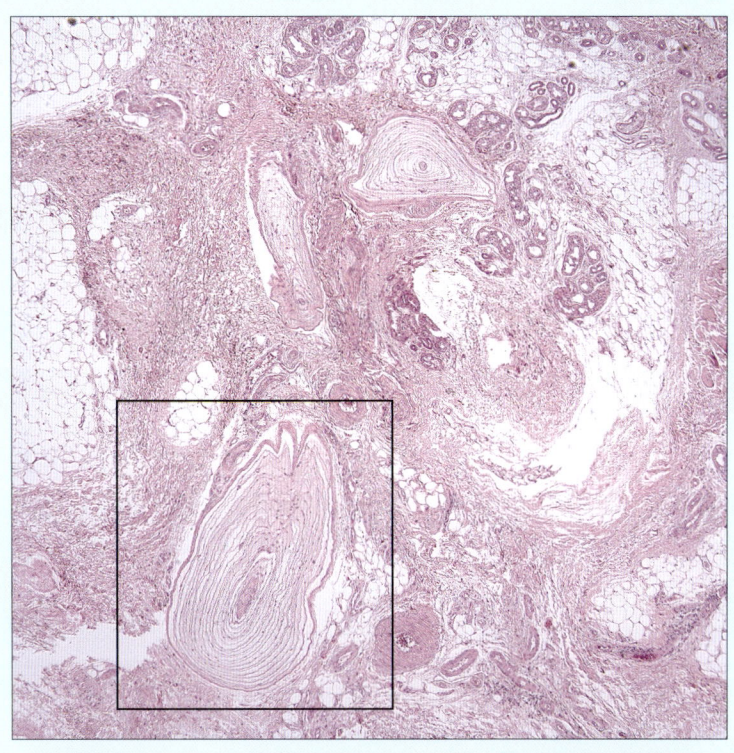

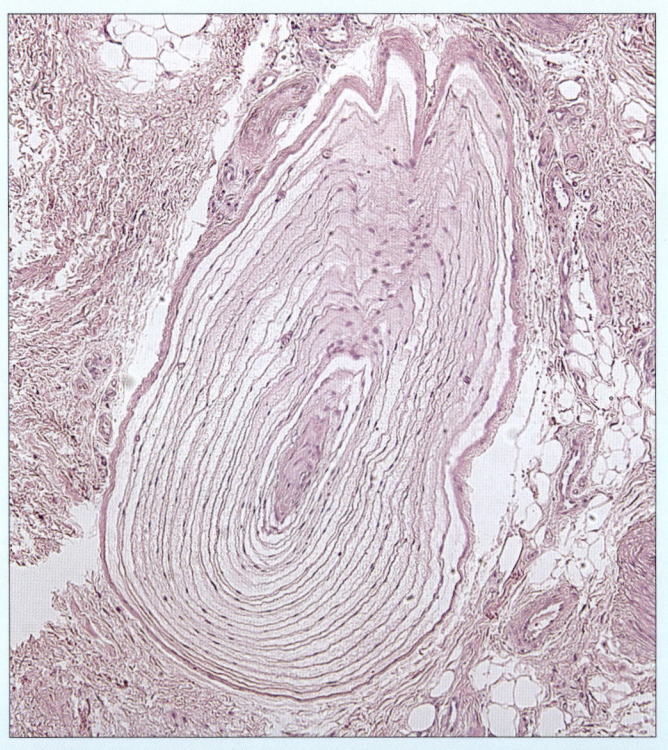

Answer 64

解答① パチニ小体 Vater-Pacini corpuscle

1. 脂肪内にある．

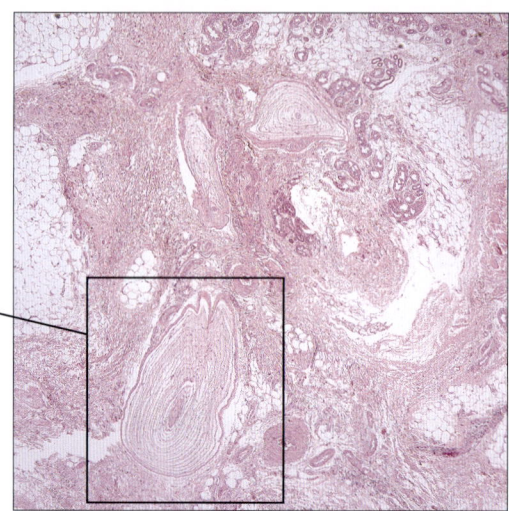

2. 厚い被膜に包まれている．

3. 薄板細胞が層状に重なり合って，タマネギの断面のようになっている．これが一番の特徴である．

4. 中心に神経終末がある．

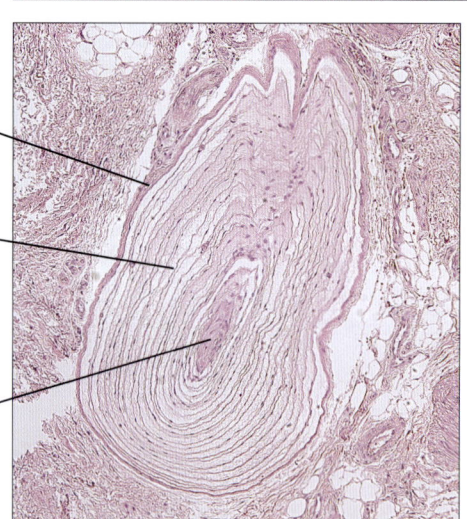

ポイント

Vater-Pacini小体……

- 神経終末がカプセル状のものに覆われている被包性終末の1つである（ほかには，Meissner小体，Ruffini小体などがある）．
- 大型（直径1 mmくらい）の圧覚受容体である．
- 手掌，足底（とくに指趾尖に密度が高い），そのほか口唇，外陰部・肛囲，乳輪にある．
- 真皮深層〜脂肪織に存在する．
- 神経終末が卵円形〜不整形の層状のカプセル（タマネギ状）に包まれている．
- 全体として非常に特徴的な形をしている．

Question 65

問題① 矢印（→）で示すものは何か？

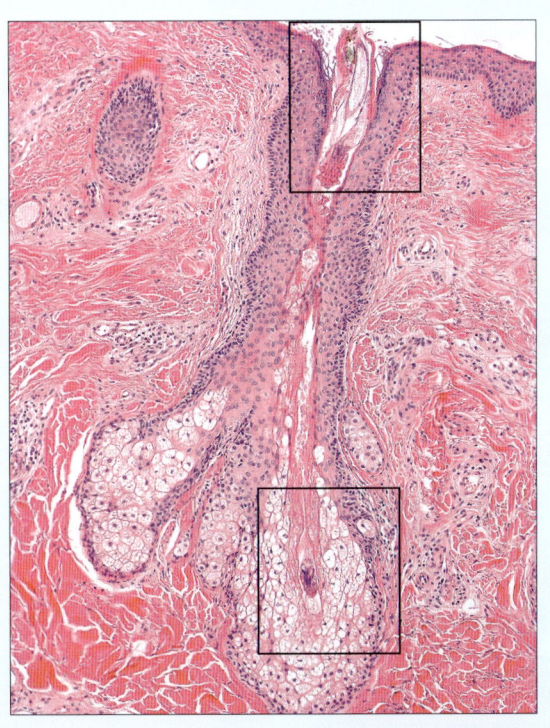

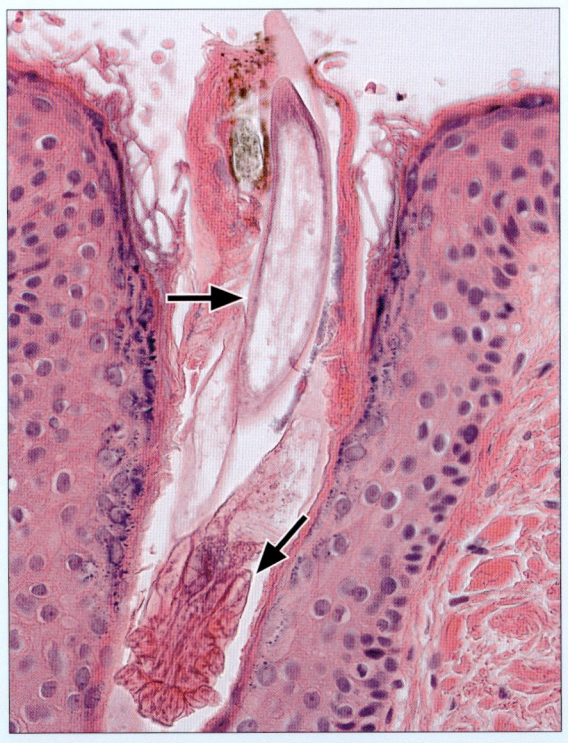

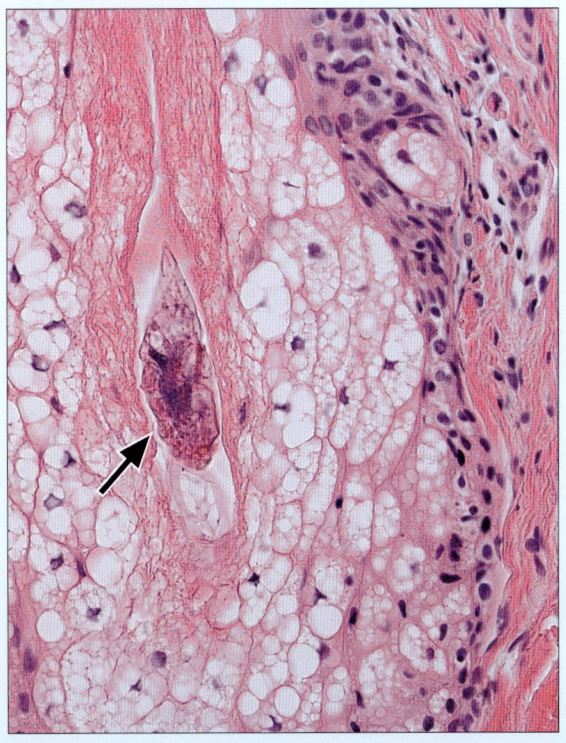

Answer 65

解答① ニキビダニ（毛包虫）Demodex

1. まずはじめに，毛包内容の鏡検像にみられたニキビダニをみると，4対の脚と長い後胴部からなることがわかる．

2. その目で，HE染色の組織をみると，この虫体の縦断面（多くの場合斜め切れ）であることが理解できる（CTかMRI画像をみているようなものである）．

3. 脚や後胴部が認識できる．

4. 別症例も2例示すが，毛包開口部には複数の虫体が棲息している（→）．

ポイント

ニキビダニ Demodex……

- ニキビダニ（広義）は，哺乳類の皮膚のさまざまな分泌腺に寄生し，各哺乳類に特異的なニキビダニがいる．イヌの毛包虫症なども有名である．ちなみに筆者は「毛包虫」のほうが正式名称で「ニキビダニ」が俗称かと思っていたが，「ニキビダニ」が学名である．
- 狭義のニキビダニ *Demodex folliculorum* とコニキビダニ *Demodex brevis* の2亜種がある．
- 毛包に常在しているので，ニキビダニが存在すること自体は異常ではない．皮脂腺に富む顔面，なかでも鼻唇溝，頤部，前額部，眼瞼などの毛包に多い．そのほか頭部，外耳道，胸部，乳暈，臀部，外陰部などにも棲息する．ヒトの生後皮膚同士の接触により感染すると考えられている．
- 毛包の脂腺導管の開口部より上部に *D. folliculorum* が複数で，脂腺内部には *D. brevis* が単独で寄生する．
- 疾患としては，ニキビダニ症（皮膚毛包虫症）demodicidosis（ニキビダニ痤瘡［毛包虫性痤瘡 acne demodecica］を含む概念）があり，毛包虫が過剰に増加してひきおこす皮膚の炎症である．内服または外用ステロイド薬やタクロリムス外用薬が誘因となることがある．

毛包内容の鏡検像　脚　後胴部

ニキビダニ　コニキビダニ　後胴部　脚

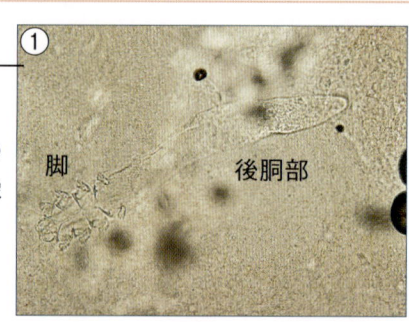

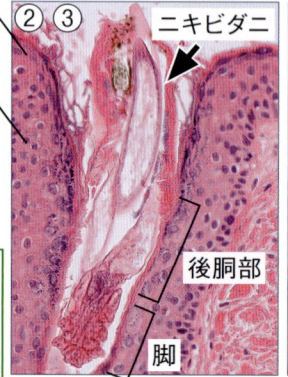

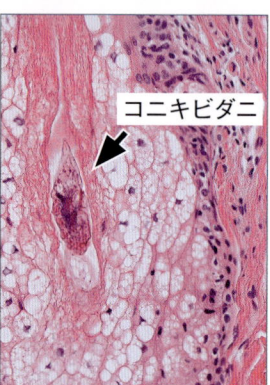

別症例1　毛包内部に複数存在するニキビダニ *D.folliculorum*（→）

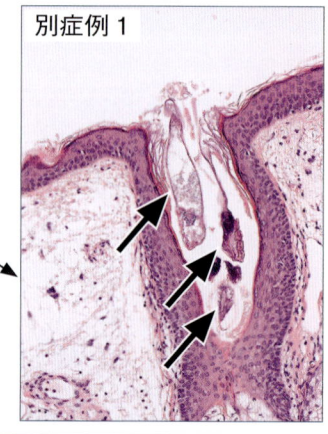

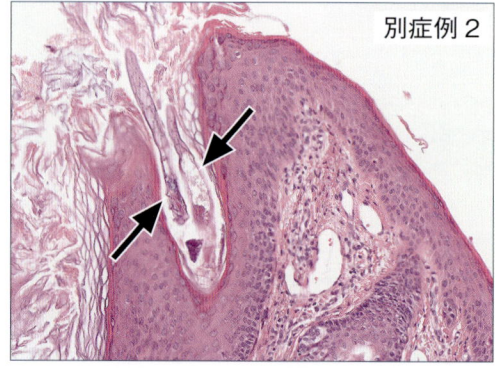

別症例2

Question 66

問題① 矢印（→）で示すものをはじめとして，この組織に多数みられる細胞を何というか？

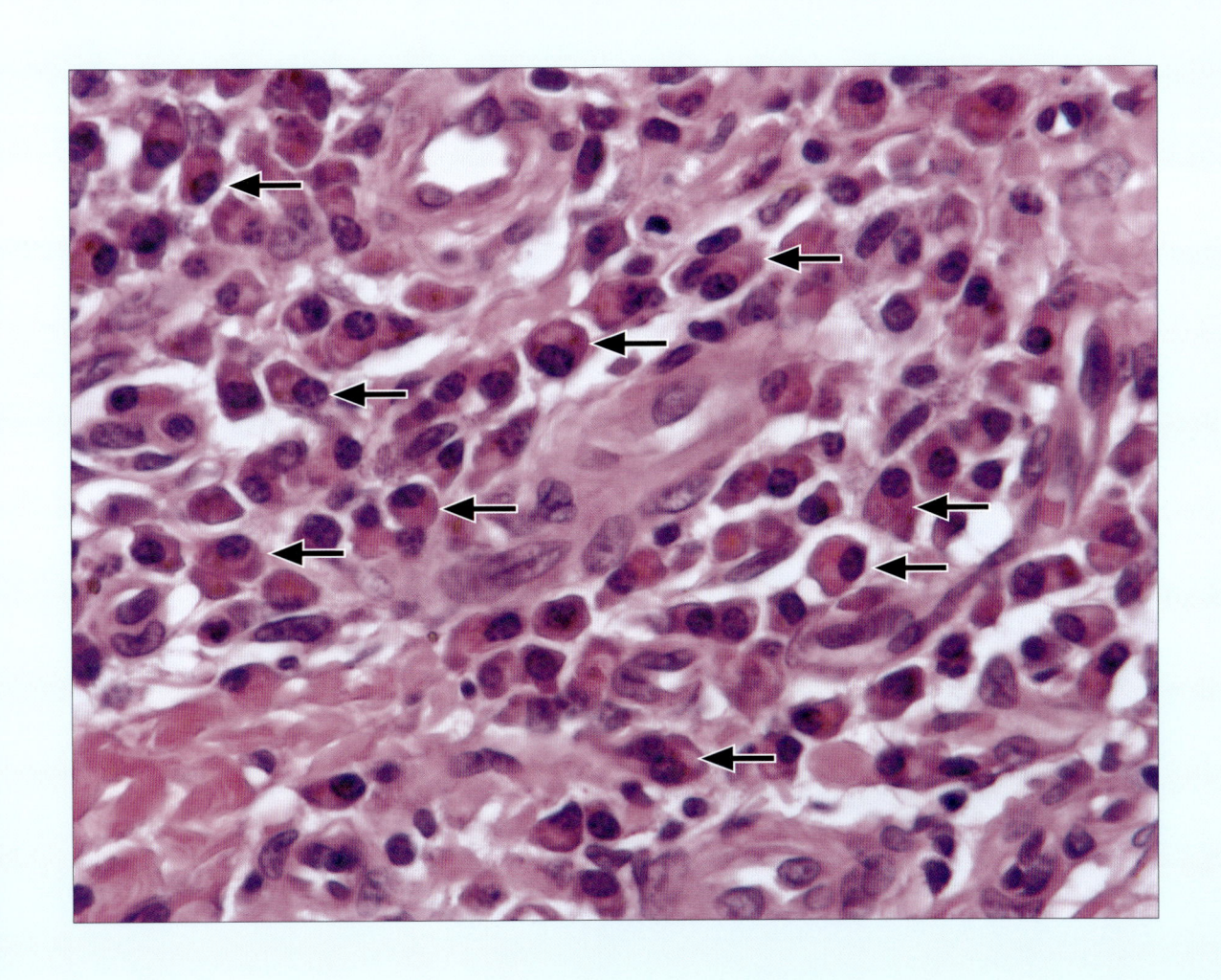

Answer 66

解答① 形質細胞 plasma cell

形質細胞の核は，

1. 円形，
2. 細胞質の中で片方に偏在する，
3. クロマチンが核の周囲に濃縮し，いわゆる「車軸状*」と言われる外観を呈する．
4. 核のそばに細胞質の明るい領域がある（核周明庭といわれる）．
5. 細胞質は好塩基性（ただしこの写真は全体が赤みを帯びているためわかりにくい）．

*「車軸」とは車輪のスポークのことです（下図）．「車軸状」といっても，そういえば似ているというくらいですが．

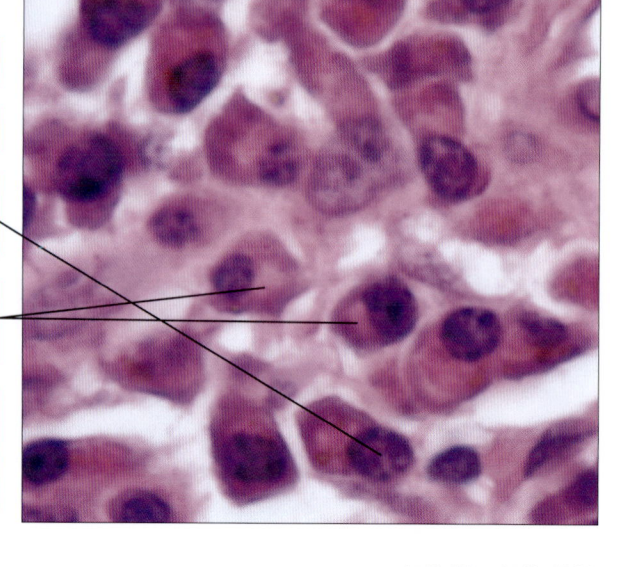

スポーク

細胞質は好塩基性

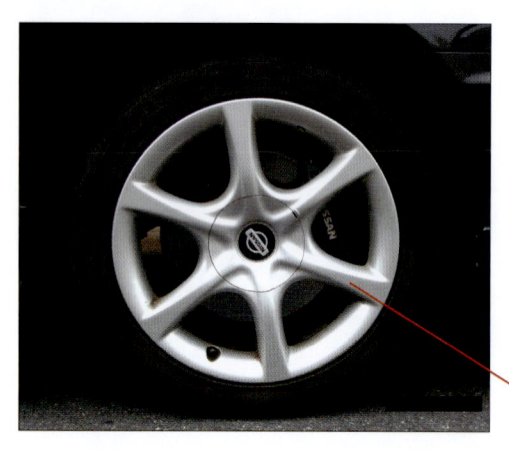

核は丸く，偏在し，車軸状　　核周明庭

*この組織写真はBowen病の病変直下の真皮です．Bowen病などの皮膚悪性腫瘍の周囲には，おそらく腫瘍免疫と考えられる細胞浸潤がよくみられますが，その一環として形質細胞も浸潤してきます．とくに経過の長い病変では形質細胞が多数みられます．

ポイント

形質細胞……
- いわずと知れた，抗体（免疫グロブリン：タンパク質である）を産生する細胞．
- 形質細胞はタンパク産生が盛んな細胞であり，細胞質が好塩基性なのはリボゾームが豊富なためで，核周明庭の部位はゴルジ装置に相当する．

Question 67

問題① このような脂肪織の変化を何と呼ぶか？

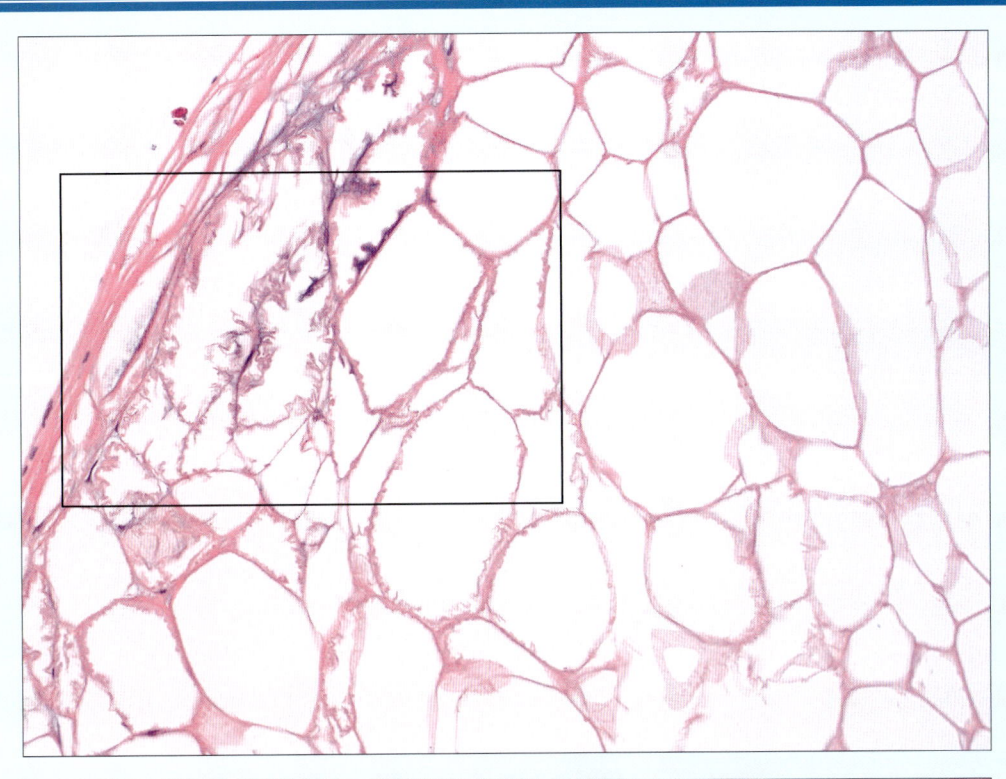

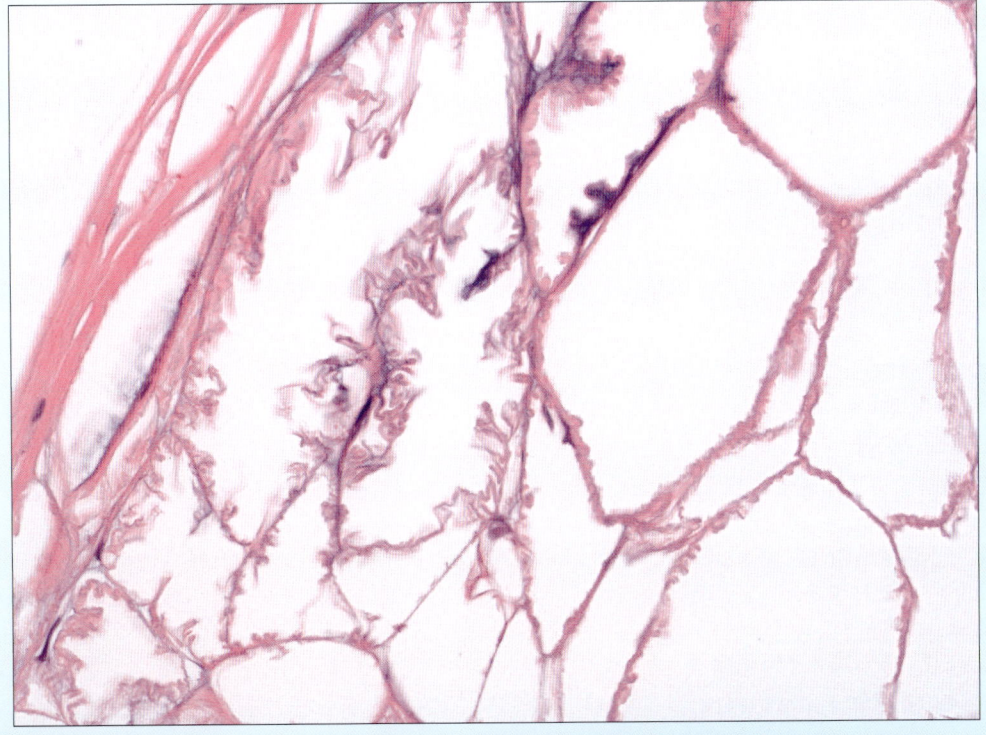

Answer 67

解答① 膜嚢胞変性（膜嚢胞性病変）membranocystic (lipomembranous) lesions (changes, degeneration)

1 脂肪細胞の細胞膜から絨毛のように襞（ひだ）状の突起が出ている．

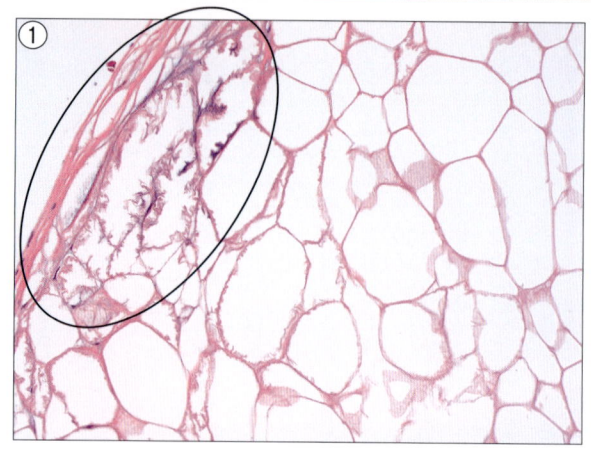

2 絨毛状の突起は，拡大するとより明瞭になる（→）．

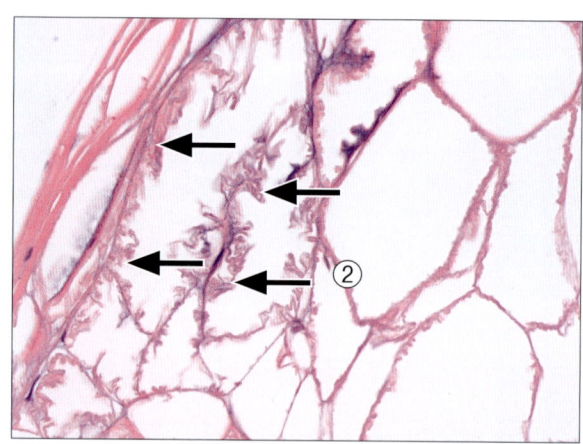

3 脂肪細胞の核はみられず，壊死していることがわかる．すなわち壊死した脂肪細胞の細胞膜が残存し，変性した像である．

この写真は，下腿に生じたencapsulated fat necrosisの組織の一部です．

ポイント

膜嚢胞変性……

- 脂肪細胞の壊死・変性の過程で，細胞膜が変性し，絨毛様（襞のような突起を有する）を呈したもの．
- 言葉で表現するのはむずかしいが，写真のようにきわめて特徴的で，一度見れば忘れない．
- 特徴的所見ではあるが，疾患特異性はなく，脂肪織をおかす種々の疾患に伴う脂肪織の変性像の一つである．
- エリテマトーデスなどの膠原病（とくに深在性エリテマトーデス），結節性紅斑，被包性脂肪壊死（encapsulated fat necrosis）などでしばしば観察される．

即答 組織診断！解答一覧

※疾患名でないものも含む.

Q	疾患名	解答
1	接触皮膚炎（などの湿疹）	① 錯角化（不全角化）parakeratosis
		② 海綿状態 spongiosis
		③ 接触皮膚炎 contact dermatitis（などの湿疹）
2	尋常性乾癬	尋常性乾癬 psoriasis vulgaris
3	白癬	表在性皮膚真菌症 superficial cutaneous mycoses
4	掌蹠膿疱症	① 好中球 neutrophil
		② 膿疱 pustule（表皮内膿疱，角層下膿疱でもよい）
		③ 掌蹠膿疱症 palmoplantar pustulosis
5	扁平苔癬	扁平苔癬 lichen planus
6	苔癬型変化（反応）	①（基底層の）液状変性 liquefaction degeneration
		② Civatte小体，コロイド小体，異常角化細胞 Civatte body, colloid body, dyskeratotic cell
		③ 苔癬型変化（反応）lichenoid reaction
7	菌状息肉症	① 菌状息肉症 mycosis fungoides
		② ポートリエ微小膿瘍 Pautrier's microabscess
8	円板状エリテマトーデス	① 液状（空胞）変性 liquefaction (vacuolar) degeneration
		② 円板状エリテマトーデス discoid lupus erythematosus
9	Vörner型掌蹠角化症	① 顆粒変性 granular degeneration
		② Vörner型掌蹠角化症 epidermolytic palmoplantar keratoderma (EPPK), 水疱型先天性魚鱗癬様紅皮症 bullous congenital ichthyosiform erythroderma (BCIE), （一部の）表皮母斑 epidermal nevus
10	扁平疣贅	① bird's eye cell
		② 扁平疣贅 verruca plana/flat wart
11	尖圭コンジローマ	尖圭コンジローマ condyloma acuminatum
12	伝染性軟属腫	伝染性軟属腫 molluscum contagiosum
13	ミルメシア	①（細胞質内）封入体 (intracytoplasmic) inclusion body
		② ミルメシア myrmecia（ウイルス性疣贅 viral warts）
14	尋常性天疱瘡	① 表皮内水疱 intraepidermal bulla
		② 棘融解 acantholysis
		③ 尋常性天疱瘡 pemphigus vulgaris
15	水疱性類天疱瘡	水疱性類天疱瘡 bullous pemphigoid
16	ヘイリー・ヘイリー病	① 棘融解 acantholysis
		② ヘイリー・ヘイリー病 Hailey-Hailey's disease
17	単純性疱疹または帯状疱疹	単純性疱疹または帯状疱疹 herpes simplex or herpes zoster
18	単純性疱疹または帯状疱疹	単純性疱疹または帯状疱疹 herpes simplex or herpes zoster
19	inverted follicular keratosis	squamous eddy
20	クローン型脂漏性角化症	① 表皮内上皮腫 intraepidermal (intraepithelial) epithelioma
		② クローン型脂漏性角化症 clonal seborrheic keratosis
21	脂漏性角化症	脂漏性角化症 seborrheic keratosis
22	老人性色素斑	① 表皮突起の延長 rete ridge elongation, 基底層の色素沈着 basal pigmentation
		② 老人性色素斑 senile lentigo
23	汗孔角化症	① cornoid lamella
		② 汗孔角化症 porokeratosis
24	乳房外Paget病	乳房外Paget病 extramammary Paget's disease
25	Bowen病	① Bowen病 Bowen's disease
		②（異常）分裂像 abnormal mitosis
		③ 個細胞角化 individual cell keratinization
26	乳房外Paget病	① 乳房外Paget病 extramammary Paget's disease
		② 経表皮排泄 transepidermal elimination
27	有棘細胞癌	有棘細胞癌 squamous cell carcinoma
28	メラノサイト（色素細胞）	① 樹状突起 dendrite
		② メラニン輸送 melanin transfer
		③ メラノサイト（色素細胞）melanocyte
		④ 表皮基底層 basal layer of epidermis
29	表皮内汗管	① 表皮内汗管 acrosyringium
		② らせん状に表皮内を上行するため It ascends spirally in the epidermis
30	日光弾力線維症	① 日光弾力線維症 solar (actinic) elastosis
		② 長年の日光曝露 chronic sun exposure
31	全身性強皮症	全身性強皮症 systemic sclerosis
32	マイスネル小体	① マイスネル小体 Meissner corpuscle
		② 感覚受容器 sensory receptor
33	日光角化症	① 日光弾力線維症 solar (actinic) elastosis
		② 日光角化症 actinic keratosis
34	肥満細胞腫／肥満細胞症	① 肥満細胞腫／肥満細胞症 mastocytoma/mastocytosis
		② トルイジンブルー染色，ギムザ染色，抗c-kit抗体免疫染色，toluidine blue stain, Giemza stain, immunostaining for c-kit
35	青色母斑	青色母斑 blue nevus

※疾患名でないものも含む.

Q	疾患名※	解答
36	表皮嚢腫および外毛根鞘嚢腫	A 表皮嚢腫 epidermal cyst
		B 外毛根鞘嚢腫 trichilemmal cyst
37	外毛根鞘嚢腫	外毛根鞘嚢腫 trichilemmal cyst
38	脂腺嚢腫	脂腺嚢腫 steatocystoma
39	アポクリン腺	腋窩 axilla
40	apocrine cystadenoma	① 断頭分泌 decapitation secretion, アポクリン分泌 apocrine secretion
		② アポクリン（腺）上皮 apocrine epithelia
		③ 筋上皮細胞 myoepithelial cell
41	汗管腫	汗管腫 syringoma
42	色素細胞母斑	色素細胞母斑 pigment cell nevus/melanocytic nevus
43	神経線維腫	① 神経線維腫 neurofibroma
		② 肥満細胞 mast cell
44	皮膚線維腫	皮膚線維腫 dermatofibroma
45	硬化性線維腫	硬化性線維腫 sclerotic fibroma
46	血管拡張性肉芽腫	血管拡張性肉芽腫 granuloma teleangiectaticum（同義語：化膿性肉芽腫 pyogenic granuloma）
47	石灰化上皮腫	① 石灰化上皮腫 calcifying epithelioma
		② 陰影細胞 shadow cell
48	subepidermal calcified nodule	① 石灰化（石灰沈着） calcinosis
		② コッサ染色 von Kossa stain
		③ 黒色 black
49	脂腺腫	① 脂腺細胞 sebocyte
		② 脂腺腫 sebaceoma
50	脂腺腺腫	① a 脂腺細胞 sebocyte, b 脂腺胚細胞 sebaceous germinative cells
		② 脂腺腺腫 sebaceous adenoma
51	脂腺増殖症	① 脂腺 sebaceous gland
		② 毛嚢へ開口する It opens into hair follicule
		③ 全分泌 holocrine secretion
		④ 脂腺増殖症 sebaceous hyperplasia
52	木村病	リンパ濾胞 lymphoid follicle
53	顔面播種状粟粒性狼瘡	① 乾酪壊死 caseous necrosis（caseation necrosis）
		② 顔面播種状粟粒性狼瘡 lupus miliaris disseminatus faciei （LMDF）, 結核 tuberculosis

Q	疾患名※	解答
54	サルコイドーシス	① 類上皮細胞 epithelioid cell
		② （類上皮細胞）肉芽腫 (epithelioid cell) granuloma
		③ サルコイドーシス sarcoidosis
55	異物型巨細胞	① 異物型巨細胞 foreign body giant cell
		② 角質 keratinous debris
56	黄色腫	① 泡沫細胞 foam cell
		② 黄色腫 xanthoma
57	黄色肉芽腫	① 泡沫細胞 foam cell
		② ツートン型巨細胞 Touton giant cell
		③ 黄色肉芽腫 xanthogranuloma（そのほか，黄色腫 xanthoma, 皮膚線維腫 dermatofibroma, necrobiotic xanthogranulomaなど）
58	（腺）癌の皮膚転移	（腺）癌の皮膚転移 cutaneous metastasis of adenocarcinoma
59	結節性多発動脈炎	① フィブリンの析出（フィブリノイド変性） fibrin deposition (fibrinoid degeneration)
		② 壊死性血管炎 necrotizing vasculitis
		③ 結節性多発動脈炎 polyarteritis nodosa
60	コレステロール結晶塞栓症	コレステロール結晶塞栓症 cholesterol crystal embolization
61	顆粒細胞腫	顆粒細胞腫 granular cell tumor
62	毛の正常組織	① a：毛乳頭 dermal papilla, b：外毛根鞘 outer root sheath, c：内毛根鞘 inner root sheath, d：毛（毛根） hair (hair root)
		② トリコヒアリン顆粒 trichohyaline granule
63	立毛筋	立毛筋 arrector pili muscle
64	パチニ小体	パチニ小体 Vater-Pacini corpuscle
65	ニキビダニ（毛包虫）	ニキビダニ（毛包虫） Demodex
66	形質細胞	形質細胞 plasma cell
67	encapsulated fat necrosis	膜嚢胞変性（膜嚢胞性病変） membranocystic (lipomembranous) lesions (changes, degeneration)

索引

アルファベット

A
- abnormal mitosis ... **68**
- acantholysis ... **46, 50**
- acne demodecica ... **148**
- acrosyringium ... **76**
- actinic keratosis ... **84**
- apocrine cystadenoma ... **98**
- apocrine epithelia ... **98**
- apocrine gland ... **96**
- apocrine secretion ... **98**
- apocrine snout ... **98**
- arrector pili muscle ... **144**
- axilla ... **96**

B
- basal layer of epidermis ... **74**
- basal pigmentation ... **62, 80, 106**
- basket-woven 状 ... **38, 90, 92**
- basophilic cell ... **112**
- BCIE ... **36**
- bird's eye cell ... **38**
- blue nevus ... **88**
- blue toe syndrome ... **138**
- Borst-Jadassohn 現象 ... **58**
- Bowen's disease ... **68**
- Bowen 病 ... **15, 68, 150**
- bullous congenital ichthyosiform erythroderma ... **36**
- bullous pemphigoid ... **48**
- B 細胞 ... **122**

C
- calcifying epithelioma ... **112**
- calcinosis ... **114**
- cancer pearl ... **72**
- caseation necrosis ... **124**
- caseous necrosis ... **124**
- casting off ... **70**
- CCE ... **138**
- cholesterol crystal embolization ... **138**
- chronic sun exposure ... **78**
- Civatte body ... **30**
- Civatte 小体 ... **30**
- c-kit ... **86**
- clonal seborrheic keratosis ... **58**
- clumping cell ... **68**
- colloid body ... **30**
- comma tail ... **100**
- condyloma acuminatum ... **40**
- contact dermatitis ... **20**
- cornoid lamella ... **64**
- cutaneous metastasis of adenocarcinoma ... **134**
- cuticular cell ... **76**

D
- decapitation secretion ... **98**
- Demodex ... **148**
- dendrite ... **74**
- dermal papilla ... **142**
- dermatofibroma ... **106, 108, 132**
- DFSP ... **106**
- discoid lupus erythematosus ... **34**
- dyskeratotic cell ... **30**

E
- eccrine gland ... **96**
- encapsulated fat necrosis ... **152**
- epidermal collarette ... **110**
- epidermal cyst ... **90, 128**
- epidermal nevus ... **36**
- epidermolytic hyperkeratosis ... **36**
- epidermolytic palmoplantar keratoderma ... **36**
- epidermotropism ... **32**
- epithelioid cell ... **126**
- (epithelioid cell) granuloma ... **126**
- EPPK ... **36**
- extramammary Paget's disease ... **66, 70**

F
- fibrin deposition ... **136**
- fibrinoid degeneration ... **136**
- flat wart ... **38**
- foam cell ... **130, 132**
- foreign body giant cell ... **128**

G
- germinal center ... **122**
- Giemza stain ... **86**
- granular cell tumor ... **140**
- granular degeneration ... **36**
- granuloma teleangiectaticum ... **110**
- Grenz zone ... **106**
- Grocott 染色 ... **24**

H
- Hailey-Hailey's disease ... **50**
- hair ... **142**
- hair root ... **142**
- herpes simplex ... **52, 54**
- herpes zoster ... **52, 54**
- hidroacanthoma simplex ... **58**
- holocrine secretion ... **120**
- horn pearl ... **56**
- horny pearl ... **72**
- horripilation ... **144**

I
- immunostaining for c-kit ... **86**
- inclusion body ... **44**
- Indians in a file ... **134**
- individual cell keratinization ... **68**
- inner root sheath ... **142**
- (intracytoplasmic) inclusion body ... **44**
- intraepidermal bulla ... **46**
- intraepidermal (intraepithelial) epithelioma ... **58**
- inverted follicular keratosis ... **56**

K
- keratinous debris ... **128**
- Kogoj の海綿状膿疱 ... **26**
- koilocytosis ... **40**

L
- Langhans giant cell ... **128**
- lichenoid reaction ... **30**
- lichen planus ... **28**
- liquefaction degeneration ... **30**
- liquefaction (vacuolar) degeneration ... **34**
- LMDF ... **124**
- lupus band test ... **34**
- lupus miliaris disseminatus faciei ... **124**
- lymphoid follicle ... **122**

M
- mantle zone ... **122**
- marginal zone ... **122**
- mast cell ... **104**
- mastocytoma ... **86**
- mastocytosis ... **86**
- Meissner 小体 (corpuscle) ... **82, 146**
- melanin transfer ... **74**
- melanocyte ... **74**
- melanocytic nevus ... **102**

membranocystic (lipomembranous) lesions (changes, degeneration) ⋯⋯ 152	sebaceous hyperplasia ⋯⋯⋯⋯ 120	異型性 ⋯⋯⋯⋯⋯⋯⋯⋯ 32, 40, 72
microabscess ⋯⋯⋯⋯⋯⋯⋯⋯ 26	sebocyte ⋯⋯⋯⋯⋯⋯⋯⋯ 116, 118	異常角化 ⋯⋯⋯⋯⋯⋯⋯⋯ 30, 64
molluscum body ⋯⋯⋯⋯⋯⋯⋯ 42	seborrheic keratosis ⋯⋯⋯⋯⋯ 60	異常角化細胞 ⋯⋯⋯⋯⋯⋯ 30, 50
molluscum contagiosum ⋯⋯⋯⋯ 42	senile lentigo ⋯⋯⋯⋯⋯⋯⋯⋯ 62	（異常）分裂像 ⋯⋯⋯⋯⋯⋯⋯ 68
Munro の微小膿瘍 ⋯⋯⋯⋯ 22, 26	sensory receptor ⋯⋯⋯⋯⋯⋯ 82	異物型巨細胞 ⋯⋯⋯⋯⋯ 112, 128
mycosis fungoides ⋯⋯⋯⋯⋯⋯ 32	shadow cell ⋯⋯⋯⋯⋯⋯⋯⋯ 112	異物肉芽腫 ⋯⋯⋯⋯⋯⋯ 112, 128
myoepithelial cell ⋯⋯⋯⋯⋯⋯ 98	Smith and Coburn 型エクリン汗孔腫 ⋯⋯⋯⋯⋯⋯⋯⋯⋯⋯⋯⋯⋯⋯ 58	陰影細胞 ⋯⋯⋯⋯⋯⋯⋯ 11, 112
myrmecia ⋯⋯⋯⋯⋯⋯⋯⋯⋯ 44		印環細胞 ⋯⋯⋯⋯⋯⋯⋯⋯ 134
N	solar (actinic) elastosis ⋯⋯ 78, 84	**う**
necrobiotic xanthogranuloma 132	spongiosis ⋯⋯⋯⋯⋯⋯⋯ 20, 32	ウイルス性疣贅 ⋯⋯⋯⋯⋯ 38, 44
necrotizing vasculitis ⋯⋯⋯⋯ 136	squamous cell carcinoma ⋯⋯⋯ 72	**え**
neurofibroma ⋯⋯⋯⋯⋯⋯⋯ 104	squamous eddy ⋯⋯⋯⋯⋯⋯⋯ 56	腋窩 ⋯⋯⋯⋯⋯⋯⋯⋯⋯⋯ 96
neuroid body ⋯⋯⋯⋯⋯⋯⋯ 102	steatocystoma ⋯⋯⋯⋯⋯⋯⋯ 94	液状（空胞）変性 ⋯⋯⋯⋯⋯ 34
neutrophil ⋯⋯⋯⋯⋯⋯⋯⋯ 26	steatocystoma multiplex ⋯⋯⋯ 94	液状変性 ⋯⋯⋯⋯⋯ 28, 30, 34
NSE ⋯⋯⋯⋯⋯⋯⋯⋯⋯⋯ 140	stem cell factor ⋯⋯⋯⋯⋯⋯ 86	エクリン汗孔腫 ⋯⋯⋯⋯⋯⋯ 58
O	storiform pattern ⋯⋯⋯⋯⋯ 106	エクリン腺 ⋯⋯⋯⋯⋯⋯⋯⋯ 96
outer root sheath ⋯⋯⋯⋯⋯ 142	subepidermal calcified nodule ⋯ 114	壊死性血管炎 ⋯⋯⋯⋯⋯⋯ 136
P	superficial cutaneous mycoses ⋯ 24	円板状エリテマトーデス ⋯⋯⋯ 34
Paget 現象 ⋯⋯⋯⋯⋯⋯⋯⋯ 66	syringoma ⋯⋯⋯⋯⋯⋯⋯⋯ 100	**お**
palmoplantar pustulosis ⋯⋯⋯ 26	systemic sclerosis ⋯⋯⋯⋯⋯ 80	黄色腫 ⋯⋯⋯⋯⋯⋯⋯ 130, 132
papillomatosis ⋯⋯⋯⋯⋯⋯⋯ 38	**T**	黄色肉芽腫 ⋯⋯⋯⋯⋯⋯⋯ 132
parakeratosis ⋯⋯⋯⋯⋯⋯⋯ 20	tadpole-like ⋯⋯⋯⋯⋯⋯⋯ 100	おたまじゃくし様 ⋯⋯⋯⋯⋯ 100
PAS（染色）⋯⋯⋯⋯⋯⋯ 24, 140	toluidine blue stain ⋯⋯⋯⋯⋯ 86	**か**
Pautrier's microabscess ⋯⋯⋯ 32	Touton giant cell ⋯⋯⋯⋯ 128, 132	開口 ⋯⋯⋯⋯⋯⋯⋯⋯⋯ 120
pemphigus vulgaris ⋯⋯⋯⋯⋯ 46	transepidermal elimination ⋯⋯ 70	海綿状態 ⋯⋯⋯⋯⋯ 20, 24, 32
pigment cell nevus ⋯⋯⋯⋯⋯ 102	trichilemmal cyst ⋯⋯⋯⋯ 90, 92	海綿状膿疱 ⋯⋯⋯⋯⋯⋯⋯ 26
pilomatricoma ⋯⋯⋯⋯⋯⋯ 112	trichohyaline granule ⋯⋯⋯ 142	外毛根鞘 ⋯⋯⋯⋯⋯⋯⋯ 142
pilomatrixoma ⋯⋯⋯⋯⋯⋯ 112	tuberculoid granuloma ⋯⋯⋯ 124	外毛根鞘嚢腫 ⋯⋯⋯⋯⋯ 90, 92
plasma cell ⋯⋯⋯⋯⋯⋯⋯ 150	tuberculosis ⋯⋯⋯⋯⋯⋯⋯ 124	角質 ⋯⋯⋯⋯⋯⋯⋯⋯⋯ 128
polyarteritis nodosa ⋯⋯⋯⋯ 136	**V**	角質渦 ⋯⋯⋯⋯⋯⋯⋯⋯⋯ 56
porokeratosis ⋯⋯⋯⋯⋯⋯⋯ 64	Vater-Pacini corpuscle ⋯⋯⋯ 146	角質真珠 ⋯⋯⋯⋯⋯⋯⋯⋯ 56
poroma ⋯⋯⋯⋯⋯⋯⋯⋯⋯ 76	verruca plana ⋯⋯⋯⋯⋯⋯⋯ 38	角質嚢腫 ⋯⋯⋯⋯⋯⋯⋯⋯ 60
psoriasiform ⋯⋯⋯⋯⋯⋯⋯ 24	viral warts ⋯⋯⋯⋯⋯⋯⋯⋯ 44	核周明庭 ⋯⋯⋯⋯⋯⋯⋯ 150
psoriasis vulgaris ⋯⋯⋯⋯⋯ 22	von Kossa stain ⋯⋯⋯⋯⋯⋯ 114	角層下膿疱 ⋯⋯⋯⋯⋯⋯⋯ 26
pustule ⋯⋯⋯⋯⋯⋯⋯⋯⋯ 26	Vörner 型掌蹠角化症 ⋯⋯⋯⋯ 36	核内封入体 ⋯⋯⋯⋯⋯⋯ 52, 54
pyogenic granuloma ⋯⋯⋯⋯ 110	**X**	化膿性肉芽腫 ⋯⋯⋯⋯⋯⋯ 110
R	xanthelasma ⋯⋯⋯⋯⋯⋯⋯ 130	鷲皮 ⋯⋯⋯⋯⋯⋯⋯⋯⋯ 144
rete ridge elongation ⋯⋯⋯⋯ 62	xanthogranuloma ⋯⋯⋯⋯⋯ 132	唐草模様状 ⋯⋯⋯⋯⋯⋯⋯ 108
Ruffini 小体 ⋯⋯⋯⋯⋯⋯⋯ 146	xanthoma ⋯⋯⋯⋯⋯⋯ 130, 132	顆粒細胞腫 ⋯⋯⋯⋯⋯⋯⋯ 140
S	xanthoma palpebrarum ⋯⋯⋯ 130	顆粒変性 ⋯⋯⋯⋯⋯⋯⋯⋯ 36
S100 タンパク染色 ⋯⋯⋯⋯⋯ 140	**かな**	感覚受容器 ⋯⋯⋯⋯⋯⋯⋯ 82
sabaceous adenoma ⋯⋯⋯⋯ 116	**あ**	汗管腫 ⋯⋯⋯⋯⋯⋯⋯⋯ 100
sarcoidosis ⋯⋯⋯⋯⋯⋯⋯ 126	アポクリンスナウト ⋯⋯⋯⋯⋯ 98	眼瞼黄色腫 ⋯⋯⋯⋯⋯⋯⋯ 130
SCF ⋯⋯⋯⋯⋯⋯⋯⋯⋯⋯ 86	アポクリン腺 ⋯⋯⋯⋯⋯⋯⋯ 96	汗孔角化症 ⋯⋯⋯⋯⋯⋯⋯ 64
sclerotic fibroma ⋯⋯⋯⋯⋯ 108	アポクリン（腺）上皮 ⋯⋯⋯⋯ 98	汗孔腫 ⋯⋯⋯⋯⋯⋯⋯⋯ 76
sebaceoma ⋯⋯⋯⋯⋯⋯⋯ 116	アポクリン分泌 ⋯⋯⋯⋯⋯⋯ 98	癌真珠 ⋯⋯⋯⋯⋯⋯⋯⋯ 72
sebaceous adenoma ⋯⋯ 116, 118	アポトーシス ⋯⋯⋯⋯⋯ 28, 30	顔面播種状粟粒性狼瘡 ⋯⋯⋯ 124
sebaceous germinative cells ⋯ 118	**い**	乾酪壊死 ⋯⋯⋯⋯⋯⋯ 124, 126
sebaceous gland ⋯⋯⋯⋯⋯ 120	異型 ⋯⋯⋯ 15, 64, 68, 72, 84, 134	**き**
	異型細胞 ⋯⋯⋯⋯⋯⋯⋯ 7, 68	基底細胞様細胞 ⋯⋯⋯⋯ 56, 60
		基底層の色素沈着 ⋯⋯⋯⋯⋯ 62

ギムザ染色 … 86	脂肪細胞様細胞 … 102	肉芽腫 … 124, 126
木村病 … 122	車軸状 … 150	日光角化症 … 84
球状変性 … 52, 54	絨毛状 … 50	日光弾力線維症 … 78, 84
棘融解 … **46**, **50**, 54	絨毛様 … 152	日光曝露 … 78
鋸歯状 … 28	樹状突起 … 74	乳頭腫症 … 38, 40, 44
菌状息肉症 … 32	腫瘍免疫 … 66, 150	乳房外 Paget 病 … **66**, 70
筋上皮細胞 … 98	シュワン(Schwann)細胞 … 82, 104	**の**
く	硝子化 … 108	膿疱 … 26
空胞変性 … 34	小水疱 … 20	**は**
クチクラ細胞 … 76	掌蹠膿疱症 … 26	胚中心 … 122
クローン型脂漏性角化症 … 58	脂漏性角化症 … 56, 58, **60**, 62	白癬 … 24
け	神経線維腫 … 104	薄板細胞 … 146
毛 … 142	尋常性乾癬 … 22	パチニ小体 … 146
蛍光抗体間接法 … 46, 48	尋常性天疱瘡 … 46	**ひ**
蛍光抗体直接法 … 34, 46, 48	真皮メラノサイト … 88	微小膿瘍 … 26
形質細胞 … 122, **150**	**す**	ヒト乳頭腫ウイルス … 38, 40, 44
経表皮排泄 … 70	水疱型先天性魚鱗癬様紅皮症 … 36	皮膚線維腫 … **106**, 132
結核 … 124	水疱性類天疱瘡 … 48	被包性脂肪壊死 … 152
血管拡張性肉芽腫 … 110	スポーク … 150	肥満細胞 … 104
結節性多発動脈炎 … 136	**せ**	肥満細胞腫 … 86
ケラトヒアリン顆粒 … 36, 42, 76, 90	正常組織 … 142	肥満細胞症 … 86
こ	青色母斑 … 88	表在性皮膚真菌症 … 24
抗 c-kit 抗体免疫染色 … 86	石灰化上皮腫 … 11, **112**	表皮下水疱 … 46, 48
好塩基性細胞 … 11, 112	石灰化(石灰沈着) … 114	表皮基底層 … 74
硬化性線維腫 … 108	接触皮膚炎 … 20	表皮襟 … 110
好中球 … 26	線維化 … 80, 88, 100	表皮向性 … 32
黒色 … 114	(腺)癌の皮膚転移 … 134	表皮突起の延長 … 62
個細胞角化 … 68	尖圭コンジローマ … 40	表皮内汗管 … 76
コッサ染色 … 114	腺腫様型 … 60	表皮内上皮腫 … 58
コレステロール結晶塞栓症 … 138	全身性強皮症 … 80	表皮内水疱 … **46**, 52, 54
コロイド小体 … 28, **30**	全分泌 … 120	表皮内膿疱 … 26
コンマ状 … 100	**た**	表皮嚢腫 … **90**, 92
さ	ダーモスコピー … 76, 88	表皮母斑 … 36
細胞間橋 … 20	帯状疱疹 … 52, 54	**ふ**
(細胞質内)封入体 … 44	苔癬型変化(苔癬型組織反応) … 28, 30	フィブリノイド変性 … 136
柵状肉芽腫 … 126	多核巨細胞 … 126	フィブリン … 136
錯角化 … **20**, 22, 24, 28, 84	多発性脂腺嚢腫 … 94	封入体 … 42, **44**, 52, 54
サルコイドーシス … 126	単純黒子 … 62	不全角化 … **20**, 64
サルコイド肉芽腫 … 126	単純性疱疹 … 52, 54	粉瘤 … 90, 92, 128
し	断頭分泌 … 96, **98**	**へ**
紫外線 … 78	**つ**	平滑筋 … 144
色素細胞 … 74	ツートン型巨細胞 … 128, **132**	ヘイリー・ヘイリー病 … 50
色素細胞母斑 … 102	**て**	ヘルペスウイルス … 54
脂腺 … 120	伝染性軟属腫 … 42	辺縁帯 … 122
脂腺細胞 … **116**, 118	**と**	扁平渦巻 … 56
脂腺腫 … 116	トリコヒアリン顆粒 … 142	扁平苔癬 … 28
脂腺腺腫 … 116, **118**	トルイジンブルー染色 … 86	扁平疣贅 … 38
脂腺増殖症 … 120	**な**	**ほ**
脂腺嚢腫 … 94	内毛根鞘 … 142	泡沫細胞 … **130**, 132
脂腺胚細胞 … 118	**に**	泡沫状 … 116, 118, 120, 130, 132
湿疹 … 20, 66	ニキビダニ … 148	ポートリエ微小膿瘍 … 32

母斑巨細胞……………………… 102
母斑小体………………………… 102

ま

マイスネル小体………………… **82**, 102
勾玉様…………………………… 104
膜囊胞変性（膜囊胞性病変）……… **152**
マントル帯……………………… 122

み

ミルメシア……………………… **44**

め

「目玉焼き」…………………… 86, 104
メラニン輸送…………………… **74**
メラノサイト…………………… **74**

も

毛根……………………………… **142**
網状変性………………………… 52, 54
毛乳頭…………………………… **142**
毛包虫…………………………… **148**
毛包虫性痤瘡…………………… 148

ゆ

有棘細胞癌………………… 64, 68, **72**

ら

らせん状…………………… **76,** 82
ラングハンス型巨細胞……… 124, 128
ランゲルハンス細胞……………… 74

り

立毛筋…………………………… **144**
隆起性皮膚線維肉腫…………… 106
リンパ濾胞……………………… 122

る

類結核肉芽腫……………… 124, 126
類上皮細胞………………… 124, **126**
（類上皮細胞）肉芽腫………… **126**

れ

レックリングハウゼン病………… 104
裂隙……………………… 50, 84, 138

ろ

老人性色素斑………………… 60, **62**

初出一覧

1章 ここが押さえどころ！皮膚病理組織記載法ポイントチェック

常深祐一郎: "皮膚病理に慣れよう"
J Visual Dermatol 8: 380-385, 2009

2章 「即答 組織診断！」

- Q1　常深祐一郎: J Visual Dermatol 8: 425, 2009
- Q2　常深祐一郎: J Visual Dermatol 7: 1035, 2008
- Q3　常深祐一郎, 川嶋智彦: J Visual Dermatol 7: 336, 2008（Your Diagnosis？"体部白癬"）より書き下ろし
- Q4　常深祐一郎: J Visual Dermatol 8: 637, 2009
- Q5　常深祐一郎: J Visual Dermatol 7: 221, 2008
- Q6　常深祐一郎: J Visual Dermatol 7: 685, 2008
- Q7　常深祐一郎: J Visual Dermatol 8: 1201, 2009
- Q8　常深祐一郎: J Visual Dermatol 10: 1095, 2011
- Q9　常深祐一郎: J Visual Dermatol 9: 983, 2010
- Q10　常深祐一郎: J Visual Dermatol 10: 517, 2011
- Q11　常深祐一郎: J Visual Dermatol 5: 272, 2006（Your Diagnosis？"尖圭コンジローマ"）より書き下ろし
- Q12　常深祐一郎: J Visual Dermatol 7: 117, 2008
- Q13　常深祐一郎: J Visual Dermatol 8: 1343, 2009
- Q14　常深祐一郎: J Visual Dermatol 10: 81, 2011
- Q15　常深祐一郎: J Visual Dermatol 7: 919, 2008
- Q16　常深祐一郎: J Visual Dermatol 7: 805, 2008
- Q17　常深祐一郎: J Visual Dermatol 7: 1225, 2008
- Q18　常深祐一郎: J Visual Dermatol 6: 648, 2007（Your Diagnosis？"単純性疱疹"）より書き下ろし
- Q19　常深祐一郎: J Visual Dermatol 9: 93, 2010
- Q20　常深祐一郎: J Visual Dermatol 10: 747, 2011
- Q21　常深祐一郎: J Visual Dermatol 11: 1219, 2012
- Q22　常深祐一郎: J Visual Dermatol 10: 185, 2011
- Q23　常深祐一郎: J Visual Dermatol 11: 981, 2012
- Q24　常深祐一郎: J Visual Dermatol 7: 1383, 2008
- Q25　常深祐一郎: J Visual Dermatol 7: 339, 2008
- Q26　常深祐一郎: J Visual Dermatol 11: 453, 2012
- Q27　常深祐一郎: J Visual Dermatol 6: 292, 2007（Your Diagnosis？"有棘細胞癌"）より書き下ろし
- Q28　常深祐一郎: J Visual Dermatol 11: 319, 2012
- Q29　常深祐一郎: J Visual Dermatol 9: 733, 2010
- Q30　常深祐一郎: J Visual Dermatol 9: 1305, 2010
- Q31　常深祐一郎: J Visual Dermatol 8: 1087, 2009
- Q32　常深祐一郎: J Visual Dermatol 11: 215, 2012
- Q33　常深祐一郎: J Visual Dermatol 10: 303, 2011
- Q34　常深祐一郎: J Visual Dermatol 9: 1201, 2010
- Q35　常深祐一郎: J Visual Dermatol 8: 531, 2009
- Q36　常深祐一郎: J Visual Dermatol 10: 1323, 2011
- Q37　常深祐一郎: J Visual Dermatol 8: 287, 2009
- Q38　常深祐一郎: J Visual Dermatol 10: 300, 2011（Your Diagnosis？"多発性脂腺囊腫"）より書き下ろし
- Q39　常深祐一郎: J Visual Dermatol 11: 1293, 2012
- Q40　常深祐一郎: J Visual Dermatol 8: 979, 2009
- Q41　常深祐一郎: J Visual Dermatol 4: 82, 2005（Your Diagnosis？"汗管腫"）より書き下ろし
- Q42　常深祐一郎: J Visual Dermatol 9: 405, 2010
- Q43　常深祐一郎: J Visual Dermatol 8: 187, 2009
- Q44　常深祐一郎: J Visual Dermatol 8: 877, 2009
- Q45　常深祐一郎: J Visual Dermatol 11: 661, 2012
- Q46　常深祐一郎: J Visual Dermatol 9: 871, 2010
- Q47　常深祐一郎: J Visual Dermatol 7: 573, 2008
- Q48　常深祐一郎: J Visual Dermatol 11: 769, 2012
- Q49　常深祐一郎: J Visual Dermatol 10: 867, 2011
- Q50　常深祐一郎: J Visual Dermatol 10: 985, 2011
- Q51　常深祐一郎: J Visual Dermatol 9: 189, 2010
- Q52　常深祐一郎: J Visual Dermatol 4: 518, 2005（Your Diagnosis？"木村病"）より書き下ろし
- Q53　常深祐一郎: J Visual Dermatol 11: 555, 2012
- Q54　常深祐一郎: J Visual Dermatol 9: 289, 2010
- Q55　常深祐一郎: J Visual Dermatol 7: 469, 2008
- Q56　常深祐一郎: J Visual Dermatol 11: 1107, 2012
- Q57　常深祐一郎: J Visual Dermatol 8: 85, 2009
- Q58　常深祐一郎: J Visual Dermatol 10: 1217, 2011
- Q59　常深祐一郎: J Visual Dermatol 11: 875, 2012
- Q60　常深祐一郎: J Visual Dermatol 7: 1151, 2008
- Q61　常深祐一郎: J Visual Dermatol 10: 411, 2011
- Q62　常深祐一郎: J Visual Dermatol 8: 741, 2009
- Q63　常深祐一郎: J Visual Dermatol 9: 1097, 2010
- Q64　常深祐一郎: J Visual Dermatol 9: 509, 2010
- Q65　常深祐一郎: J Visual Dermatol 11: 91, 2012
- Q66　常深祐一郎: J Visual Dermatol 9: 607, 2010
- Q67　常深祐一郎: J Visual Dermatol 10: 641, 2011

著者略歴

常深 祐一郎（つねみ ゆういちろう）
Yuichiro Tsunemi M.D., Ph.D.

略歴
平成 11 年 3 月　東京大学医学部医学科卒業
平成 11 年 5 月　東京大学医学部付属病院 皮膚科 研修医
平成 12 年 5 月　国立国際医療センター 皮膚科 研修医
平成 13 年 4 月〜平成 17 年 3 月
　　　　　　　　東京大学大学院医学系研究科　学位取得
平成 17 年 4 月　東京大学医学部 皮膚科 医員・助手・助教
平成 22 年 4 月　東京女子医科大学 皮膚科 講師

専門領域
臨床：皮膚真菌症, 乾癬, アトピー性皮膚炎, 角化症, 抗酸菌感染症
基礎：皮膚免疫, 皮膚疾患の遺伝子多型

所属学会
日本皮膚科学会，日本医真菌学会，日本乾癬学会，
日本臨床皮膚科医会，日本研究皮膚科学会，
日本小児皮膚科学会，日本香粧品学会

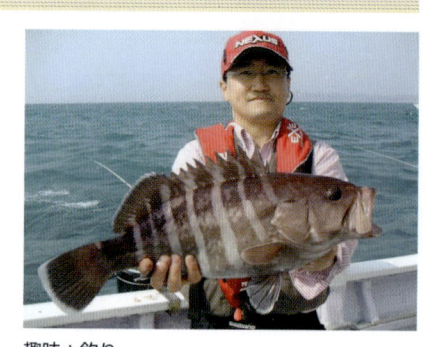

趣味：釣り
堤防から磯・船・離島まで幅広く活動中．（写真はマハタ）

あれだ！即答トレーニング　皮膚病理診断

2013 年 2 月 20 日　第 1 版第 1 刷発行

著　者	常深祐一郎（つねみ ゆういちろう）
発行人	須摩春樹
編集人	影山博之
（企画編集）	宇喜多具家
発行所	株式会社 学研メディカル秀潤社 〒141-8414 東京都品川区西五反田 2-11-8
発売元	株式会社 学研マーケティング 〒141-8415 東京都品川区西五反田 2-11-8
印刷・製本	株式会社 廣済堂

この本に関する各種お問い合わせ
【電話の場合】●編集内容については Tel. 03-6431-1211（編集部直通）
　　　　　　●在庫，不良品（落丁・乱丁）については Tel. 03-6431-1210（営業部直通）
【文書の場合】〒141-8418　東京都品川区西五反田 2-11-8
　　　　　　学研お客様センター『あれだ！即答トレーニング　皮膚病理診断』係
【電子メールの場合】info@shujunsha.co.jp
　　　　　　（件名『あれだ！即答トレーニング　皮膚病理診断』にて送信してください）

©Yuichiro Tsunemi 2013 Printed in Japan.
●ショメイ：アレダ ソクトウトレーニング ヒフビョウリシンダン

本書を代行業者等の第三者に依頼してスキャンやデジタル化することは，たとえ個人や家庭内の利用であっても，著作権法上，認められておりません．
学研メディカル秀潤社の書籍・雑誌についての新刊情報・詳細情報は，下記をご覧ください．
　http://gakken-mesh.jp/

JCOPY 〈（社）出版者著作権管理機構委託出版物〉
本書の無断複写は著作権法上での例外を除き禁じられています．複写される場合は，そのつど事前に，
（社）出版者著作権管理機構（電話 03-3513-6969，FAX 03-3513-6979，e-mail: info@jcopy.or.jp）の許諾を得てください．

装幀	花本浩一（株式会社 麒麟三隻館）
DTP	永山浩司（株式会社 麒麟三隻館）
編集協力	有限会社 ブルーインク